JN448801

Alternative Therapies That Treat and Prevent Cancer

Outside the Box Cancer Therapies

당신이 몰랐던 암 치료법 실전통합 암 치료

암을 치료하고 예방하는 대체 항암 요법들

DR. MARK STENGLER & DR. PAUL ANDERSON

옮긴이 김동환/최연주(Renee Choi)

Hansol

당신이 몰랐던 암치료법 – 실전통합암치료

발 행 2020년 01월 10일

저 자 DR. MARK STENGLER & DR. PAUL ANDERSON

역 자 김동환, 최연주(Renee Choi)

발행처 한솔의학(Hansol medical book Co Ltd)

주 소 서울시 마포구 월드컵북로 64-1, 1층

전 화 02-3144-6788

정 가 17,000원

ISBN 979-11-89657-10-9

mdbook.co.kr

Tune into Hay House broadcasting at: www.hayhouseradio.com

Alternative Therapies That Treat and Prevent Cancer

Outside the Box Cancer Therapies

당신이 몰랐던 암 치료법
실전통합 암 치료

암을 치료하고 예방하는 대체 항암 요법들

김동환

- 신경외과전문의, 의학박사
- 미국로마린다의과대학 신경외과 연수
- 미국클리브랜드클리닉 연수
- 요가명상지도자(현 동국대불교대학원융합요가학과 외래교수)
- 마사지테라피스트(아유르베다요가마사지, 태국왓포마사지, 아르비고마야복부마사지자격증)
- 성악가(국제신학대학교 음악대학성악과 석사졸업)
- 골프운동강사(타이틀리스트 골프피트니스 메디컬프로, 한국최초)
- 기능의학인정의(Certified Functional Medicine Practitioner)
- 정맥주사 영양요법 미국 연수
- 비타민C 리오단아카데미 연수
- 임상영양, 노화방지, 기능의학, 암통합의학 전문가
- 태반영양요법에 대해 세계적인 강연가로 활동
- 대한밸런스의학회 부회장
- 대한노인의학회 사업이사
- 대한태반영양의학회 상임이사 4대회장 역임
- 대한정주의학회 총무이사
- 대한비타민C암연구회 기획이사
- 한국영양의학회 회장
- 대한영양약물의학회 학술이사
- (사)한국요가지도자연합회 보건이사

최연주(Renee Choi)

- 자연의학 전문의
- 미국 코넬대학교 식품영양학 학사, 의예과 졸업
- 미국 Bastyr University(저자 닥터 앤더슨이 전임 교수로 있던 자연의학전문 의대) 자연의학 박사학위 취득
- 정맥주사 영양요법 미국 연수
- 前 미국NIH/NCCAM(미국 국립보건원/국립보완통합보건센터) 연구원
- 現 미국 샌프란시스코 지역 통합암치료/안티에이징 전문 클리닉 근무

Hansol

당신이 몰랐던 암 치료의 새로운 사고

"당신이 몰랐던 암 치료법 – 실전통합 암 치료"에 쏟아진 찬사들

"Dr. 스텐글러와 Dr. 앤더슨은 당신이나 당신과 매우 가까운 사람을 살릴 수 있는 전문적이면서도 명확하고 실용적인 지침들을 알려준다. "당신이 몰랐던 암 치료법–실전통합 암 치료"는 자연적으로 암과의 싸움에서 이기고 싶은 사람들에게 해법을 제공한다."

마이클 머레이(Michael T. Murray, N.D.),
"자연의학 백과사전(The Encyclopedia of Natural Medicine)" 저자

"Dr. 스텐글러와 Dr. 앤더슨은 자연의학과 통합종양의학 분야에서 신뢰가 두터운 이름들이다. 이 책은 통합 암 치료에 대한 최신 정보들을 모두 모아놓은 책으로써, 통합 암 치료에 대해 스스로 공부하고, 최고의 통합 암 치료법들을 기존 암치료와 융합하고 싶은 환자들에게 매우 도움이 될 것이다."

토리 허드슨(Tori Hudson, N.D.),
"자연의학 백과사전(The Encyclopedia of Natural Medicine)" 저자

"암은 당신의 삶에서 언젠간 경험할 일로써, 의심의 여지 없이, Dr. 스텐글러와 Dr. 앤더슨이 암과의 싸움에서 이길수 있는 최고의 방법들을 이 책에 담았다. 암이 당신에게 나타나기 전에 "당신이 몰랐던 암 치료법–실전통합 암 치료"가 모든집에 한 권씩 있어야 한다고 생각한다"

수지 코헨(Suzy Cohen, R.Ph.),
베스트셀러 "건강한 갑상선–살을 빼고, 아름다워 지고, 당신이 상상하는 삶을 사는 법"
(Thyroid Healthy–Lose Weight, Look Beautiful and Live the Life You Imagine)의 저자이자 칼럼니스트

"이 책에 소개되는 여러 연구들을 통해 입증된 치료 프로토콜들은
많은 환자들에게 구명조끼 같은 역할을 할 것이다.
Dr. 스텐글러와 Dr. 앤더슨이 가르쳐준 치료법들을 내 환자들에게 적용한 결과 희망이 전혀 없던 환자들의 삶을 180도 바꿔놓는 게임 체인저였다."

네이샤 윈터스 (Nasha Winters, N.D.),
베스트셀러 "암 대사치료법" (The Metabolic Approach to Cancer)의 저자

"과학적으로 입증된 암치료와 암예방법들을 찾고 있는 환자들, 가족들, 의사들에게 "당신이 몰랐던 암 치료법 – 실전통합 암 치료"는 그야말로 홈런이다.
이 책에 담겨있는 자연치료법들은 반박의 여지가 없다."

지오 에스피노사 (Geo Espinosa, N.D.),
NYU Langone Health의 비뇨기과 임상조교수 이자, "Dr. 지오의 자연적으로 전립선 건강 지키기 가이드" (Dr. Geo's Guide to Natural Prostate Health)의 저자

"자연치료와 표준치료를 둘 다 사용하지 않고 암과 싸우고 있다면 무기를 반만 갖고 싸우는 것과 같다. 최상의 결과를 위해선 두 치료법의 장점들을 합쳐야만 한다.
"당신이 몰랐던 암 치료법 – 실전통합 암 치료"는 단언컨대 내가 읽어본 중 가장 포괄적이면서도 과학적으로 입증된 치료법들만 담아낸 책으로써 자연치료와 표준치료의 장점들만을 이용해 최상의 결과를 내기 위해선 어떻게 하면 되는지 자세히 설명해 놓았다.
환자들, 의사들이 필독해야 할 책이다."

프랭크 쉘렌버거 (Frank Shallenberger, M.D.),
미국 오존치료학회 회장이자 "오존의 기적(The Ozone Miracle)"의 저자

차례

서문

1970년대 초기에 샌프란시스코 주립대학(UCSF)에서 암 전문의 수련과정 (펠로우쉽)을 마쳤다. 그 전에 나는 베트남에 파견된 미군으로써 해부학과 임상병리학을 공부하는 레지던트였고, 암 전문의 수련과정을 밟기 전에 내과 전문의 레지던트 과정을 수료했다.

나는 1970년부터 90년도 중반까지 표준항암치료만 고집했다. 지금 생각해보면 그때 항암치료는 미래를 알 수 없는 상황에서 최선의 추측에 불과했다. 내가 치료한 환자 중에 동종요법이나 자연요법을 사용한 환자들이 표준항암치료만 이용한 환자들보다 더 오래 살았고 삶의 질도 훨씬 좋았다. 이런 결과를 보고 통합 암 치료를 위해 동종요법을 꼭 배워야겠다고 결심했다. 요즘은 Dr. 스텐글러와 Dr. 앤더슨에게 배운 고용량 비타민 C와 아르테수네이트 정맥주사, 비타민 C와 커큐민 정맥주사, Poly-MVA와 DCA 정맥주사요법도 사용하고 있다.

나는 미국 네바다주에서 18년 동안 동종요법을 사용하는 암 전문의이자 통합종양학 의사로서 Poly-MVA, 포포(호주산 식물), 인슐린 강화요법을 이용한 항암치료에 관한 4개의 연구 논문도 발표하였다. 가장 최근에 시작한 연구는 2010년 6월에 시작하여 1,250명이 넘는 암 환자들의 70% 이상이 아직 생존해 있어 7년 반 동안 연구가 지속되고 있다.

내가 나의 암 환자들 모두에게 말하길, 내가 "잘못된" 약을 주면 환자들의 면역력을 해치고 장기를 망가뜨려 케모브레인, 혈구감소증, 심장/간/신장 손상 등을 일으킨다.

"당신이 몰랐던 암 치료법-실전통합 암 치료"에서 Dr. 스텐글러와 Dr. 앤더슨은 제약회사와 표준항암치료가 지지하는 "원사이즈"적 접근-"자르고, 태우고, 독을 넣는다"라고도 불리우는 수술, 방사선 치료, 항암화학요법에 굴복하지 않고 자연치료와 표준치료의 장점들만을 뽑아낸 "기존의 틀을 깬" 획기적인 통합 암 치료법들을 소개한다.

이 책은 암치료에 대해 더 많은 정보를 배우고 싶은 환자들과 의료진들에게 아주 잘 정리된 완성형 참고서 역할을 할 것이다. 나는 만약 표준항암치료가 Dr. 스텐글러, Dr. 앤더슨, 나 같은 의사가 사용하는 통합의학적인 프로토콜을 받아들이지 않는다면, 암은 계속해서 40%가 넘는 미국 인구의 사망의 원인이 될 것이라 장담한다.

나는 한 사람의 생명을 살릴 수도 있는 이 책의 서문을 쓰게 된 것을 매우 영광이라 생각한다.

제임스 W. 폴사이트 (James W. Forsythe, M.D., H.M.D.),

암 전문의이자 "폴사이트 항암 다이어트" (The Forsythe Anti-Cancer Diet)의 저자

역자서문

나의 멘토이자 이 분야에선 미국뿐 아니라 국제적으로도 가장 존경받고 명성이 높은 Dr. 앤더슨이 쓴 이 책을 받고 처음 읽었을 때, 자연의학적 암치료, 통합암치료에 있어선 전무후무할 마스터피스라고 생각되어 이 책을 꼭 번역하고 싶다는 생각이 들었습니다.

부모님을 비롯해 많은 친척들이 한국에 거주하시는데 가족 중 암에 걸린 사례가 많았습니다. 그때마다 표준암치료 외에 대체의학적, 자연의학적 치료방법에 대해 알아보고 싶을 땐 검증되지 않은 인터넷 정보에 의존한다든지 여러 책을 모두 따로 읽고 정보를 수집해야 했습니다. 그걸 보고 수많은 연구들을 통해 과학적으로 검증되고 수십 년간의 임상경험을 통해 입증된 암 치료법들을 다 모아둔 이 책은 모든 집에 백과사전처럼 한 권씩은 있었으면 하는 바람에서 이 책의 번역을 시작했습니다.

개인적으로 Dr. 앤더슨을 알기에 그분이 이 책을 어떤 마음으로 썼는지 책을 읽고 번역하는 내내 느껴졌습니다. Dr. 앤더슨은 본인이 이제까지 수십 년간 연구하고 임상경험으로 터득한 해박한 지식을 최대한 많은 사람들에게 전파해 조금이나마 도움이 됐으면 하는 마음에서 이 책을 썼을 것입니다. 독자가 이해하기 쉽게 설명하는데 신경을 쓴 부분들도 보이고, 이제까지 쌓아온 노하우들을 정말 아낌없이 이 책에 쏟아부었습니다. 이 책에 담긴 내용들을 통해 그가 환자들을 생각하는 지극한 마음, 최대한 많은 사람들을 돕고 싶은 선한 마음도 같이 전달되고 닿았으면 하는 바람입니다.

저에게 번역의 기회를 주신 김동환 박사님과 한솔의학 출판사 양방섭 사장님께 깊은 감사를 전합니다. 모쪼록 많은 분이 읽으시고, 많은 분들에게 도움이 될 수 있는 책으로 오랫동안 자리매김하기를 바라며…

최 연 주(Renee Choi)

추천사

전 세계적으로 과거에는 사망원인에서 가장 많이 차지하는 것이 감염병이었으나 우리나라도 근대화와 산업화의 과정을 지나면서 공중위생과 영양상태가 좋아지면서 감염에 의한 사망률은 지속적으로 감소되었다. 요즈음 대부분의 OECD 국가들은 심혈관계 질환에 의한 사망률이 가장 많다. 그러나 우리나라는 특이하게도 암에 의한 사망률이 가장 높아서 암으로 인한 사망이 3명 중에 1명 정도로 알려져 있다. 특히 대장암의 발병률은 수년 전에 세계 1위를 차지하게 되었다. 80년대만 하더라도 우리나라에서 여성암은 자궁경부암이 많았고, 남자는 위암이 가장 많았으나, 최근의 통계에서는 자궁경부암과 위암은 상대적으로 줄어들고 있는 반면에 유방암과 대장암이 지속적으로 늘어나고 있다. 즉 이러한 통계를 비추어 보면 환경오염, 과다한 육체적 정신적 스트레스의 증가, 서구화된 식습관, 운동 부족 및 가공된 인스턴트 음식의 소모량이 지속적으로 늘어나면서 생긴 결과라 생각된다.

전 세계적으로 최근까지의 암에 대한 표준 치료는 수술, 방사선 치료, 항암제 치료에서 면역치료 및 표적치료제 등으로 발전하고 있다. 고가의 신약의 개발로 인하여 천문학적인 의료비용을 지출하지만 암의 치료 성적은 눈에 띄게 개선되지 않고 오히려 많은 환자들이 매운 힘든 상태 연명하고 있는 것을 우리들은 주변에서 자주 접하게 된다.

Dr. 스텐글러와 Dr. 앤더슨이 기존 항암치료의 부작용을 줄이고 치료성적을 올려줄 수 있는 광범위한 방법 들을 많은 문헌 고찰과 오랜 실전의 임상 경험을 토대로 집필한 "당신이 몰랐던 암 치료법(Outside the Box Cancer Therapies)"의 출간에 감사를 드린다, 특히 강의와 연구로 항상 바쁜 와중에도 김동환 박사와 르네 최 선생의 노력으로 한국어판으로 출간되게 된 것에 대한 노고에 경의를 표한다.

본 책은 자연치유능력을 최대화하고 가능한 최고의 삶의 질을 유지시키면서 암을 극복해 나갈 수 있게 도움을 주는 지침서가 될 것이라 확신한다. 이 책은 현재 암을 치료 받고 있는 모든 환자, 가족력상 암이 많은 사람들 및 최근 늘어만 가는 암을 예방하고 싶은 사람들이 꼭 읽어야 하는 필독서라고 생각되며, 통합 암치료의 대한 백과사전의 역할을 할 것이라 확신한다. 뿐만 아니라 암을 치료하는 의사들은 진료실에서 옆에 항상 두고 참고해야하는 책이 되었으면 좋겠고, 출간이후에 우량도서지정로 지정되어 암 투병중인 환자들이나 암을 예방하고자 하는 많은 사람들이 쉽게 접근할 수 있는 필독서가 되었으면 좋겠다.

대한정주의학회 회장, 서울성모신경외과의원 암, 만성병 및 난치병 클리닉 원장 최 세 환

INTRODUCTION
서론

누구에게든 암이라는 단어는 금방 시선을 끈다. 극소수의 사람만이 일생동안 암을 피할 수 있다. 당신이 이 무서운 병에 걸리지 않는다면 분명 암을 가진 다른 사람들을 알 것이다.

가장 최신 의학기술을 갖춘 미국에서도 암에 관한 통계는 참담하다.

- 약 40%의 남녀가 일생동안 한 번은 암 진단을 받는다.
- 2016년에 약 168만 5,000건 정도의 암이 진단되었다.
- 미국에서 암으로 인해 1년에 595,690명, 하루에 1,630명의 사망자가 발생한다.
- 전체 사망률 중 암으로 인한 사망률이 거의 25%를 차지한다.
- 암 병력을 가진 약 1,450만 명이 2014년 1월 1일 기준 현재 살아 있다.
- 암 환자 3분의 1 이상이 의료비 때문에 파산 위기에 처할 것을 매우 염려하고 있다.

하지만 이 모든 나쁜 뉴스에도 희망은 있다! 미국암학회the American Cancer Society에 의하면 "**꽤 많은 종류의 암이 예방 가능하다.**" 다시 말하면, 영양학, 생활방식 개선, 스트레스 해소법, 해독, 호르몬 균형, 면역력을 키우는 법을 배운 의사를 만난다면 당신은 그 무시무시한 암 진단을 평생 받지 않게 될 수도 있다는 것이다. 만약 당신이 이미 암 환자일지라도, 홀리스틱 치료가 암과 싸워서 이기는 데에, 또는 암이 재발하지 않도록 도와줄 수도 있다.

물론 전통적 표준 항암치료도 필요성이 있지만 그만큼 한계도 많다. 그 한계들이 부작용에 대한 두려움과 맞물려 많은 암 환자들이 대체의학, 보완의학을 찾게 한다. 사실 미국에서 진행된 한 설문조사the National Health Interview Survey에 의하면 암에 걸린 적이 있는 65%의 설문 응답자가 대체의학을 이용했다고 나와 있다.

암 환자들을 치료하며 가장 안타까운 점이 아주 많은 암 환자들이 우리에게 암 전문의들과 일반 의사들이 암을 예방, 치료, 재발 방지에 영양학, 종합적 치료 접근에 관해 아무런 정보가 없고 전혀 모른다고 하소연하는 것이다. 몇몇 암 전문의들은 수련 과정에 대체의학이 없었던 탓에 지금이라도 대체의학을 직접 찾아 배우고 있지만, 대부분의 암 전문의들은 많은 연구 결과들이 대체의학을 포함한 암에 대한 종합적 치료 효과를 입증하고 환자들의 관심과 사용에도 불구, 알고 싶어 하지도, 배우고 싶어 하지도 않는다.

이를 증명이라도 하듯, 임상종양학 저널Journal of Clinical Oncology은 미국 마요 클리닉Mayo clinic에 중기에서 말기 암 환자들의 보완대체의학(CAM) 사용을 조사했는데 결과는 88.2%의 암 환자들이 적어도 한 가지 이상의 보완대체의학 요법을 사용했다고 밝혔다.[9] 그중 제일 보편적인 것은 비타민과 미네랄제 복용이었다. 다른 연구결과들도 "54%에서 77%의 표준 항암치료를 받고 있는 암 환자들이 대체의학 요법도 병행하고 있다."[10]라고 보고했고 "많으면 72%의 환자들이 자기의 암주치의에게 이 사실을 얘기하지 않는다."라고 보고했다.[11]

우리의 수많은 자연요법, 통합의학요법 임상경험과 통합 암 연구 지식을 토대로 우라는 이제까지 항암, 방사선, 수술 합병증으로 고생하는 많은 암 환자들을 도와왔다. 이 책에서 우리가 소개할 수많은 연구들을 토대로 한 치료법들은 암 환자들을 괴롭히는 합병증들을 효과적으로 줄였다. 더 나아가 그 똑같은 치료법들은 표준항암치료만 받았을 때와 비교해 수명을 늘리고 삶의 질을 높이는데도 탁월했다.

자연의학 전문의로써 우리는 주류의학conventional medicine과 홀리스틱 의학 모두 교육을 받았으며 연수했다. 우리 저자 둘 다 임상과 연구활동도 병행하며 꾸준히 암 환자 치료와 예방에 힘쓰고 있다. 우리 둘의 경험을 합치면 40년 이상의 임상경험이 된다.

통합종양학에 대한 관심과 우리의 치료방식의 우수한 결과 덕분에 우리의 클리닉은 환자들이 끊이지 않는다. Dr. 스텐글러는 캘리포니아주에 앤씨니타라는 도시에 클리닉이 있다. Dr. 앤더슨은 워싱턴주 씨애틀에서 환자들을 보고있고 멕시코 로자리토에 있는 병원과도 협력하고 있다. 우리 두 저자들은 의학연구를 매우 중요시 생각하며 우리는 암치료와 예방을 위한 최첨단 의학기술을 의학 저널들을 통해 꾸준히 배우고 있다. Dr. 스텐글러는 월간지, TV쇼, 베스트셀러 책들을 통해 수많은 최신 암치료법들을 일상적으로 공유해왔고, 그는 최근에 미국의 최고 50인의 통합의학의사 중에 한 명으로 선정되기도 했다.

Dr. 앤더슨은 영향력 있는 통합의학 강연인이자 컨설팅 자문이다. 그는 통합종양학 의학세미나에 가장 많이 초대되는 연자 중 한 명으로써 많은 의사들에게 최신 통합종양학 치료법들을 알리는 데 힘쓰고 있다. 또한 암치료의 대체의학, 홀리스틱 의학적 요법들의 효과를 입증하는 많은 연구 실험들에도 참여하였다. 다른 나라에 있는 암 병원들과 암 주치의들과의 협업으로 미국에서는 가능하지 않았던 임상기술들을 배우고 미국에 있는 의사들에게 전파하고 환자를 진료하는 데에도 직접 적용할 수 있게 하였다.

우리 두 저자는 안전하고 효과적인 치료방법으로 암 환자 및 다른 병마와 싸우고 있는 환자들을 돕는 데에 열정이 가득하다. 모든 환자들이 소중하고 그들의 존엄성을 지켜가며 치료하려 힘쓴다. 현 의료 시스템은 환자들을 단지 숫자로만 생각하는것 같다는 얘기를 환자들에게서 자주 듣곤 했다. 현 의료 시스템도 최대한 좋은 의도로 오늘날까지 발전해온 것을 이해하지만 너무 정형화되어버린 오늘날의 의료 시스템에서 환자 맞춤형 의료가 사라진 것도 사실이다. 우리의 열정 중에 큰 부분은 사라진 환자 맞춤형 의료방식을 다시 되찾아 오는 것이다. 이는 환자를 의사의 잣대에 끌어 올리는 것이 아니라 환자와 눈높이를 맞추고, 환자들의 상태, 감정, 믿음을 존중하며, 환자를 도울 수 있는 모든 방법을 다 동원하여 오롯이 환자의 치유를 위해, 환자와 팀을 이뤄 같이 치료하는 것이다.

우리는 통합 암 치료 중에서도 엄선된 최고의 치료법들을 이 책을 읽는 사람들에게 전달하는 것을 매우 중요한 일이라 생각한다. 여기저기서 조금 조금씩 믿을만한 통합 암 치료법들을 본 적은 있어도 이렇게 한곳에 모두 모여있는 것은 본 적이 없을 것이다.

이 책의 목적은 오늘날 현존하는 가장 효과적인 영양학적, 통합적 암 치료법들을 이 책을 읽는 모든 환자들과 의사들에게 포괄적으로 전달하고자 한다. 종양학을 포함한 관례적인 전문의학들은 매우 기술적이고 특수하므로 어느 한 의사도 모든 것을 다 알 수는 없다. 통합종양치료 세계에서는 아직도 **"내가 레지던트 시절에 배우지 않은 것이면 분명 좋은 치료 방법이 아닐 것이다."**라고 단정 짓는 경우가 매우 많다. 매우 심플한 영양치료법도 여기에 포함된다. 우리의 목표는 당신과 당신 의사가 당신을 살릴 수 있는 치료를 오늘이라도 당장 시작할 수 있도록 프로토콜들을 상세히 이 책에 설명해 놓는 것이다.

우리는 우리 치료방법을 통합종양학이라 칭한다. 암 치료와 예방을 위해 주류의학적이든 대체학적이든 이 세상의 모든 치료방법들을 사용하기 때문이다. 모든 환자들이 다르고 그들의 케이스들도 다 유니크 하다는 것을 알고 있다. 때로는 표준항암치료가 우선시 되어야하는 경우도 있다. 그러나 우리의 경험상으로는, 거의 모든 케이스가 하나 이상의 통합적인 암치료법을 병행함으로써 항암화학요법이나 방사선 치료의 효과를 극대화하고 합병증을 현저히 줄임으로 인해 환자의 생존력을 높일 수 있다.

전이된 유방암 환자 케이스를 예로 들어보자. 표준항암치료는 항암화학치료, 수술, 방사선 요법, 그리고 항에스트로겐 요법이다. 이 치료들 중에 추가로 식습관 개선, 건강 보조제, 해독, 암세포와 싸우는 고용량 비타민 C 정맥주사 요법을 같이 병행한다면, 구토, 극심한 피로, 불안장애, 불면증 같은 합병증에 많은 도움이 될 것이다. 암치료가 끝나면 통합종양학과 자연의학적 방법을 사용하여 암 재발을 막을수 있다. 이는 식습관을 포함한 생활방식 개선을 주축으로 개인의 유전적 특성에 따라 필요영양소를 추천하는 영양유전체학Nutrigenomic therapy도 이용할 수 있다. 이와 같이 통합종양학 치료법이 실제 암 케이스들에 어떻게 사용되는지 책을 읽으면서 더 볼 수 있을 것이다.

홀리스틱 의학은 그 범위가 너무 광대해 보통 사람들은 물론 의사들도 쉽게 이해하기 힘든 분야다. 자연의학전문의들로서 우린 이미 통합종양학 안에 많은 홀리스틱 치료법들을 사용하고 있다. 우리의 임상 경험과 연구 결과들을 합쳐, 우리가 당신의 암과의 싸움에 가이드가 될 수 있길 바란다.

통합종양학은 언제나 암 환자와 환자 가족들과 그들의 지원자들을 우선시한다. 표준항암치료에만 몰두하거나 아예 암치료를 거부하거나 하는 방법은 환자에게 해를 끼칠 수 있다. 두 상반되는 치료법들을 적절히 믹스하는 밸런스가 당신이 암과의 싸움에서 승리하는 열쇠이다. 우리가 이 책을 통해서 알려주고 싶은 것도 바로 그 밸런스이다.

이 책의 활용법

"당신이 몰랐던 암 치료법-실전통합 암 치료"는 독자들이 읽고 이해하기 쉽게 썼다. 자기에게 맞는 케이스와 치료법을 찾기 위해 페이지들을 이리저리 뒤질 필요가 없다는 뜻이다. 우리는 이 책에 당신이 바로 의사에게 보여주고 상의할 수 있게 매우 자세한 프로토콜들과 약들의 복용량을 제시했다. 당신이 이 프로토콜들을 통해 빠르게 회복했으면 하는 마음에서다. 우리는 과학과 연구를 매우 중요시 여기며, 여기 쓰인 모든 프로토콜들에 당신과 당신의 의사들이 더 깊게 공부할 수 있도록 연구 논문들 링크를 걸어놓았다.

이 책을 읽으며 당신은 통합 종양학에 대한 이해가 깊어질 뿐 아니라 암에 대해서도 더 많이 배우게 될 것이다. 암을 한방에 치료할 수 있는 건 없다. 우리는 당신의 상상 속에 가장 좋은 결과를 낼 수 있는 여러 가지 방법들을 합쳐 가장 양질의 의학을 전달하는 것을 지향한다.

암이 발생하는 데는 여러 가지 요소들이 복합적으로 작용하며, 그에 부합하게 암을 공격하는 매한가지의 방법과 우리 몸이 암과 싸우게 만들수 있는 여러 방법들이 존재한다. 우리는 당신이 지금이라도 당장 식습관 개선, 운동, 스트레스 해소 등의 능동적인 변화를 시작하길 권한다. 그리고 이 책에서 당신이 싸우고 있는 암에 대한 챕터를 읽고 자신에게 가장 적합한 치료 계획을 세우길 바란다. 암진단은 무섭고, 벅차고, 우울하고, 그 외의 여러 복잡한 감정들을 불러온다. 우리의 수십년간 암 환자들을 치료했던 경험이 당신이 암와 싸우는 과정을 잘 이해하고 통합 암 치료의 모든 것을 알게 하여 당신의 암 치료에 자율성을 갖게 도와주고 싶은 바람이다.

CHAPTER 1

REAL HOPE WITH INTEGRATIVE ONCOLOGY

통합종양학에 거는 희망

익숙했던 아주 작디작은 표준 항암치료라는 상자 속에서 탈피해 새로운 암 치료법의 세계로 한발 내디딘 것을 축하한다. 통합 암 치료법은 점점 더 유명세를 얻고 있으며 미국에서는 몇십억의 인구가 이미 사용하고 있다.

많은 연구 결과들이 자연의학naturopathic과 홀리스틱holistic 의학을 과학적으로 입증하면서 의료 혁명이 일어나고 있다. 이 장에서는 우리가 치료했던 실제 암 케이스들에 대해 얘기해볼까 한다.

우리는 항상 환자들을 가족같이 대해야 한다는 입장을 취해 왔으며, 이 책에서는 "환자들patient"을 "사람들people"이라 칭하는 경우도 있을 것이다. "사람"이라고 칭함은 그 사람을 암으로만 보는 것이 아니라 그 환자를 하나의 인간으로서 존중한다는 의미를 품고 있다. "환자"라고 하면 심각한 병을 지닌 사람이라는 느낌이 강하다. 우리는 병이 아닌 "사람"을 치유하는 데 중점을 두기 때문에 "암 환자cancer patients"라는 단어 사용을 되도록 피한다.

복부암 사례 CASE HISTORY: ABDOMINAL CANCER

첫 번째로 살펴볼 사례는 전이된 복부암을 가진 아주 사랑스러운 84세 여자분의 관한 이야기다. 신상보호를 위해 로즈라 이름을 칭하겠다.

로즈의 암은 담낭 수술 중 우연히 발견되었고, 이미 암세포가 복부의 여러 장기까지 전이된 상태였다. 의사들은 로즈가 수술에서 깨어났을 때 복부에서 암을 발견하였다고 했고, 더 참담하게도 그 어떤 항암치료나 수술도 가망이 없다는 충격적인 사실을 전했다. 의사들은 그녀에게 85세 생일을 맞이하지 못할 터이니 마음의 준비를 하라고 했다.

로즈는 집에 가서 죽을 때까지 그냥 기다리라는 의사의 말을 받아들일 수 없었다. 그녀는 84년을 살면서 꽤 건강했고 여전히 자동차를 직접 운전할 정도로 독립적인 생활을 해오던 터였다. 암 진단을 처음 받은 많은 사람들처럼 로즈도 다른 암 치료법들을 찾아보기 시작했다. 이렇게 해서 로즈는 시애틀 클리닉의 Dr. 앤더슨을 만나게 되었다.

첫 진료 때 Dr. 앤더슨은 로즈가 삶을 포기하지 않는다는 것에 기뻤고 그 목적을 이루기 위해 최선을 다하리라 다짐했다. 앤더슨도 항암치료와 수술은 더 이상 의미가 없다는 로즈의 주치의 의견에 거듭 동의했다. 그녀가 가지고 있는 암의 종류도 그렇고 고령의 그녀가 항암과 수술을 견딜 확률은 희박했다. 대신, Dr. 앤더슨은 로즈만을 위한 치료 계획을 세워나갔다.

Dr. 앤더슨은 우선 그녀의 모든 과거와 현재 의료기록을 검토했다. 암과 아주 경미한 떨림만 있는 파킨스병을 제외하고는 로즈는 매우 건강한 편이었다. 그녀는 직접 채소재배를 하고, 건강한 식습관에 규칙적으로 운동을 하며, 담배를 피우거나 술을 마시지도 않았다.

로즈는 암 진단 이후 가장 힘든 증상을 피로와 소화 불능이라고 하였다. Dr. 앤더슨은 암이 필수 영양분을 고갈시키기 때문에 피로감이 오는 것이라 설명해 주었다. 그리고 암세포들이 그녀의 소화기관을 누르고 있기 때문에 소화 불능이 오는 것이고 음식을 많이 먹을 수 없는 이유라고 설명해 주었다.

Dr. 앤더슨은 로즈의 모든 의료기록을 검토하였고, 신체검사, 혈액 검사들을 통해 본인이 생각하고 있는 암 치료법들이 로즈의 현재 몸 상태에 안전할지 재차 확인한 후, 마지막으로 다시 한번 암을 진단한 후에, 그의 계획을 바로 실행에 옮겼다. Dr. 앤더슨의 목표는 암과 싸울 수 있는 로즈의 자연치유능력을 최대화하고 가능한 최고의 삶의 질을 유지시키는 것이었다.

로즈를 위한 맞춤 암치료 계획은 첫 번째로 건강한 식습관을 유지 하는 것이었다. 그녀의 피로가 점점 심해지면서 Dr. 앤더슨은 피로와 싸우고 면역력을 높이기 위해 가벼운 운동을 추천하였다. 또 일주일에 두 번씩 고용량 비타민 C 정맥주사 요법HDIVC; high-dose intravenous vitamin C therapy을 시작하였다. 정맥주사 첫날은 간단히 테스트 용량으로 환자의 반응을 살피고, 6주 동안 치료를 계속하며 치료 효과를 다시 체크했다. Dr. 앤더슨과 그의 팀은 로즈가 이 모든 치료를 받는 동안 그녀의 건강 상태를 밀착 관찰하였고 필요에 맞게 치료법을 조절하였다.

일주일 후, 로즈는 자신의 몸에 활력이 더 넘친다고 하였다. 3주가 지났을땐 "꿈같이 느껴질 정도로 먹을 때 통증이 덜하고 예전보다 더 많이 먹을 수 있게 됐다" 라고 말했다. 5주가 지났을 땐, 로즈의 소화불량 증상들이 더 이상 느껴지지 않았고, 먹고 싶은 만큼 먹을 수 있게 되었고, 다시 그녀의 정원에서 채소를 재배할 수 있을 만큼 에너지도 상승되었다. 6주가 지났을 땐 그녀의 에너지는 최고치였고 소화불량 증상들은 완전히 사라졌다.

이 시점에서 Dr. 앤더슨은 고용량 비타민 C 정맥주사 요법을 다음 8주 동안 일주일에 한 번으로 줄였다. 10주째에는 치료를 시작하기 전보다 종양의 크기가 줄었는지 확인하기 위해 복부초음파를 하였다. 많은 암세포들이 여전히 복부를 덮고 있었지만 로즈는 에너지가 넘치고 어떠한 소화기능 장애가 없었다.

14주째에 Dr. 앤더슨이 자리를 비웠을 때 다른 의사에게 진료를 받게 되었는데, 그 의사는 로즈의 경과가 매우 좋아 잠시 치료를 멈춰도 되겠다고 권유했다. 그의 말에 따라 3주 동안 치료를 멈춘 로즈는 극심한 피로감과 음식을 거의 먹을 수 없게 되어 다시 클리닉을 찾았다.

Dr. 앤더슨은 다시 일주일에 두 번씩 고용량 비타민 C 정맥주사 요법을 3주 동안 받게 하였다. 로즈는 다시 기운을 차릴 수 있었고 소화기능도 정상으로 돌아왔다. 그 후에 12주 동안 일주일에 한 번 고용량 비타민 C 정맥주사 요법을 받게 하였고 로즈는 안정권에 접어들었다. 그러고 나서 점점 치료의 횟수를 줄이는 "**출구전략**"을 시작하였다. 고용량 비타민 C 정맥주사 요법을 4~6주에 한 번씩 맞으며 유지기에 들어갔다.

치료를 받는 동안 로즈는 85세 생일을 맞이하였고 그녀에게 암 진단을 내린 의사들에게 전화하여 오늘날까지 살아있다고 알리며 자축하였다. 5년 후에 그녀는 90세 생일을 Dr. 앤더슨의 클리닉에서 Dr. 앤더슨과 그의 팀원들과 같이 축하하였다.

로즈는 아직도 아무 증상 없이 건강히 살아있으며 최근 92세 생일을 맞이하였다. 얼마 전에 Dr. 앤더슨이 직접 만난 로즈는 아픈 기색이 하나 없이 건강하고 행복해 보였다 한다.

식도암 사례ESOPHAGEAL CANCER

베리는 68세의 중년 남성으로 세계의 많은 나라를 방문하는 여행가로 몇 달 동안 지속되던 목의 칼칼함 때문에 Dr. 스텐글러를 찾았다. 이비인후과에서 후비루증후군postnasal drip(코에서 분비되는 점액이 목으로 흐르거나 고이는 증상) 진단을 받았었다.

Dr. 스텐글러는 후비루증후군 치료에 효과적인 건강 보조제들과 식이요법을 처방하였다. 증상의 차도에 따라 치료를 몇 번 바꾸어 보았지만 완치되지 않자 다른 병이 있지 않을까 의심을 하여 다른 이비인후과 전문의에게 검사를 받았고 베리는 식도암 진단을 받았다.

베리의 식도암은 인유두종 바이러스HPV가 원인이었다. 베리는 항암과 여러 번의 방사선 치료를 받았다. Dr. 스텐글러는 베리가 항암과 방사선치료를 받는 동안 베리의 면역력을 높이고 해독에 도움이 되는 건강 보조제를 처방했다. 또한 고용량 비타민 C 정맥주사HDIVC와 오존 정맥주사요법IV ozone도 병행하였다.

처음에는 베리가 치료를 잘 견뎠으나, 몇 번의 방사선 치료 후에 음식을 삼키기도, 말을 하기도 힘들 정도로 인후통이 심해졌다. 목 피부도 벌겋게 까지고 궤양이 생기기 시작하였다. 스텐글러 박사가 배리에게 종양학자가 방사선 합병증이 얼마나 심할지를 설명했느냐고 물었을 때 배리는 이렇게 심할 거라고 주의를 듣지 못했다고 말했다.

암 주치의와의 상담에서 베리는 본인의 방사선 합병증이 정상적인 반응이란 걸 알게 됐다. 암 치료 동안 베리는 체중이 15kg 정도 빠지고 체력이 매우 저하되었다. Dr. 스텐글러는 매일 필수 영양소와 필수 지질이 들어가 있는 정맥주사를 매일 맞도록 치료 계획을 변경했다. 음식을 삼키기 어려워 고형식을 중단하고 식사대용 액체 셰이크로 대체하였다. 더불어, Dr. 스텐글러는 식도의 궤양을 치료하기 위해 글루타민, 알로에, 감초를 섞은 음료를 마시게 했다.

이 모든 치료들이 베리의 체중 감소를 줄이고 기운을 차릴 수 있게 도와주어 경관영양튜브feeding tube 삽입을 면했다. 암 주치의들은 베리의 항암과 방사선 치료 합병증을 해결할 어떤 해결책도 가지고 있지 않았기 때문에, 베리는 통합종양학적integrative oncology 치료법을 이용해 자신이 빠르게 회복할 수 있게 도와준 Dr. 스텐글러에게 매우 고마워하였다.

베리는 암 완치 후 예전의 모습으로 돌아가 잘 지내고 있다. 암의 재발을 예방하기 위해 한달에 한번 고용량 비타민 C 정맥주사 요법과 오존 정맥주사 치료를 계속해오고 있다. 베리는 암 완치 축하 의미로 Dr. 스텐글러와 스테이크로 저녁을 즐길 거라고 유쾌하게 말했다.

소아 백혈병 케이스 CHILDHOOD LEUKEMIA

통합종양학은 소아에게도 적용된다. 어느 날, 4살짜리 소녀의 부모가 Dr. 앤더슨을 찾아왔다. 사라는 유전자 변이에 의한 희귀 소아 백혈병을 생후 11주에 진단받은 여아였다.

사라는 친오빠의 척수를 이미 한번 이식받은 상태였다. 식이요법, 생활습관 개선, 자연의학 치유법도 모두 하고 있었다. 사라는 암 완치 상태를 꽤 오래 유지했지만 안타깝게도 최근에 다시 암이 재발하였다.

사라의 혈액 검사 결과, 암이 빠르게 진행되고 있음을 나타냈다. 사라의 암 주치의들은 사라의 유일한 희망은 척수 이식뿐이라고 하였다. 그 이외에는 다른 암 치료법이 전혀 없다는 것이었다. Dr. 앤더슨은 사라의 암 완치를 목표로, 척수 이식을 준비하기 위해 특수 식이요법, 건강 보조제들, 정맥주사 요법을 포함한 통합적인 치료법을 설계하였다.

Dr. 앤더슨은 고용량 비타민 C 정맥주사부터 시작하였다. 안타깝게도 고용량 비타민 C 정맥주사 요법 하나로는 역부족이었던지, 사라의 혈액검사 결과, 암이 계속 커지고 있음을 알게 되었다. 개똥쑥(웜우드) 추출물-아르테수네이트artesunate를 정맥주사 용액에 추가하였다. 이 식물은 말라리아 치료로 널리 알려져 있는데 Dr. 앤더슨이 연구 당시 이를 유방암과 몇몇 다른 암 치료에 사용했던 경험을 토대로 하였다. 하지만, 아르테수네이트를 첨가한 고용량 비타민 C 정맥주사도 소용이 없었다. 검사 결과 사라의 암은 점점 더 커지고 있었다.

Dr. 앤더슨은 사라를 돕고픈 간절한 마음에 사라의 부모님에게 실험적인 치료법을 제안했다. 이 치료법은 2가지 암세포 억제제들과 암세포에서 비정상적인 대사활동을 하는 부분을 타겟으로 하여 암세포를 죽이는 치료법을 합친 것으로써, Dr. 앤더슨이 림프종에 걸린 성인 환자들을 대상으론 사용한 적 있는, 성인 환자들 사이엔 안정성이 입증된 방법이었다.

사라의 가족에겐 어려운 선택이었다. 이 병용 치료법은 어린이를 대상으로 한 번도 사용되어 본 적이 없음은 물론 백혈병 치료에도 쓰여본 적이 없는 치료법이었다. 하지만 다른 차선책은 없었고, 얼마 남지 않은 시간 때문에 사라의 부모는 새로운 치료법을 하기로 선택했다.

일종의 도박이었고 그만큼 잃을 것도 많았다. Dr. 앤더슨 또한 사라를 완치하게 해주고 싶은 마음이 간절했고 자신이 제시한 치료법이 이론적으로는 효과가 있지만 임상적으로는 실패할 수 있다는 부담감을 극복하고 냉정을 찾아야 했다. 만약 이 치료법이 성공하지 않을 경우, 사라는 곧 죽을 것이기 때문이다.

새로운 치료법 이후의 첫 검사 결과에서는 약간의 희망을 안겨주었다. 암이 나아졌다고 할 수는 없지만 처음으로 나빠지지도 않은 것이다. 또 몇 번의 치료 후 두 번째 검사 결과에서는 암세포가 수가 줄어들기 시작했고, 놀랍게도 세 번째 검사에서는 암세포가 다 사라진 것으로 나온 것이다!

Dr. 앤더슨은 더 확실하게 안정기로 접어들 수 있게 그 후에도 몇 주 동안 치료를 더 이어갔다. 그리고 나서는 사라는 친오빠에게서 척수 이식을 한 번 더 받았고, 이식이 성공되어 사라는 병원에서 퇴원하게 되었다.

사라는 그 후로도 계속 Dr. 앤더슨의 케어를 받았고 꽤 오랫동안 암에 차도가 있고 안정권에 머물렀다. 척수 검사에서 백혈병 세포들이 간간이 보이긴 했지만, 사라는 꽤 정상적인 생활을 하며, 입원 없이 집에서 가족들과 지낼 수 있었다.

이 암의 예후를 고려한다면 사라는 정말 오랫동안 안정기를 유지했다. 그러나 안타깝게도 3년 후에 사라의 백혈병이 재발하였다. Dr. 앤더슨은 다시 여러 가지 치료법을 시도하였고 몇 가지 방법은 어느 정도 성공적이었지만, 사라는 백혈병 합병증인 감염으로 끝내 숨을 거뒀다.

사라의 부모는 딸과 함께할 수 있었던 선물 같은 몇 년을 감사해했고 그기간 동안 딸이 삶을 최대한 즐길 수 있었던 것에 또 감사해했다. 짧은 삶이었지만 사라가 그동안 얼마나 즐기며 살 수 있었는지가 사라가 얼마나 살 수 있었는지 보다 어쩌면 더 중요하였다.

전립선암 사례PROSTATE CANCER

존은 70세의 활기찬 농부였다. 그는 척추와 골반에 전이된 전립선 암 진단을 받았다. 존은 항암치료는 거부했지만 9살인 손자가 고등학교를 졸업하는 것을 꼭 보고 싶다는 목표가 있었다.

Dr. 스텐글러는 그 어떤 결과도 약속할 수 없었고 존이 클리닉에서 5시간 떨어진 거리에 살았으므로 주기적인 클리닉 방문이 쉽지 않았던 터라 항암 식단을 바로 시작하였고 시간 낭비하지 않고 조금은 공격적인 홀리스틱한 치료법을 설계했다. 농사일을 하며 수년간 농약에 노출되었을걸 감안해 몇 달간 디톡스 프로그램도 병행하였다. 또 항암효과와 면역력 향상에 탁월함이 과학적으로 검증된 허브 추출물도 복용했다.

결과는 가히 놀라웠다. 6개월 후의 검사에서 존의 암 크기는 현저히 줄어들었고, 그는 자신의 몸이 다시 건강해졌음을 느낀다고 말했다. 2년 후에도 존은 Dr. 스텐글러에게 여전히 건강히 잘 지내고 있다고 안부를 전했다. 다른 의사들은 존이 암을 가지고도 이렇게 건강하게 지낼 수 있다는 것에 놀랐다고 얘기했다. 존은 Dr. 스텐글러의 치료 프로토콜을 계속 유지했고 그의 꿈대로 손자의 고등학교 졸업식을 볼 수 있었다!

케모브레인과 극심한 피로 사례CHEMO BRAIN

66세의 "던"은 림프로 전이된 유방암 치료를 받기 전에는 건강하고 활달한 여성이었다. 그녀는 유방 절제술과 항암화학 치료에 신체, 심신이 모두 지친 상태에서 Dr. 스텐글러를 찾아왔다.

화학요법은 수술 후 혈액에 암세포가 돌아다니고 있을 것을 대비해 예방 차원으로 투여되었다. 두 번째 항암 후에 던은 머리카락이 다 빠졌고 매우 쇠약해졌다. 4차

케모브레인(화학뇌; chemobrain): 항암치료 후 '머릿속에 안개가 낀' 것처럼 정신이 멍해지면서 인지 장애, 집중력 저하 또는 기억력 상실, 생활기능 등이 저하되는 현상을 말한다.

항암을 마쳤을 때는 거의 정상 생활이 불가능해졌다. 뼈와 관절이 모두 아팠고, 항상 메스꺼웠으며, 기억과 집중력은 현저히 떨어졌고, 극심한 피로에 괴로웠다.

그녀가 Dr. 스텐글러를 찾아 왔을 땐 그녀는 울며 항암화학 치료를 한 것을 후회한다고 했다. 마지막 항암화학 치료가 끝난 지 한 달이 지났는데 합병증들은 전혀 나아지지 않았다는 것이다. Dr. 스텐글러는 던을 위로하며 합병증들을 되돌릴 수 있는 자연치유법들이 있음을 자신했다.

던은 비행기를 타고 Dr. 스텐글러를 찾아왔고 일주일 후면 집에 다시 돌아가는 일정이었다. Dr. 스텐글러는 영양 정맥주사 요법을 당장 시작하였다. 에너지를 회복하고 암 화학요법의 해독을 도울 수 있는 글루타치온, 비타민 B 복합체, 비타민 C, 미네랄, 마그네슘이 들어있는 정맥 주사를 매일 맞게 하였다. 그 외에도 간과 신장의 해독을 돕는 건강 보조제들을 처방하고 뇌와 신경계 건강에 도움이 되는 좋은 지방 섭취도 권장하였다.

던은 두 번째 정맥 주사 치료부터 큰 차도를 느낄 수 있었다. 다섯 번째 치료 후에는 그녀도 믿지 못할 정도로 몸이 좋아져 있었고, 마지막 날에는 그녀의 모든 합병증 증상은 85% 이상 호전되어 있었다. 2주 후에 던에게 전화를 걸었을 때 그녀의 가족들과 친구들도 그녀의 기력과 기분이 훨씬 좋아졌음을 느꼈다고 했다. 던은 케모 브레인chemobrain과 심한 관절통에서 해방되었다. 현재 그녀는 하고 싶은 일을 다 하여도 에너지가 넘칠 정도로 활발하게 잘 지내고 있다.

느낀점

위 사례들은 우리의 수백 개의 성공사례들 중에 단 몇 가지를 추렸을 뿐이다. 당신은 이 책을 읽으면서 통양 종양학이 암과의 싸움에서 매우 중요한 역할을 한 많은 사례들을 접했을 것이다. 이 책은 당신이 오늘이라도 당장 시작할 수 있는 가장 핫한 최첨단의 홀리스틱한 암 대체요법을 사용 단계별루 심도 있게 다룬다.

CHAPTER 2

ROOT CAUSES OF CANCER

암의 근원들

암은 여러 가지 원인이 있는 복잡한 병이다. 암은 변이된 세포들이 제어 없이 증식하여 조직 덩어리가 만들어진 상태를 말한다(단 백혈병은 예외다). 암 조직이 커져서 소화계, 신경계, 순환계의 제 기능을 방해할 수도 있고 암세포들이 호르몬을 분비시켜 신체 기능을 비정상적으로 만들 수도 있다.

암의 원인 규명은 지금으로부터 한 세기 동안 수많은 토론, 발견, 논쟁의 주제가 되어 왔다. 이 장은 근래에 가장 과학적 신빙성을 얻고 있는 암의 원인을 요약하고 그 원인들이 우리가 이 책에서 제시하는 성공적인 암 치료법들과 어떤 관계가 있는지 설명할 것이다.

항상성이란 신체기능이나 세포가 손상당했을 때 다시 정상 상태로 돌아올 수 있는 능력을 말한다. 항상성의 깨짐은 대부분 세포들이 암세포로 변하는 초기 단계에 일어난다. 우리의 면역체계는 세포가 비정상적으로 증식하는 걸 막는다. 이는 모든 인간이 암에 걸리지 않는 이유이기도 하다. 면역 체계가 이 미션을 수행하지 못하면, (항상성을 잃은) 비정상 세포가 계속 증식하여 더 많은 암세포를 만들어 내는 것이다.

몸에서 암세포가 생성birth된 이후에 암세포 성장에 미치는 요소들을 크게 두 가지로 나눌 수 있다: 항상성을 복구해줄 수 있는 요소들과 암세포 증식에 불을 붙이고 우리의 면역계를 침범하는 요소들이다.

이 두 가지 중요한 요소들에 대해 개략적으로 설명하기 전에 종양학계가 정의 내린 암의 전형적인 특징을 살펴 보고 가겠다:

우리는 초기의 암세포들이 종양human tumors으로 발달하는 여러 단계에서 나타나는 8가지의 생물학적 현상을 통해 암의 전형적인 특징을 알 수 있다. 이 특징들은 종양 질환들의 다단계 복합성을 보여주기도 한다. 특징들을 나열하자면, 지속적인 세포증식 신호sustaining proliferative signaling, 성장 억제인자 회피evading growth suppressors, 세포 사멸에 대한 저항resisting cell death, 세포의 무한복제enabling replicative immortality, 신생혈관 형성의 촉진inducing angiogenesis, 침윤과 전이의 촉진activating invasion & metastasis, 에너지 대사의 재프로그래밍reprogramming energy metabolism, 그리고 면역파괴의 회피evading immune destruction다. 암세포들이 이러한 특징들을 갖게 만드는 요소들이 유전자 변이와 약한 면역력이다. 암세포cancer cell를 넘어서 종양tumors은 더욱 더 복잡하다. 암조직에는 암세포가 모집한 겉으로 보기엔 멀쩡한 정상 세포들이 이러한 암의 특징들을 만드는 암미세 환경tumor microenvironment을 만들기 때문이다.

암의 몇 가지 미세한 특징들이 누락되었지만, 여기서 우리는 암의 예방과 치료에 타깃이 될 수 있는 가장 중요한 방법들이 나열되어 있음을 알 수 있다. 이 책에서는 앞에서 설명된 특징들 중에서도 암의 생성 초기 단계의 가장 유력한 학설 세 가지인 암의 발생 계기, 암을 부채질하는 요소들, 암에 대한 저항력에 중점을 두고 설명하겠다.

암의 시작CANCER INITIATION

우리의 면역체계와 우리 몸에서 암세포 생성을 막는 여러 가지 단계에도 불구 암세포가 생겼다고 가정해볼 때, 그 암세포가 어떻게 계속 생존하며 증식할 수 있느냐는 질문에는 여러 가지 가정들이 있다.

암 생성 초기 단계에 관한 가장 핵심적이며 널리 알려진 세 가지 학설들은 유전자(게놈), 세포 메커니즘(세포질체), 신진대사(대사체)를 포함한다. 실질적으로는 세 가지가 모두 영향을 끼치고 서로에게 밀접한 영향을 미치기도 한다. 이 세 가지 학설들을 깊게 설명하기 전에 분명히 말하고 싶은 건 여러 가지 학설들이 존재한다는 건 하나하나가 다 가치가 있고 사실성이 있다는 점이다. 다만 관점이 다를 뿐이다.

1. 유전자 학설

암 관련 유전자는 크게 종양유전자oncogenes와 종양억제유전자tumor suppressor로 나뉜다. 다른 암 관련 유전자들도 있지만 이 두 개가 학설을 가장 잘 설명해준다. 종양유전자를 자동차의 악셀에 비유하면, 종양유전자가 변이 됐을 때는 마치 악셀을 계속 밟고 있는 것과 같은 형태다. 종양억제유전자는 종양 성장에 브레이크를 걸어준다. 이 유전자 학설이 최근까지 가장 유력한 학설이었고 지난 50년간 암 연구의 핵심이었다.

연구를 통해 인간 유전자에 대한 이해가 깊어지면서 암 치유에 대한 희망이 생기고 몇몇 암 치료제들이 종양유전자들을 타깃으로 만들어졌지만 크게 성공적이진 못했다. 종양유전자에 대한 연구는 계속 진화할 것이고 치료법 개발로도 이어지길 희망하지만, 지금 더 중요한 것은 유전자에 영향을 미쳐 암의 원인이 되고 암 생성에 부채질을 하는 요소들(발암물질)을 어떻게 피하고 감소시킬지에 있다.

2. 종양 줄기세포, 태반세포영양막 학설

오래전에 영국의 발생학자이자 조직학자였던 존 비어드John Beard 박사가 제시한

태반세포영양막 학설은 여러모로 근대의 "종양줄기세포cancer stem cell"학설의 선구자다. 종양학에 적용된 태반세포영양막 학설은 태반을 구성하는 영양막 세포들이 암세포가 될 수 있는 시그널을 받을지도 모른다는 가설이다. 종양 줄기세포 학설은 "마치 정상 줄기세포들이 장기와 조직들을 계속 다시 생성하고 유지하듯이, 암세포들 중에도 극소수가 줄기세포와 같이 번식하며 암을 유지한다고 보인다. 이에 따르면, 줄기세포가 아닌 암세포들은 문제가 될 순 있어도 장기적으로 유지되며 우리의 몸에 해를 끼칠 수 없다. 그러므로 이 학설은 종양 줄기세포들은 정상 줄기세포들로 부터 생성되거나 정상 줄기세포들이 만들어낸 전구체에서 만들어진다"라고 주장한다.

결국 비슷한 학설이라면 왜 다른 이름을 가졌을까? 이유는 과학과 기술의 발전이 좀 더 나은 메커니즘에 관한 설명을 가능케 했기 때문이다. 태반세포영양막 학설은 1920년도에 시작되었고, 종양 줄기세포 학설은 몇십 년 후에 나왔다. 태반세포영양막 학설이 사라진 것은 아니다. 이에 대한 논문들은 2008년, 2015년에도 발행되었다.

2008년 A.R. 벌레이Burleigh 박사가 쓴 논문이 50년 이상의 시대 차이가 나는 두 학설들의 연관성을 보여주었다:

> 1900년도 초반에 존 비어드 박사가 주장한 태반세포영양막 학설은 최신 종양학 모델이나 치료법과 거리가 멀게 느껴질 수도 있다. 하지만 두 학설들의 기반은 놀랍도록 비슷하다. 비어드 박사는 배 자체 발달과정embryonic development에서 배세포germ cells의 상당수가 뒤창자hindgut에서부터 배융선germinal ridge까지 이동하는 도중 최종 목적지까지 도달하지 못한다는 걸 발견하였다. 특수 상황에서 비정상적인 자극을 받았을 경우, 떠돌아다니던 배세포들vagrant germ cells은 종양으로 진행될 수 있다. 간단하게, 종양 줄기세포(CSC)cancer stem cell 학설은 종양을 생성하고 유지시키는 작은 집단의 종양세포tum-origenic cells 들이 존재하고, 이 세포들은 정상 줄기세포로부터 유래되었다는 것이다. 태반세포영양막 학설과 종양 줄기세포 학설들은 둘 다 하나의 원시적 단계의 세포가 종양을 만들어 낼 수 있는 가능성을 전제로 한다. 이것은 종양 제거를 위해 표적화될 필요가 있는 세포의 비율이 극히 적어 암 치료에 중요한 의미가 있다.[7]

최근 논문들이 이 학설의 메커니즘, 과학적 신빙성, 그리고 치료법으로써의 가능성을 입증한 바 있다.

3. 대사체 학설

지난 50년 동안, 암 연구는 유전자 변이에 중점을 두었다. 1920년대에, 노벨상 수상자인 오토 와버그Otto Warburg박사는 암은 정상이 아닌 세포들의 대사 질병이라 제안했다.[9] 이것이 암을 대사질환의 하나로 보는 종양 대사체metabolic theory 학설을 탄생시켰다.

과학과 기술이 발전하면서 세포 안에서 에너지 생성을 담당하는 기관(미토콘드리아)가 암세포에서는 본질적으로 손상되어 있어 건강한 정상세포와 비교해 다른 신진대사를 하는걸 눈으로 볼 수 있게 되면서 와버그 박사가 제안한 학설이 사실임도 입증되었다.[10]

유전자 학설과 대사체 학설의 혼합점은 없는가? 매우 깊은 토론이지만(많은 종양학 책들과 리뷰 논문들의 주제가 될 만큼) 여기서는 간단하게 요약해 보겠다. 세포핵의 게놈(생물체가 발달하고 성장하게 돕는 유전물질[11])은 미토콘드리아의 기능과 밀접한 관계가 있어서 미토콘드리아가 손상되면 그것이 세포핵의 게놈에 부정적인 영향을 미칠 수 밖에 없다. 암의 활성화는 에너지 대사의 변질에 의한(손상된 미토콘드리아와 게놈의 변화를 통한) 눈덩이처럼 불어난 후속 결과라고 볼 수 있다.[12]

보다시피 옳고 그른 아이디어는 없다. 다만 암의 존재와 지속에 관한 여러 관점이 있을 뿐. 이 아이디어들이 암 예방, 치료, 치유에 도움이 안되는 유일한 경우는 한 학설에만 의존하고 다른건 무시했을 때다. 우리의 목적은 위의 학설들의 과학적 진실을 존중하고 이 모든 학설들의 시너지를 통해 당신이 가장 좋은 치료를 받을 수 있는 방법을 알려주는 것이다.

암 발생 계기, 암을 부채질 하는 요소들, 암에 대한 저항력TRIGGERS, FUEL, AND RESISTANCE FACTORS

암을 발생케 하거나 암을 부채질하는 또는 암에 내성을 주는 요소들이 암 치료와 예방의 핵심적인 목표이다. 이들은 보편적인 암 위험요소들을 보면 알 수 있다.[13]

유전자의 영향과 더불어 종양학에서 다음과 같은 두 가지를 위험요소로 나눈다.

- 독소의 영향(Toxic influences)
- 염증의 영향(Inflammatory influences)

독소의 영향에는 담배, 술, 발암 화학물질들, 곰팡이독소mycotoxins, 그리고 다른 외부의 (또는 인체 내부에서 발생하는) 독소들이 포함된다.[14]

염증의 영향에는 방사선, 비만, 염증 유발 요소들, 그리고 (치아와 구강 감염 포함) 모든 감염 질병들을 포함한다.[15]

우리에게 이는 지나친 단순화라 느껴진다. 미국 국립 암 연구소(NCI)가 제시하는 암 위험요소들을 살펴보자:[16]

나이	암 진단의 중위연령median age은 66세다.
알코올	구강, 인두, 식도, 후두, 간, 유방암의 위험을 높인다. 흡연 시 발병율은 더 높아진다.
발암물질	가장 보편적으로는 담배와 자외선이 있다. 그 외에도 환경적 발암 물질들은 다음과 같다: – 아플라톡신Aflatoxins: 옥수수, 땅콩, 면, 넛트나무에 서식하는 곰팡이가 만들어 내는 독소 – 아리스톨로크산Aristolochic acids: 아리스토키아라는 식물에서 나오는 산성 물질 – 비소Arsenic: 공기, 물, 흙에 자연히 발생하는 물질. 흡연, 마시는 물, 음식을 통해 비소에 노출된다.

발암물질	- 석면Asbestos: 과거에 불연재, 단열재, 자동차 브레이크에 쓰이던 섬유상 미네랄이다. 공사장이나 선박 수리장에서 대분분 노출됨 - 벤젠Benzene: 많은 화학, 제약회사에서 용제 (솔벤트)로 사용 - 벤지딘Benzene: 과거 옷감, 종이, 가죽 염색 물감에 많이 쓰였다. - 베릴륨Beryllium: 자연에서 발견할수 있는 금속. 우주선 부품들, 트랜지스터, 원자로, 골프채 등에 발견된다. - 1,3-뷰타다이엔1,3-Butadiene: 타이어나 플라스틱 같은 합성 고무를 만드는데 사용 - 카드뮴Cadmium: 자연에 존재하는 화학원소. 배터리, 물감, 금속코팅, 플라스틱 제조에 사용됨 - 콜타르(석탄)과 콜타르 피치Coal tar, coal-tar pitch: 콜타르 피치는 코팅제나 페인트 베이스, 아스팔트 접착제로 쓰인다. - 코크스 오븐 가스Coke-oven emissions: 석탄을 가열하여 코크스를 만드는 오븐에서 나오는 가스. 코크스는 철, 강철을 만드는데 쓰임 - 이산화규소Crystalline silica: 돌, 흙, 모래, 콘크리트, 벽돌, 모르타르 및 다른 공사 관련 물질들에서 발견된다. 호흡기관을 통해 흡입된다. - 에리오나이트Erionite: 섬유성 있는 미네랄. 에리오나이트가 들어있는 자갈을 사용하는 도로공사 노동자들에게 문제를 일으킨다. - 에틸렌 옥사이드Ethylene oxide: 살균제, 부동액에 쓰인다. - 포름알데히드/포르말린Formaldehyde: 살균제, 방부제에 쓰인다. - 육각크로뮴Hexavalent chromium compounds: 지각, 공기, 물, 흙, 음식에 있는 크로뮴 원소를 이용해 만든 화학품으로써 염색, 철강, 가죽, 원목의 부식억제제로 쓰인다. - 가정에서의 석탄 연소: 난방이나 요리를 목적으로 석탄 연소시 발생하는 가스 - 미네랄오일Mineral oils(비정제된 또는 일부정제된 미네랄 오일): 석유에서 얻어지는 액체상태의 혼합물 - 니켈Nickel: 지각에 포함된 금속 원소중 하나로 아주 많은 공업용 쓰임새가 있다. 치과 치료 재료도 한가지 예다. - 라돈Radon: 방사성 비활성 기체로 우라늄, 토륨의 자연 붕괴에 의해서 발생된다. - 간접흡연 - 검은 그을림Soot: 나무, 연료, 플라스틱, 가정에서 나오는 쓰레기 등 탄소를 지닌 물질들이 불완전 연소하면서 생기는 부산물

발암물질	– 공업 부산물 – 토륨Thorium: 흙, 돌, 물에서 발견되는 방사성 금속 – 염화비닐Vinyl chloride: 플라스틱 용품들을 만드는 폴리염화비닐(PVC)을 만드는 데 사용됨 – 나무 가루Wood dust
만성 염증	
식습관	
호르몬	합성 호르몬들은 호르몬에 민감한 유방암 발병율을 높일 수 있다.
면역 억제	면역반응을 예방하거나 소실시키는, 만성 감염질환이나 이식수술 후 투여하는 면역억제제를 예로 들 수 있다.
감염원	특정 바이러스들 – 엡스틴바 바이러스(EBV) – B형 간염 바이러스(HBV), C형 간염 바이러스(HCV) – 인간면역결핍 바이러스(HIV) – 인체유두종바이러스(HPV) – 사람 T세포 백혈병 바이러스(HTLV-1) – 카포시 육종 관련 헤르페스 바이러스(KSHV) – 메켈세포 폴리오마바이러스(MCPyV) – 암 발생 위험요소로 알려진 박테리아는 헬리코박터균H. pylori이 대표적이고 기생충은 타이간흡충Opisthorchis viverrini과 빌하르츠 주혈흡충Schistosoma haematobium이 알려져 있다.
비만	과체중 또는 비만은 폐경기 후 유방암, 자궁암, 식도암, 담낭암, 신장암, 췌장암, 갑상선암 등 여러 암들의 유발하는 위험요소와 연결되어 있다. 과도한 지방은 암을 유발할수 있는 에스트로겐, 혈당, 인슐린, 염증을 높인다.

방사선	원자력 발전소 및 엑스레이, CT, PET 스캔 등 의료영상, 방사선 치료를 포함한 일정 파장을 가지고 있는 이온화 방사선은 DNA를 손상시켜 암을 유발할 수 있다. 핸드폰에서 나오는 저에너지, 비이온화 방사선은 최근 뇌종양과 백혈병 발생 위험을 높인다는 연구결과도 있다. 송전선, 전력배선, 전자기기, 통신 안테나 (TV나 라디오), 전자레인지, 핸드폰, 핸드폰 기지국들, 컴퓨터 스크린, 와이파이, 스마트 미터 등 낮은 파장의 전자기장도 최근 많은 우려를 사고 있다.
햇빛	태닝 기계를 포함한 자외선 노출은 위험요소가 될 수 있다.
흡연	폐암, 후두암, 구강암, 식도암, 인후암, 신장암, 간암, 위암, 췌장암, 대장암, 직장암, 자궁경부암, 급성 골수성 백혈병 포함 많은 종류의 암을 유발한다고 알려져 있다.

이 리스트도 완벽하지는 않다. 우리가 제3장에서 다룰 것이지만, 손상된 소화기관, 환경 발암물질들, 정신적 스트레스들도 물론 위험요소에 포함된다.

운동 부족이 암의 근원은 아니지만, 규칙적인 운동은 암 위험요소인 당뇨병, 비만, 과체중의 위험을 줄임으로써 암 발생 위험도 줄인다.

제5장에서 우리는 식습관이 가장 중요한 암 발생 이유라는 것에 대한 강력한 증거를 내놓을 것이다.

우리 몸의 해독작용과 최상의 면역력을 유지하는 것도 중요하다. 바른 자세, 신경-근육-골격계의 건강은 면역체계를 포함한 우리 몸 안의 모든 장기들뿐 아니라 혈액과 림프순환에도 영향을 준다. 카이로프랙틱, 정골의학, 마사지 등 신경-근육-골격 체계의 건강을 지켜주는 방법들은 암 예방에 과소평가되는 부분 중 하나이다.

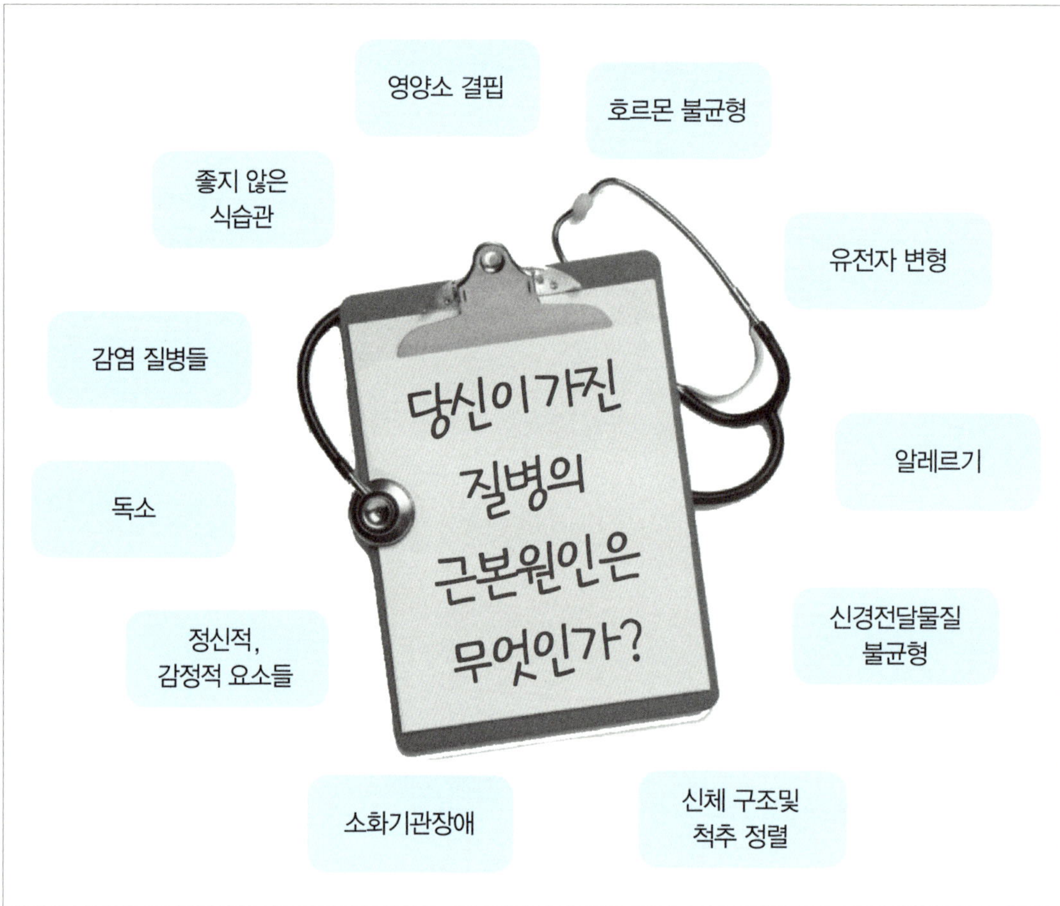

위의 그림은 우리가 통합 암 치료를 위해 클리닉을 방문한 환자들을 볼 때 체크하는 암의 근원 리스트다.

놀랍게도 30~50%의 암은 이 위험요소들을 피하는 것만으로도 암을 예방할 수 있다. 감염 질병을 치료하고 해독을 하는 것은 암 치료이자 암 예방도 될 수 있다. 또한 암은 조기 발견할수록 치유의 확률이 높아진다.[18]

암의 근원들을 아는 것은 암 치료와 예방에 매우 중요하다. 당신의 통합의학 전문의가 당신이 어떤 암 위험요소들을 가지고 있는지 찾는 걸 도와줄 수 있다. 검사 기법이 많이 발전하여 예전보다 훨씬 더 심층적인 위험 평가가 가능해졌다.

CHAPTER 3

CONTRASTING CONVENTIONAL AND INTEGRATIVE ONCOLOGY

표준항암치료와 통합 암 치료의 차이점

보통 의사들과 통합의학 의사들의 병에 대한 의학적 접근법엔 공통점과 차이점이 모두 존재한다. 두 의학적 접근법이 어떤 유사성을 가지고 있는지, 신념, 진단 방법, 치료법에 있어서 어떻게 다른지를 이해한다면 당신과 당신이 아끼는 사람을 위한 더 좋은 암 치료와 암 예방법을 선택할 수 있을 것이다.

완치CURE와 완화REMISSION의 차이점 이해

보통 종양의와 통합종양의conventional and integrative oncology 둘 모두 목적은 완치다. 완치의 의학적 정의는 **"암 치료 후 암의 흔적이 없고 암이 다시는 생기지 않는 상태"** 이다. 이 상태는 암이 애초에 안 걸리는거 외에 이보다 좋은 결과는 없을 것이다. 어떤 이에겐 이런 베스트 시나리오가 현실이 되고, 어떤 이는 아니다.

종양학에서 완치의 정의는 그다지 심플하지 않지만 일반적으로 5년 이상 암이 재발하지 않았을 경우에 완치라고 정의한다. 하지만 5년이 지난 후에도 암이 재발할 수 있는 경우는 언제나 있으므로 많은 의사들이 완치라는 단어 사용을 꺼린다. 많은 암 전문의들은 **"완화**remission**"**라는 단어를 선호한다. 미국 국립 암연구소(NCI)에서는 완화를 **"암의 징후가 감소한 상태. 부분적 또는 완전 완화가 있는데 모든 암의 징후가 사라졌을 경우 완전 완화**complete remission**"**라 정의한다.[2]

예후PROGNOSIS라는 단어 이해

의사로부터, 특히나 암 전문의에게 많이 듣는 단어가 **"예후"**이다. 예후란 **"병세의 진행, 병의 회복이나 재발 확률을 예측한다."**라는 말이다.[3] 당신이 암 진단을 받았다면 암이 얼마나 심각하고 암 생존율이 어느 정도 되는지를 묻는 건 자연스러운 일이다. 이는 암 진단을 통보 받았을 때 또 암 치료 중에 의사와 환자 사이에 가장 힘든 대화 중 하나이다. 환자들은 자신의 암이 성공적으로 치료될 수 있는지 또 어떤 치료법이 가장 좋을지 알고 싶어 한다.

NCI에서는 예후를 평가할 때 고려해야 할 몇 가지 요인을 다음과 같이 열거하고 있다.

- 암의 타입과 암의 위치
- 암의 크기와 몸에 어느 정도 퍼졌는지에 따른 암의 진행단계
- 조직검사를 통해 암세포가 어느 정도로 비정상적인 형태를 지녔는 지

- 암 분류 그레이드가 높을수록 암이 더 빨리 자란다.
- 암 세포들의 특징들
- 나이와 암 진단 전의 건강 상태
- 치료에 대한 반응, 치료 효과[4]

예후란 큰 집단을 바탕으로 한 통계학이기에 당신의 치료 결과를 예견하는 데에는 정확하지 않을 수도 있다. 하지만 다양한 치료 옵션들 중 가장 좋은 걸 선택하는 데에는 도움이 될 수 있다. 미국 국립 암기관이 제시하는 가장 보편적인 통계적 예후 용어들이다:

암 종류에 따른 생존율	특정 암 종류와 진행 단계의 환자들 중 암 진단 이후 정해진 기간 동안 아직 생존해 있는 환자들의 퍼센티지를 말한다. 정해진 기간이란 1년이 될 수도, 2년이 될 수도 있지만, 5년이 가장 많이 사용되는 숫자이다. 때로는 "질병에 따른 생존율"로도 불린다. 대부분, 암 종류에 따른 생존율은 진료 기록에 있는 사망 사유에 기반을 둔다.
상대적 생존율	이 통계법은 암 종류에 따른 생존율을 알아보는 또 다른 방법이며 사망 사유는 상관이 없다. 암 진단 이후 정해진 기간 동안 아직 생존해 있는 암 환자들의 퍼센티지와 암을 가지지 않은 사람들을 비교한다.
종합적 생존율	암 진단 이후 정해진 기간동안 아직 생존해 있는 환자들의 퍼센티지를 말한다.
완치 생존율	이 통계는 암 치료 후 암의 징후가 정해진 기간동안 전혀 없는 환자들의 퍼센티지를 말한다. 무재발 생존율 또는 무진전 생존율이라고도 한다.[5]

생존SURVIVORSHIP

종양학에서 흔히 쓰이는 단어다. 정의를 내리자면 "치료에서 회복으로의 이행"이다.[6] 종양학에서는 "치명적인 병에서 치료를 받고 장기적으로 암이 치유된 상태로의 전환" 이라고 정의하겠다.[7]

생존이라는 단어에 관해, 어느 한 암 전문 간호사와 암에서 생존한 환자가 이런 의미 있는 통찰력을 내놓았다: **"생존이란 단순히 사느냐 죽느냐, 또는 얼마나 오래 사느냐 뿐만 아니라 얼마나 잘 사는지도 중요하다."**[8] 우리는 이 말에 전적으로 동의한다. 생존을 얘기할 때 암을 사형선고라 간주하기 보다 만성질환이라는 생각을 가져야 한다고 생각한다. 통합종양학에선 암이 진정 완치가 안된다면 암 환자들을 만성질환 환자들로 여기며 수명을 길게 하고 삶의 질을 높이는 걸 목표로 치료한다.

삶의 질이 키 포인트다.

통합의학은 만성질환을 다룰 때 언제나 환자의 삶의 질을 중요한 포커스로 둔다. 다른 말로 하면, 수명은 삶의 질이 좋을 때 더 가치가 있다는 말이다. 대부분의 암 환자들도 치료 성공의 척도는 단순한 수명보다는 삶의 질에 있다.

다행히도 보통 암 전문 의사들의 삶의 질에 관한 의식과 관심이 높아지고 있다. 장기 암 생존 환자들은 통증의 정도, 암 치료 부작용, 인지 기능, 성생활, 에너지, 기분, 서포트, 자기 신체에 대해 가지는 심상, 삶에 관한 철학 등등 암 치료 후의 미래의 삶의 질에 대한 우려가 있다.

삶의 질은 생을 곧 마감하는 말기 암 환자들에게도 매우 중요하다. 미국 보스턴에 있는 데이나 파버 암 기관Dana-Farber Cancer Institute 연구진들은 말기 암 환자들의 삶의 질을 결정짓는 아홉 가지 요소들을 다음과 같이 설명했다:

- 살아있는 마지막 주에 중환자실에 있었는지의 여부
- 병원에서 사망 여부
- 환자의 걱정 정도
- 종교나 명상의 유무
- 암치료를 받은 장소
- 살아있는 마지막 주에 피딩튜브 사용 여부

- 병원 안에 목자, 종교 성직자의 유무
- 살아있는 마지막 주에 항암 치료 여부
- 환자와 의사 사이의 동맹과 친밀한 관계

당신은 주치의로부터 삶의 질을 평가하는 설문지를 구할 수 있다. 이러한 평가가 다음 단계의 치료를 결정하는 데 도움이 되고 단기, 장기적 결과를 이해하는 데 도움이 될 것이다. 당신을 비롯한 가족들, 간병인들, 의사들이 당신이 수명의 말기에 다다랐을 때, 입원을 해야 할 때, 중한 치료를 받아야 할 때, 당신 본인의 바램과 목표를 확실히 아는 것이 중요하다.

암의 진단과 모니터링

표준 암 진단 기술들이 암 진단에 권장되는 건 의심의 여지없이 당연한 것이다. 통합종양학의사들도 똑같은 테스트를 통해 암의 종류와 암의 발전 단계, 암의 진행단계를 판단한다. 어떤 진단 방법을 쓰느냐는 나이, 건강 상태, 의심되는 암 종류, 증상, 그리고 혈액검사 결과에 따라 달라진다.

다음은 가장 보편적인 암 진단 테스트들을 나열한 것이다:

바륨 관장 (BARIUM ENEMA)	엑스레이 촬영을 위해 조영제를 투여하고 대장암, 직장암 진단에 쓰인다.
조직 검사(BIOPSY)	암이라 생각되는 조직을 주삿바늘로 떼어내어 현미경으로 자세하게 검사하는 것. 조직 검사는 수술 중 또는 내시경 중에 많이 실행되기도 한다.
골수 천자 생검 (BONE MARROW ASPIRATION)	척수를 뽑아내거나 척수 안에 작은 조직을 떼어내어 그 안의 혈구들을 살펴보는 검사. 혈액 암 진단에 쓰인다.

뼈 스캔(BONE SCAN)	암이 뼈까지 전이되었는지 알아보는 테스트. 아주 적은 방사성 용액을 정맥을 통해 주입하고 스캐너를 이용해 온몸의 뼈를 스캔한다.
대장 내시경 (COLONOSCOPY)	빛과 카메라가 달린 얇고 잘 구부러지는 튜브를 항문을 통해 삽입해 대장을 관찰해 대장암 및 암으로 발전할 가능성이 있는 폴립을 찾는 검사
CT 스캔 (COMPUTED TOMOGRAPHY (CT) SCAN)	CAT 스캔이라고도 하며, 엑스레이의 일종으로, 여러 엑스레이선을 이용해 3D 이미지를 만들어낸다.
직장수지 검사 (DIGITAL RECTAL EXAM (DR))	의사가 항문을 통하여 직장 속으로 손가락을 넣어 직장의 끝부분, 전립선의 이상 소견이나 결절이 만져지는지 보는 검사
심전도 검사(EKG)	심장의 전기적 활동을 통해 심근 수축을 알아보는 테스트. 암 치료가 심장에 무리를 줄 수 있으므로 암 치료 전, 중간, 후에 심장의 기능을 체크할 때 쓰인다.
내시경 검사(ENDOSCOPY)	빛과 카메라가 달린 얇고 잘 구부러지는 튜브로 신체의 여러 내강을 관찰. 식도, 위, 장, 귀, 코, 인두, 심장, 관절, 요로, 복부를 검사하는데 쓰인다.
대변 잠혈반응 검사 (FECAL OCCULT BLOOD TESTS)	변 안에 보이지 않는 혈액을 조사하는 검사로, 대장암 검진에 이용된다.
혈액검사/소변 검사 (LAB TESTS)	피, 소변 샘플을 실험실에서 암의 징조가 보이는지 보는 검사. 암 진단에 도움이 되지만 이검사 만을 가지고 암 진단을 내릴 수 없다.
자기공명영상법(MRI)	자기장을 이용해 생체의 단층상을 얻을 수 있는 장비로 몸의 조직들을 자세히 볼 수 있다.
유방 조영상 (MAMMOGRAPHY)	유방암 검진용 엑스레이 촬영. 요즘은 단층촬영으로 (breast tomosynthesis)로 3D 입체 영상도 가능하다.
Muga 스캔 (MUGA SCAN)	증상이 발현되기 전에 심장에 이상이 있는지 이미지 영상으로 확인하는 검사. 심장에 해를 끼치는 특정 항암치료에서 필수적으로 쓰이는 검사이다.

자궁경부암 검사 (PAP TEST)	자궁경부에서 떼어낸 조직을 비정상세포나 암세포가 있는지 관찰하는 검사
PET 스캔 (POSITRON-EMISSION TO-MOGRAPHY)	방사성 의약품을 주사해 전신의 대사상태의 변화를 영상 촬영하는 것. 암세포들은 방사성 의약품을 정상세포보다 더 많이 축적한다. 영상으로 암의 발견, 암의 진행정도 파악, 항암치료에 암이 어느 정도 반응하고 있는지 알 수 있다. CT 스캔과 같이 오더되는 경우가 많다
구불창자 내시경검사 (SIGMOIDOSCOPY)	대장의 하부, 직장을 관찰하는 내시경 검사
대변 검사(STOOL TEST)	대변 샘플을 통해 DNA 생체지시자 (biomarker)를 측정해 대장암이 일어날 가능성을 알아보는 검사
종양 유전체 검사 (TUMOR GENOMICS)	유전체를 통해 암조직의 특성을 알아내어 치료법을 결정하는데 쓰인다.
종양 표지 검사 (TUMOR MARKERS)	피, 소변, 또는 조직검사를 통해 암세포의 존재를 나타내는 물질을 측정하여 암의 진단과 진행상황을 추측할 수있다.
초음파 검사 (ULTRASOUND)	고주파를 통해 몸안의 장기들과 세포 조직을 들여다 보는 검사. 엑스레이같이 이온화 방사선을 내뿜지 않는다.

기존의 틀을 깬 검사 방법들

이 책이 출판될 쯤에는 더 많은 검사 방법들이 있을 수도 있다. 우리가 검사 방법들에 대한 백과사전 같은 지식을 여기에 다 적을 순 없지만 어떤 검사 방법들이 가능한지 읽는 사람들이 알았으면 하는 마음이다. 테스트를 다 할 필요는 없고 통합 종양 전문 의사에게 상담하면 당신의 케이스에 맞는 테스트를 추천받을 수 있을 것이다. 다음은 우리가 사용하는 검사들이다.

8-OHdG 8-Oxo-2'-Deoxyguanosine

DNA 산화작용의 가장 대표적인 부산물이다. 세포 안의 8-OHdG 농도는 산화적 스트레스의 척도로 병이 어느정도 진행됐는지 알수 있는 비특정표지 검사가 될 수 있다.[9]

AMAS 검사 AMAS (ANTI-MALIGNIN ANTIBODY SERUM) TEST

암세포에 대한 항체를 측정해 체내 암세포 존재 유무를 검사하는 방법으로 조기암 발견에 사용되었던 오래된 테스트 방법이다. 최근엔 더 정확한 테스트들이 많이 나와서 이 테스트는 거의 사용되지 않지만 모든 검사 방법들을 나열하고자 포함시켰다.[10,11]

항암제 감수성 검사 CHEMOSENSITIVITY TESTING

암세포가 어느 항암제에 가장 민감한지를 테스트하는 것. 이 검사는 다양해서 의사마다 임상 경험상 선호하는 특정 랩/실험실이 있을 것이므로 추천을 받는 게 좋다.[12,13]

순환 종양 세포와 순환 종양 DNA 검사

순환 종양 세포(CTCs) Circulating tumor cells는 암 덩어리에서 떨어져 나온 암 세포들이 혈류에 돌아다니는 것이다. 순환 종양 세포 검사는 조직검사와 더불어 또는 조직검사 대신 사용될 수 있다. 환자의 예후를 알아보고 암치료에 대한 반응도 알 수 있다.

순환 종양 DNA 테스트CIRCULATING TUMOR DNA(CTDNA)

암 변이를 일으킬 수 있는 잠재 능력을 지닌 종양유전자는 혈류에서 발견되기도 하고, 이를 발견하는 검사 방법은 꽤 보편화되었다. 새로운 암 치료제들이 이 특정 종앙 유선자 변이를 타킷으로 하는 게 개발되었고, 이 검사를 통해 부작용이 적은 방법을 제시하여 더 좋은 결과를 내기도 한다.[14,15]

태반성 고나도트로핀HUMAN CHORIONIC GONADOTROPIN; HCG

태반에서 생성되는 호르몬으로 임신 테스트로 널리 사용되고 있다. 몇몇 암이 이 호르몬 수치를 높이고 어쩌면 암의 증식에 영향을 미칠 수도 있다. 암 치료 중에 암의 진전도를 보기 위해 쓰이기도 한다.[16, 17]

알파-N-아세틸갈락토사미니다아제/나갈라아제Alph-N-Acetylgalactosaminidase/Nagalase

암을 더 강하게 하는 효소. 정맥 주사 요법에서 나올 두 가지 치료법(살리시늄Salicinium과 Gc-MAFGc-macrocyte activating factor)이 생화학적으로 나갈라아제의 생성을 억제하므로 암을 약하게 만든다. [19~21]

암 반점검사Oncoblot test

ENOX-2로 불리는 단백질을 생성한 암세포의 위치를 찾는 테스트이다. ENOX-2 유전체는 비정상세포를 형성하는데 관련이 있다. 암과 관련된 ENOX-2 단백질(tNOX)은 암세포의 표면에 존재한다. 암을 매우 초기에 진단하는 데에 도움이 되는 검사다.[22]

형질전환생장인자TRANSFORMING GROWTH FACTOR-BETA (TGF-BETA)

세포조직인자 중에 하나로 염증과 종양의 진전을 모니터 하기에 유용하다. 불특정 하지만 병의 진전도를 예상하는 데 도움이 된다.[23]

티미딘키나아제 TK-1 TESTING

질병에 의해 타격/스트레스를 입은 세포들의 신진대사를 책임지는 효소다. 종양 안에 높은 티미딘키나아제 활성화를 보인 환자들은 암의 진전이 빠르거나 예후가 좋지 않은 것으로 나타났다. 이 테스트는 치료 중 암의 진전을 살펴볼 때 쓰인다.[24]

그 외의 다른 검사들

요오드와 세럼 B12 비타민 IODINE AND SERUM VITAMIN B12

이 둘은 암의 진행 상황을 알려주는 매우 불특정한 표지 인자들이다. 이 필수 영양소들은 암의 원인이 결코 아니고 암이 진전될 때 종양세포의 활동 때문에 이 영양소들의 농도가 올라갈 수 있다.[25~27] 다시 한번, 이 영양소들은 암과 직접 연관된 것이 아니라 부산물bystander effect 들이라는 것을 강조하고 싶다.

다른 생화학적 측정

꼭 종양을 측정하는 검사가 아니라도 종양이 있을 시 바뀌는(대부분 불특정 인자들) 혈액검사 요소들이 있다. 알칼리성 인산가수 분해효소(ALP)alkaline phosphatase, γ-글루타밀전달효소(GGT)gamma-glutamyl transpeptidase, 젖산탈수소효소(LDH)lactate dehydrogenase, C-반응단백(CRP)C-reactive protein, 적혈구 침강속도 염증수치(ESR)erythrocyte sedimentation rate, D-dimer, 피브리노겐fibrinogen 등이 있다. 내가 아는 암 주치의중 한명은 "ESR, CRP, LDH 삼총사"를 암의 초기 활동을 포착할 때 쓴다. 앞에 설명한 많은 테스트들과 같이 이 요소들도 불특정 요소들이다.

의학 철학 PHILOSOPHY OF MEDICINE

의학 철학은 알고 보면 많은 저널, 책, 프로페셔널 집단들 안에서 토론되고 의학계와 의료계의 이슈와 문제점들을 해결하는 뚜렷한 분야다.

많은 이들이 의학 철학의 시초는 고대 그리스 의사였던 히포크라테스(460~375 B.C.)라 믿는다. 의사들이 히포크라테스 선서를 하듯이 히포크라테스는 의학 도덕과 의사들의 행실 표본을 제시한다.

철학은 암과 무슨 관계가 있을까? 답은 의사의 암에 대한 생각, 암이 어떻게 생겨나는지에 대한 주관 및 어떤 치료법이 가장 익숙하고 편한지에 따라 당신의 암 치료가 달라질 수 있다는 것이다. 다시 말해, 의사들의 의학 철학이 암 치료에 대한 선입견을 좌지우지한다는 것이다.

전체는 부분의 합보다 크다.

표준 항암치료는 암을 유발하는 근본적인 메커니즘이나 과정을 찾고, 이를 점점 좁혀가는 접근법을 이용한다. 예를 들면, 유전적 원인을 찾았다면 치료는 그 유전적 요소를 타깃으로 하는 약물을 쓰는 것이다.

또 다른 예를 들자면, 암은 세포들이 비정상적으로 번식하는 것이라는 것에 포커스를 맞춰 수술로 종양을 제거하고 방사선 치료와 항암화학요법을 통해 비정상 세포들과 조직을 파괴시키는 것이다.

깔때기처럼 점점 좁혀가는 접근법이 효과적일 때도 있다. 예를 들어, 조기 악성 흑색종의 경우, 수술로 잘 제거가 되면 환자는 완치할 수 있다. 하지만 여러 암들은 이보다 훨씬 복잡하고, 이 복합성을 이해하지 못한 상태에서 암이 왜 재발하는지 이해하기 힘들다.

그와 반대로, 통합종양학은 홀리스틱한 접근법을 쓴다. 통합 종양학은 암의 원인에는 여러 가지 요소들이 있고, 그 모든 원인들을 검토해야 한다고 믿는다. 암세포들과 암조직이 한 구역에서 발견됐을 경우 표준 항암치료법은 그 구역만 타켓으로 할 것이다. 하지만 암이란, 한 부위에 국한되었다 하더라도, 자주 여러 부위들을 포함하는 몸 전체의 문제일 경우가 많다. 국한적인 치료도 필요하지만, 전체의 사람을 (몸, 마음, 정신) 치료하는 것이 암의 근원을 치료하는 확률을 더 높일 뿐 아니라 여러 항암 효과들을 두루두루 볼 수 있다.

예를 들어, 전이가 되지 않은 유방암이나 전립선 암의 경우 수술이 가장 우선시 되는 치료법이겠지만, 몸이 암과 잘 싸울 수 있고 재발을 막기 위해서는 식습관, 환경 독소, 정신적 스트레스, 그리고 영양 결핍 상태를 체크하는 것도 필요하다. 전이된 암이더라도 마찬가지다.

암의 특징들

암에 대한 이해는 점점 진화하고 있다. 예전엔 암은 마구 번식하는 세포들 덩어리라고 믿었는데, 요즘엔 암은 많은 종류의 암세포들과 정상세포들이 같이 상호 작용을 하는 복잡한 구조의 조직이라고 알려져 있다.[28]

통합의학의 철학

대부분의 사람들이 일반의학은 잘 알고 있기에 우리는 이 책에서 통합의학 철학을 소개하려 한다. 자연의학 전문의들로써, 가장 포괄적인 통합의학의 원칙들은 자연의학의 원칙들에서부터 비롯됐다고 생각한다. 미국 자연의학 의사협회는 자연의학 원칙들을 다음과 같이 정의한다:

자연치유의 힘은 위대하다.

자연의학은 몸 안의 자연치유능력이 매우 체계적이며 우리 몸의 자연치유 능력은 영리하다고 생각한다. 자연의학 전문의들은 자연치유에 방해가 되는 요소들의 제거를 도와줌으로써 자연 치유의 힘을 극대화한다.

병의 원인을 치료하라

자연의학전문의들은 단순히 증상을 없애거나 숨기지 않고 병의 근원을 찾아 치료한다.

먼저 해로움이 없게 하라

자연의학전문의들은 부작용을 없게 하기 위해 다음 세 가지 지침을 따른다

- 부작용을 최소화할 수 있는, 몸에 무리를 최소화할 수 있는 치료법과 치료제를 사용한다.
- 가능하다면 어쩌면 나중에 더 심한 문제들을 일으킬 수 있는 단지 증상을 없애는 치료는 최소화한다.
- 개개인의 자연 치유능력을 파악하고, 존중하고, 그에 맞게 치료한다.

의사가 곧 선생님이다.

자연의학 전문의들은 환자들을 가르치며 자기 건강을 스스로 책임질 수 있도록 격려한다. 의사와 환자의 친밀한 관계도 치료에 한 부분임을 인정한다.

사람 전체를 치료하라

자연의학 전문의들은 개개인의 육체적, 심적, 정신적 유전자적, 환경적, 사회적 많은 요소들을 감안하여 환자를 치료한다. 전체적 건강이라 함은 정신건강도 포함되므로, 자연의학 전문의들은 개인의 영적 발달도 강조한다.

예방이 최고다.

자연의학 전문의들은 개인의 질병 위험요소들, 유전적 요소들 등을 감안하여 병의 예방에 힘쓴다.

통합의학 의사들은 병의 근원들을 치료한다. 이는 제2장에서 다뤄졌던 것처럼 암 치료와 암 예방에 매우 중요하다.

기존 종양학

기존 종양학의 목표는 암의 종류를 진단하고 거기에 맞는 치료법을 처방하는 것이다.

암의 종류나 환자의 건강 상태에 따라 여러 가지 치료 옵션이 있을 수 있다. 수술, 항암화학요법, 방사선 치료가 대표적이다. 제4장에서 현재 개발되고 있는 치료법을 포함한 다른 표준 항암치료법들도 알아보겠다.

통합적 암 치료의 필요성

미국인들이 통합 암 치료에 큰 관심이 있다는 건 연구 결과에도 잘 나와있다. 왜 그럴까? 그 이유 중 하나는 대체의학과 홀리스틱의학이 더 많이 받아들여지게 됐기 때문이다. 이는 자연의학과 홀리스틱의학을 뒷받침하는 많은 연구결과들 때문일 수도 있고 유럽과 아시아의 전통적인 치료법들의 영향일 수도 있다. 또 하나는 많은 미국인들이 자신이 직접 암 경험이 있던지 아니면 주위에 암에 걸렸던 사람들이 많다는 것이다.

암은 한 사람의 인생을 여러모로 바꿔놓는다. 연구 논문에 발표된바: **"암과 암 치료는 몸에만 영향을 미치는 것이 아니라 한 사람의 정신적, 사회적, 경제적, 존재적 건강과 기능을 다 바꿔놓는다"**[30]

20년 넘게 암 환자들을 치료해 온 우리의 경험으로부터 우리는 환자들이 느끼는 항암치료의 부작용과 치료 중에 사망 위험에 대한 두려움을 잘 알고 있다.

줄리아 로랜드Julia H. Rowland 박사는 미국국립암기관의 암 생존자 국의 디렉터이다. 로랜드 박사는 암 환자들과 그 가족들에게 암의 심리사회적인 부분을 도와주는 의사, 연구인, 선생님 역할을 하였다.[31] 로랜드 박사는 표준 항암치료에서 오는 전형적인 부작용들에 대하여 이렇게 얘기했다:

"몇몇 부작용들 (예를 들어, 탈모, 메스꺼림, 구토)는 치료가 끝나면 바로 호전되기도 하지만 다른 부작용들 (예를 들어, 피로, 성 기능 장애, 기억 장애)는 계속 지속될 수 있으며, 경우에 따라 (예를 들어, 림프부종, 통증)은 만성이 될수도 있다. 새로운 부작용들 (심장 기능 장애, 골다공증, 당뇨병) 이 치료가 끝난 몇달 후에 나타

날수도 있고, 이 중 가장 걱정되는 건 암의 재발 또는 2차적 암 발생이다."[32]

왜 암 환자들이 심각한 부작용들을 예방하고, 대처하고, 잘 다룰수 있도록 통합적 암치료를 찾는지 이해하게 만드는 대목이다.

다국적 암 간호 협회 저널이 166명의 장기간 암 생존자들에 대한 연구를 발표했는데, 대체의학을 찾는 가장 흔한 이유가 "정신적 스트레스를 줄이기 위해(28%), 암 치료와 예방을 위해(21%), 암 치료의 부수적 증상을 줄이기 위해(18%), 그리고 다른 암 외에 다른 질병들 치료를 위해(18%) 였다."[33]

대체의학, 홀리스틱 의학요법들이 위의 이유들을 다 해소 할수 있는가? 우리의 임상 경험과 많은 연구 결과들을 보아 우리는 가능하다고 믿는다.

통합 암 치료는 다음 네가지에 포커스를 둔다:

서포트SUPPORT

우리가 보는 대부분의 암 환자들은 표준 항암치료를 이미 시작했거나 끝낸 환자들이다. 몇몇 케이스는 이미 항암치료를 성공적으로 끝내고 건강 회복과 재발방지를 위해 찾아오는 경우도 있다.

통합 암 치료의 포커스는 되도록이면 자연치료법과 무독성의 치료제들을 사용하여 환자들이 암 치료를 잘 견딜 수 있도록 돕는 것이다. 예를 들면 다음과 같다:

- 항암치료, 방사선치료에서 오는 피로감 해소
- 수술 후 세포조직 회복
- 불안감과 우울증 해소
- 메스꺼움, 구토, 설사, 변비 같은 소화기능 장애 완화
- 관절과 근육통 완화
- 항암 치료 중 감염 예방/치료를 위한 면역력 증강
- 항호르몬제 치료로 인한 피부 열감, 얼굴 홍조같은 호르몬 관련 증상들 완화
- 항암 치료 중 간, 심장 등 장기 손상 예방

- 피부 화상이나 발진 치료
- 건강한 체중과 적절한 지방량 유지 (너무 높은것도 너무 낮은것도 문제가 될 수 있다)

이를 돕는 정확한 프로토콜들은 제8장에서 소개된다.

시너지ENHANCE

통합 암 치료의 중요한 목적은 항암효과를 향상시키는 것이다. 표준 항암치료는 자연치료법들을 이용한 직접적, 간접적 영향을 무시한다. 대부분의 표준 항암치료 전문의들은 이런 자연치료법들이 존재하는지도 모른다.

예를 들면, 고용량 비타민 C 정맥주사 요법은 수명을 늘리고 삶의 질을 향상시키는데 효과적이라고 많은 연구 결과들이 나왔다(제7장 참조). 버섯 추출물 같은 건강 보조제들도 항암과 방사선 치료의 부작용을 줄이고 암과 싸우는 면역세포들을 활성화시킨다고 많은 연구 결과를 통해 알려져 있다.

해독/클렌즈DETOXIFY/CLEANSE

항암 화학요법과 방사선치료는 어마어마하게 많은 대사성 찌꺼기들을 만들어낸다. 그 결과 환자들은 두통, 피로, 피부 발진, 소화기능 장애, 기억/집중 장애, 관절통, 근육통 들과 같은 증상을 갖기 쉽다.

표준 항암치료는 치료 중 해독의 필요성을 거의 다루지 않는다. 통합 암 전문의들은 환자들이 더 건강한 느낌이 들도록 부작용을 줄이고 면역력을 강화하기 위해 해독의 중요성을 강조한다. 최상의 결과를 위해서는 항암 화학요법과 방사선치료 전에 해독을 시작하고 치료 중에도 적절하게 유지하며 특히 모든 항암 치료가 끝난 후에 해독에 집중하는 것이 좋다. (제8장에서 자세한 방법들을 찾을 수 있다)

기존 항암 치료가 끝난 후 통합적 암 치료는 할 일이 더 많아진다. 지금이 조금 더 깊게 파고 들어 왜 암이 발생하였는지 그 근원부터 찾도록 노력할 수 있는 단계다.

예를 들어, 아주 나쁜 식습관과 생활 습관을 가지고 있었다면 그것부터 고쳐나갈 수 있을 것이다. 또는, 만약 암을 유발하는 독소에 노출되이 있었나면 해독과 킬레이션을 통해 해결할 수 있다. 만약 비만이 많은 암과 연관이 있다면 지금이 체중 감소를 하고 건강한 체중을 유지할 수 있는 절호의 기회다.

당신의 통합의학 전문의가 최신 검사기법을 이용해 체내에 어떤 불균형이 존재하는지 알아낼 수 있다. 면역체계와 유전체cell DNA에 악영향을 미치는 농약이나 독성 중금속(예를 들어, 비소, 납, 수은, 니켈 등) 검사도 가능하다. 또한, 호르몬 관련 암에 매우 중요한 호르몬의 불균형도 검사할 수 있다. 더불어, 건강한 면역체계와 DNA에 꼭 필요한 필수 비타민과 미네랄 결핍도 검사할 수 있다. 면역력을 해치는 불면증이나 수면무호흡증 같은 수면장애도 검사해서 고칠 수 있다. 또 다른 근본적인 문제점은 소화기관에 있을 수 있다. 소화기능과 장내에 장내 미생물microbiome을 검사해 향상시킬 수 있다. 그리고 당연한 얘기지만 정신적 스트레스 해소는 면역력에 매우 중요한 영향을 미친다.

소화 기관과의 관계THE GUT CONNECTION

통합의학 전문의들은 소화기관과 면역체계가 얼마나 밀접한 관계가 있는지를 잘 알고 있다. 70%의 면역계가 당신의 위장에 있다. 소장에 밀집되어 있으며 장관 관련 림프조직gut-associated lymphoid tissue (GALT)이 암과 감염을 싸우는 림프구 등의 백혈구들을 생성한다.

인간의 소화기관에는 몇 조개의 균이 살고 있고 그중엔 유산균들도 있다. 이 유산균들은 면역증진, 감염 예방, 비타민 생성, 그리고 호르몬 대사 등에 중요한 역할을 한다.

소화기관의 건강을 지키기 위해선 소장의 건강이 중요하다. 장 보호막은 자그마치 테니스 코트를 다 덥을 정도의 약 400 평방미터의 표면적을 가지고 있고[34] 총 에너지 소비량의 40% 정도를 차지한다.[35]

소장은 유해세균과 독소가 들어오는 걸 막는 보호막이 있다. 그 보호막은 영양소를 흡수하고 수분과 전해질이 새어 나가는걸 막는 역할도 한다. 이 보호막이 망가진다면 면역 결핍을 일으킬수 있고 질병의 위험을 높인다.[36]

그러므로 "**장누수**intestinal permeability" 또는 "**장 보호막**intestinal barrier" 여부는 면역력과 암과의 싸움에서 매우 중요한 역할을 한다.

장 보호막을 손상시키는 요소에는 비스테로이드성 항염증제, 알코올 섭취, (암소) 우유 소화 불능, 고 탄수화물, 고지방의 서구적 식단, 소장 세균 과증식Small Intestine Bacterial Overgrowth; SIBO, 췌장 기능저하(소화효소 생성 부족), 장내 감염, 장염, 스트레스, 장내균의 불균형, 영양소 결핍(비타민 A, 짧은 사슬 지방산), 항암 치료, (골반) 방사선 치료 및 여러 가지가 있다.[37,38]

장 누수와 관련된 질병으로는 위궤양, 설사, 과민성대장증후군, 염증성 장질환, 셀리악병, 알레르기, 감염, 급성/만성 염증(예를 들면 관절염), 비만 관련 대사증후군, 다장기부전, 건선성 관절염, 피부 습진, 정신 질환, 암(식도, 대장)등이 있다.[39,40]

통합의학전문의들은 장 누수의 정도를 테스트하여 여러가지 자연 치유제를 통해 소화기능을 개선시키고 장 보호막도 재건할수 있다. 올바른 식습관, 프리바이오틱(유산균의 성장을 촉진하는 물질)prebiotics, 프로바이오틱(유산균)probiotics, 비타민, 미네랄, 아미노산, 식물성 추출물, 효소 등, 여러가지 자연치료제들이 있다.

항암화학치료제, 방사선치료, 진통제들 모두가 소장의 건강을 해친다. 당신의 면역계와 건강을 최상으로 유지하기 위해서는 장 건강이 매우 중요하다. 제 8장과 9장에서 자세한 프로토콜을 찾을 수 있다.

독소와의 관계THE TOXIN CONNECTION

현대인은 많은 독소들에 노출되어 있다. 몇몇은 자연 발생이지만 많은 부분이 인공적이다. 통합의학의사들은 독소가 면역력을 고갈시키고 DNA를 다치게해 암세포 생성을 촉진한다는 것을 인지하고 있다. 미국 대통령 직속 암위협회The President's Cancer Panel이 말하길 **"미국 소비시장에는 80,000개가 넘는 화학물질들이 존재하고, 그중 대부분이 수백억의 미국인들의 일상에서 사용되고 있으며, 연구가 미흡하여 잘 규제되지 않아 환경적 발암물질들에 광범위하게 노출되어있다."**[41]

우리는 음식을 통해 과일과 채소에 있는 농약, 참치 등 어류에 있는 수은, 인공감미료, 유전자조작식품GMOs들을 통해 독성 물질들에 노출되어 있다. 우리가 사용하고 마시는 물은 발암물질인 비소, 염소 외에도 다른 약물들에 오염되어 있다. 많은 화장품들은 호르몬 관련 암을 일으킬 수 있는 호르몬 내분비 교란 물질인 프탈레이트나 파라벤을 함유하고 있다. 우리가 마시는 공기는 벤젠, 휘발성 유기 화합물, 연기, 카드뮴, 수은 등 많은 유해물질로 오염되어 있다. 가정집에도 여러 화학물질들이 있고 곰팡이가 있을 수도 있다. 유발 물질 목록은 여기서 끝나지 않는다.

핵심은 우리의 세포들에게 면역체계와 DNA를 위협하는 수많은 독소들이 하루에 퍼부어진다는 것이다. 그 결과가 암이 될 수도 있다. 물론 항암화학치료를 하고 있다면 해결해야 하는 독소들이 추가로 더해지는 것이다.

이것이 통합의학 의사들이 해독을 매우 중요하게 여기는 이유다. 독소에 찌들은 건강하지 않은 세포들은 암을 키우는 환경을 만든다.

좋은 통합의학 프로그램들은 모두 해독을 포함하고 있다. 해독에 중요한 장기들은 신장, 간, 피부다. 건강한 식습관, 정수된 물, 해독을 돕는 건강보조제들은 항암 치료를 하고 있는 환자들을 돕는 것뿐만 아니라 암 예방에도 매우 중요하다.

운동이나 사우나를 통해 땀을 흘려 독소를 빼는 방법은 오랫동안 쓰여온 효과적인 방법이다. 해독에 탁월한 또 한가지의 방법은 단식이다. 여러 단식법들이 있지만 환자의 상태를 고려해 잘 골라야 한다. 당신에게 가장 적합한 치료법을 고르기 위해 꼭 통합의학의사와 상담하실 권한다.

해독에 관해 더 공부하고 싶다면 Dr. 조셉 피조노의 "독소 해결법The Toxic Solution"이란 책을 추천한다.

통합의학의사들의 여러가지 무기들

통합의학의사들은 암 환자들을 도울 수 있는 표준항암치료에 따른 다양한 부작용 치료를 위한 여러가지 자연치유, 홀리스틱 치료법들을 알고 있다.

다음은 통합암치료 전문의들이 쓰는 대표적인 자연치유, 홀리스틱 치료법이다.

침술Acupuncture
인체친화형 호르몬Bioidentical hormones
카이로프락틱chiropractic, 정골의학osteopathic, 접골요법naturopathic spinal manipulation, 바디워크body work
임상영양Clinical nutrition
심리치료Counseling
허브/식물성 추출물 치료Herbal therapy
동종요법homeopathy
정맥 주사 요법Intravenous and injection therapies
마사지Massage
건강 영양 보조제Nutritional supplements
물리 치료Physiotherapy
운동 치료Therapeutic exercise

정신적 스트레스와 면역력STRESS AND THE IMMUNE SYSTEM

많은 환자들이 암 진단 전에 큰 정신적 스트레스를 받은 경험이 있다. 많은 의료인들은 스트레스가 만병의 근원임에 동의한다.

종양학과 행동과학 교수이자 MD Anderson 암 센터장인 로렌조 코헨Lorenzo Cohen 박사에 의하면 "**스트레스는 인체 기능에 엄청난 영향을 미치며, 스트레스는 암이 자라기 더 좋은 환경을 만든다.**"[42]

많은 연구결과가 이 관계성을 입증했다. 최소 165개의 연구가 스트레스성 심리 사회적 요소와 이전에는 건강했던 인구 중에 암 발생 증가에 관계성을 입증한 바 있다. 그중 심적 스트레스는 암 생존율을 줄인다는 연구는 최소 330개가 넘고 암으로 인한 사망으로 이어진다는 결과는 최소 53개 정도 된다.[43]

대체적으로 우리의 몸은 단기적 스트레스는 잘 견딘다. 하지만 만성적으로 높은 스트레스는 우리의 뇌로 하여금 부신(스트레스 호르몬을 분비하는 내분비 기관)에게 코티졸과 에피네프린을 분비하도록 메시지를 보낸다. 세포들이 이 스트레스 호르몬들에 장기 노출 될 경우 많은 문제들을 일으킬수 있다:

- 활성산소 생성 증가로 인한 DNA 손상과 면역력 감퇴
- 사이토카인 생성을 통한 염증 반응 증가와 그로 인한 면역력 감퇴와 암 생성 촉진
- 직접적 면역세포 기능 감퇴
- 비정상세포의 세포자멸undergo apoptosis과 중요한 항암 메커니즘인 DNA 재정비 능력 감소
- 암을 자라게 만드는 인슐린 유사 성장인자insulin-like growth factor-1, IGF-1와 혈관내피성장인자vascular endothelial growth factor, VEGF 같은 성장 인자들의 생성 촉진[44]

미국 하버드의과대학 메사추세츠 병원Massachusetts General Hospital에 완화치료의 최고권위자 비키 잭슨 박사Vicki A. Jackson와 혈액 종양학의 최고권위자 데이빗 라이언 박

사David P. Ryan가 같이 쓴 책 "암과의 삶"에 소개된 피트니스 운동과 심리상담 외의 스트레스 해소법을 소개한다:

머리 식히기	TV 시청, 인터넷 서핑, 동물 관찰 등 단순한 잡념의 시간을 가져라
낙관주의	고대할 만한 이벤트를 만들어라. 자녀나 손주의 학교 행사가 될 수도 있고, 친구와의 쇼핑 또는 꿈 꿔오던 여행도 좋다.
감사하는 마음	하루에 감사하는 것 세 가지씩 일기처럼 쓰는 습관을 기르고 감사하는 마음에 집중한다.
기쁨	기쁨의 순간을 만끽하고 석양을 본다든지, 좋아하는 스포츠 경기를 관람하거나, 친구나 가족과 시간을 보내는 심플한 순간들도 즐긴다.
명상과 기도	기도와 영적인 성찰은 하나님께 집중할수 있게 하고 걱정 근심을 사라지게 한다. 도움이 되는 성경 구절들은 시편 94:19와 빌립보서 4:6-7 등이 있다.
유머	유머와 웃음은 매우 긍정적인 힘이다. 유머 책을 읽는다든지 코미디 프로그램을 보는 것이 도움이 된다.
몰입	어떤 일이든지 집중하고, 참여의식을 느끼게 하고, 보람을 느끼게 하는 활동을 말한다. 어떤 이에게는 페인팅 같은 미술 활동이 될 수도 있고 어떤 이에게는 소속 집단 모임일 수도 있다.
관념화	암 치료를 마치 퍼즐을 푸는 것같이 지적 분석으로 접근한다.
문제해결	대체의학적 암 치료법을 찾아 보는것 같이 스스로 문제 해결에 도움이 된다고 느낄수 있게 한다.[45]

추가적으로, 다음은 Cancer.net 에서 권장하는 스트레스 해소법들이다:

- 스케줄로 인한 갈등 피하기
- 자신의 한계 인지하기

- 도움 요청하기
- 해야 할 일에 우선순위 매기기
- 해야 할 일들을 단계별로 쪼개기
- 통제할 수 있는 것들에 노력을 집중하기
- 경제적 어려움에 도움 요청하기

또, 하복부를 사용한 복식호흡도 스트레스 호르몬을 줄이는데 탁월하다.

심리상담이나 충고/조언 구하는 것을 주저하지 말아라. 심리 상담과 스트레스 해소에 대한 조언을 받은 유방암 환자들과 안 받은 환자들을 비교한 연구에서 심리 상담을 받은 그룹이 45%나 적은 암 재발 확률과 59% 적은 암으로 인한 사망율을 보였다.

활동적이 되자

규칙적인 운동의 육체적, 정신적 혜택을 과소평가하지 말아라. 유방암 환자를 대상으로 한 연구 결과에서 3개월간 특수 운동을 한 그룹, 6개월간 특수 운동을 한 그룹, 그리고 운동을 전혀 하지 않은 그룹을 비교했을 때 운동을 한 그룹은 호흡과 순환 기능의 지구력, 피로감, 우울증 증상들이 호전되었고 운동을 하지 않은 그룹은 전혀 호전되지 않았다.[48]

생활습관 개선이 유방암 사망률에 어떤 영향을 미치는지에 관한 한 리뷰 논문에 의하면 운동이 그 어떤 생활 습관 개선보다 유방암 재발률을 낮추는데 가장 효과적이라 한다.[49] 운동 및 신체활동은 유방암 사망률을 40%가량 낮춘다.[50] 이 연구의 저자들은 하루에 최소 30분씩 중간 강도의 신체활동을 최소 일주일에 5일, 또는 일주일에 2~3일 근육 단련을 포함한 75분의 고강도 운동을 권장한다. 이와 같은 운동 권장량은 캐나다 암 학회와 미국 암 학회의 지지를 받고 있다.[51]

2,705명의 전이되지 않은 전립선암 환사를 대상으로 한 연구에서 일주일에 3시

간 이상의 강도 높은 신체활동을 한 환자들은 일주일에 1시간 정도 운동을 한 환자들과 비교해 49%나 낮은 사망율을 보였고, 전립선암에 의한 사망율은 61%나 낮았다. 이중 과반수는 신체활동으로 걷기를 택했다. 그 중에서도 빠른 걷기를 한 환자들은 느리게 걸은 환자들과 비교해 57% 낮은 암 진행율을 보였다.[53]

스트레스 호르몬과 부신 관리

통합의학을 하는 의사들은 우리 신체 내의 대표적인 스트레스 관련 장기인 부신 관리를 중요시한다. 부신은 뇌에서 오는 스트레스에 대한 신호에 반응한다(그러므로 스트레스 해소의 첫 단계는 심신 조절에서부터 시작된다). 너무 높은 아드레날린이나 코티졸 레벨은 면역 기능을 떨어뜨리고 염증을 초래한다.

다행히도 부신 스트레스 호르몬adrenal stress hormones의 밸런스에 도움이 되는 자연치유법들이 많이 존재한다. 그중 가장 많이 연구된 식물추출물은 인도에서 널리 쓰이는 강력한 스트레스 해소 기능을 가진 아쉬와간다(스트레스에 효과가 좋은 인도산 허브)Ashwaganda이다. 64명의 스트레스 장애가 있는 사람을 대상으로 한 이중맹검, 무작위, 플라시보를 이용한 연구에서 연구 대상자들의 혈중 코티졸 레벨을 측정하고 스트레스 레벨을 측정하는 설문지에 답을 하게 하였다.

60일 동안 한 그룹은 플라시보를 복용했고, 다른 그룹은 300mg의 아쉬와간다ashwagandha를 하루에 두 번 복용하였다. 60일 후, 아쉬와간다를 섭취한 그룹은 44% 스트레스 지수 감소라는 의미 있는 결과를 보였다. 또한 정신건강 상태를 선별하는 설문General Health Questionnaire에서 아쉬와간다를 섭취한 그룹은 설문지의 모든 카테고리에서 59~89%의 놀라운 호전성을 나타냈다. 아쉬와간다를 섭취한 사람들은 수면의 질, 생산성, 그리고 정신적 안정감이 향상되었다. 그중에서도 가장 인상 깊었던 것은 아쉬와간다 섭취 60일 만에 코티졸 레벨이 평균 27.9 % 낮아졌다는 것이다.[54]

부신이 제대로 역할을 하는 데 도움이 되는 다른 영양소들로는 비타민 B복합체, 비타민 C, 그리고 마그네슘이 있다. 테아닌L-theanine, 가바GABA, 시계초 추출물passionflower, 캐모마일도 신경 안정에 도움이 되는 건강 보조제 들이다. 침술, 사우나, 지압, 바이오피드백, 심리 상담, 아로마테라피 등의 자연 치료법들도 긴장 완화에 도움이 된다. 통합 치료 전문의와 상담하여 당신의 증상과 케이스에 가장 적합한 치료법을 찾는 게 좋다.

암치료의 부작용 관리법

통합의학은 암 치료 부작용을 치료하는 데 있어서 여러 가지 방법들을 제공한다. 암 환자들을 치료하는 통합의학 전문의라면 아마 암 치료 부작용을 줄여주는 것이 가장 많이 하는 일 일 것이다.

극심한 피로감, 불면증, 우울증, 불안감, 집중력 저하와 기억력 감퇴chemo brain, 말초신경병증, 피부염, 관절통, 소화 장애 등은 암 환자들이 겪는 대표적인 부작용 증상들이다.

물론 기존 의학도 약물과 여러 가지 치료법들로 이런 부작용들을 치료할 수 있지만, 홀리스틱 한 접근이 부작용을 줄이는데도 효과적일 뿐만 아니라 삶의 질을 높이는데도 탁월하다.

항암과 방사선 치료를 받는 대부분의 환자들이 극심한 피로감을 호소한다. 치료를 받은 후 5일에서 10일 동안 지속될 수 있다. 한 가지 효과적인 치료제로 인삼American ginseng이 있다. 미국 국립암연구소 저널Journal of the National Cancer Institute에 발표된 무작위, 이중맹검randomized, double-blind trial 연구 결과를 보면 2000mg의 인삼을 8주동안 복용한 그룹이 플라시보 그룹과 비교하여 유의미한 효과가 있었다.[55] (제8장에서 부작용 치료법을 더 자세히 다룬다.)

예방

솔직히 말해 기존 종양 의학은 암 예방에는 취약하다. 암에 걸렸었거나 암을 애초에 예방하고 싶은 사람들에게 통합의학이 제공할 수 있는 것이 훨씬 많다.

암 줄기세포CSCs가 암 완치와 암 재발에 어떤 역할을 하는지는 수많은 의학 저널에 이미 많이 나와있다. 뉴잉글랜드저널The New England Journal of Medicine[56]에서 다뤄진 연구들을 포함 다른 저명한 의학 저널에 보고된 연구들을 보면 암 줄기세포("부모parent cells")와 치료 타깃 종양의 차이점을 설명한다. 감염의 경우에도 만약 치료가 되지 않는다면 감염을 일으키는 원인균은 더욱 더 내성이 생겨 강해진다. 이와 같이, 암 줄기세포도 암 치료 이후에 내성이 생겨서 더 강해질 수 있다. 이것이 암 완치 후에도 암 줄기세포가 다시는 종양의 씨앗을 만들지 않게 통합의학 치료를 통해 잠잠하게 유지하는 것이 중요한 이유이다.

통합종양학은 암의 근원을 치료하는 데 효과적이다(제 2장에 자세히 다뤄져 있다). 식생활 개선, 영양 결핍 해소, 해독, 소화 장기들의 기능 최적화 하기, 정신적 스트레스 해소, 식습관과 다른 자연요법으로 유전적 요인들 바꾸기, 면역력 조절 그리고 항염증 프로토콜을 통해서 암의 근원을 뿌리 뽑고 암 줄기세포를 컨트롤 하는 데에 탁월하다.

명심할 포인트

이 장에서 여러분들은 기존 종양학과 통합 종양학의 개념의 차이와 치료법의 차이에 대해 공부했다. 기존 종양학이 암의 진단과 치료에 중요한 역할을 함에는 틀림없다. 하지만 우리가 생각하기엔 그 자체만으로는 불완전하고 인간미가 덜하다. 통합종양학은 환자 한명 한명을 완전체로 존중하며 암 예방에 있어서도 훨씬 포괄적인 접근법을 제시한다.

CHAPTER 4

UNDERSTANDING CONVENTIONAL THERAPIES

병원에서 하는 전통적인 암 치료법들

병원에서 하는 전통적인 암 치료법에는 여러 종류들이 있다. 이 치료법에는 암 치료를 위해 여러가지 다른 메커니즘과 전략들이 있다. 여기서는 이들 암 치료법들이 어떻게 작용하고, 치료의 위험성과 흔하게 나타나는 부작용들에 대한 이야기하고자 한다.

수술SURGERY

종양학에서 수술은 여러 가지 목적으로 사용된다. 우선 암을 진단하기 위해 조직 일부를 떼어내고, 병리조직 검사를 통해 세포를 분석한다. 병기를 나누는 평가Staging로 암세포가 어느 부위로 얼마가 침습해 있는지를 평가하곤 한다. 흔하게 주변 림프구나 주변 장기까지도 이 검사를 포함시킨다. 그리고 확실하게 수술을 하는 또 다른 이유는 암 그 자체를 제거하기 위함이다. 치료적 또는 일차적 수술이라고 표현하며, 암을 완전하게 제거하는 것을 목표로 한다. 어떤 상황에서는 암을 완전하게 모두 제거하지 못하면, 가능한 최대로 암을 제거하기 위해 수술을 하기도 한다. 여진히 수술이 도움이 되는 반면, 회학 치료, 방사선 치료 또는 다른 치료법들이 같이 필요할 수 있다.

방사선 치료RADIATION THERAPY

1800대 후반기 유방암 환자에 대한 방사선 치료가 최초의 사용이었다. 지속적인 발전으로 이 치료법의 안전성과 효과는 좋아지고 있다. 방사선치료는 암을 완전하게 치료하기 위해 사용되어져 왔다. 암의 재발을 막고, 암으로 인한 통증을 경감시키고, 암의 성장을 막거나 느리게 하고 종양의 크기를 줄이기 위해 사용된다. 방사선 치료는 흔하게 수술, 항암치료들과 같이 한다. 암을 퇴치하기 위한 방사선 치료의 사용은 광자(X선과 감마선)나 입자(뉴트론, 양성자, 전자)의 형태로 환부에 에너지를 조사하는 것이다. 광자나 입자가 조직이나 세포와 상호작용하여 활성 산소로 알려진 음전하 분자를 생성한다. 이러한 활성 산소는 암 세포(종종 건강한 세포도 포함)의 DNA를 손상시켜 암 세포의 복제 능력을 방해하고, 암 세포를 제거한다. 또한 방사선 치료는 종양 세포에 대한 면역 반응을 활성화시킨다. 또한, 방사선에 노출된 세포들은 자신을 다시 회복시키려는 활동을 하게 된다. 그래서 방사선 치료에서는 올바른 방사선량, 타이밍, 치료의 횟수 들이 중요하게 작용한다. 방사선에 대한 종양의 반응에 대한 조직의 주요한 영향 인자는 바로 산소이다.[1]

연구에 따르면, 조직의 산소 저하(저산소증)Hypoxia는 방사선 효과를 떨어뜨린다고 한다. 그래서 반대로 이야기하면, 조직에 좀 더 많은 산소가 있다면 방사선 치료가 더 효과적일 것이다. 게다가 산소가 적은 세포들은 방사선의 유해작용으로부터 좀 더 쉽게 회복될 수 있다. 방사선 치료와 고압산소치료(HBOT: 챔버 안에 순수한 산소와 압력을 올려 치료하는 방법)를 병행하여 두경부 암에 효과를 개선시켰다.[2] 이런한 점이 고용량의 비타민 C 정맥혈관 주사치료 요법이나, 오존치료(혈액에 오존을 녹여 다시 주사하는 요법)를 어떤 암의 치료에 사용하게 되는 이유 중 하나가 된다.(이들 전인적 치료에 대한 자세한 정보는 제6장을 참조) 방사선 치료 요법에는 두 가지 주요 타입이 있다. 첫 번째로 가장 일반적인 방사선 치료요법이 체외 방사선 조사 방법이다. 방사선 치료 기계에서 만들어져 나온 방사선이 몸의 특정 부위에 전달이 되게 하는 방식으로 체외External라고 한다. 진단 영상 장비는 치료가 필요한 종양과 조직의 위치를 확인하기 위해 사용된다. 방사선 치료의 또 다른 주요 유형은 근접치료법Bracytherapy이라고도 알려진 체내Internal 방사선 치료법이다. 이 방법은 체내의 종양이나 공간에 방사선을 조사한다. 이 치료법은 일시적이거나 영구적으로 사용될 수 있으며, 근접 거리의 종양에 방사선을 조사할 수 있다. 요즘 가장 흔하게 사용되는 예로 전립선암에서 사용되는 방사선 동위원소 삽입술이 있다. 방사선치료 중에는 건강한 세포들도 손상을 받기 때문에 많은 부작용이 있을 수 있다. 이는 방사선 독성이라고 알려져 있다. 방사선 치료의 가장 흔한 급성 부작용으로는 오심과 피로가 있다. 만성 부작용으로는 장기의 손상이나 암의 발생까지 돌이킬 수 없는 문제가 포함된다. (방사선 치료의 부작용을 줄일 수 있는 대체요법에 대한 정보는 제8장을 참조.)

Potential Side Effects of Radiation Chart

Bart of Body Being Treated	Possibles Side Effects		
뇌(Brain)	• 피로 • 두통	• 피부 병변 • 구역질/구토	• 탈모 • 시야 결손
유방(Breast)	• 피로 • 압통	• 부종 • 피부 병변	• 탈모
가슴(Chest)	• 피로 • 숨가쁨	• 기관시 병변 • 피부 병변	• 탈모 • 기침
머리와 목 (Head and Neck)	• 피로 • 미각변화	• 피부 병변 • 구강 병변	• 탈모 • 기관지 병변
엉덩이(Pelvis)	• 설사 • 피부 병변 • 비뇨기나 방광 병변	• 성욕 감퇴나 불임 • 구역질/구토	• 피로 • 탈모
직장(Rectum)	• 설사 • 구역질/구토 • 비뇨기나 방광 병변	• 성욕 감퇴나 불임 • 피부 병변	• 피로 • 탈모
위와 복부 (Stomach and Abdomen)	• 설사 • 비뇨기나 방광 병변	• 구역질/구토 • 피부 병변	• 피로 • 탈모

방사선 치료는 흔히 방사선 피부염으로 알려진 피부 손상을 일으킨다. 방사선 치료를 받은 유방암 환자 40명을 대상으로 한 연구에서 두 그룹으로 무작위 분류하고, 첫 번째 그룹에서 환자들은 매일 3번씩 5그램의 글루타민 보충 치료를 받았고, 두 번째 그룹은 위약을 받았다. 글루타민을 복용하는 그룹은 위약 그룹에 비해 방사선 피부염이 유의미하게 줄었다.[4]

화학요법CHEMOTHERAPY

화학요법은 암을 치료하기 위해 항암제를 사용하는 것이다. 암의 완전한 치료, 암 재발 방지, 통증 감소 및 암의 성장을 중지시키거나 느리게 하고, 종양의 크기를 줄이기 위해 항암치료를 한다. 항암치료는 수술이나 방사선 치료와 같이 종종 사용된다. 화학요법이라는 용어는 독일의 화학자 파울 에를리히Paul Ehrlich에 의해 처음 만들어 졌는데, 그는 감염병과 암을 치료하는 약물을 개발하는 데 많은 노력을 했다. 감염병의 치료에는 어느 정도의 성공이 있었지만, 암은 그렇지 못했다. 항암치료제의 역사를 보면, 제1차 세계대전에 화학무기로 개발된 황산겨자가스sulfur mustards ; mustard gas를 시작으로 제2차 세계대전에서 사용된 겨자가스가 골수 손상을 일으킨다는 것을 알게 되었다. 이로 인해 백혈구 수가 감소하고 림프절이 붓는것과 같은 징후와 증상을 보이는 암에 효과가 있다는 이론을 세웠고, 예일대 연구원들에 의해 이 약물이 빠르게 분열하고 성장하는 쥐의 암세포를 억제하는 것을 확인하였다.[6] 1943년에 비호지킨 림프종 환자에게 질소겨자가스Nitrous Mustard를 사용하여 현저한 효과를 보인 것이 주목되었다. 이 연구는 1946년 발표되었고, 림프종의 화학요법에 대한 많은 연구가 시작되었다.[7]

제2차 세계대전 직후 다른 종류의 화학 요법이 개발되었다. 엽산의 대사를 차단하는 약물들이 백혈병을 가진 아이들에게 효과적임이 밝혀졌다.[8] 현재 가장 흔하게 사용되는 항암제로 바로 메토트렉사트Methotrexate이다. 이 시기에 다른 연구에서 항

종양 효과가 있는 항생제들에 대한 평가가 있었다. 액티노마이신 DActinomycin D로 알려진 이 항생제는 항 종양 효과로 개발되고 알려져 1950년대와 1960년대에 소아암에 사용되었다.[9] 이 약물은 여러 가지 항 종양 항생제로 개발되었다. 방사선 치료와 마찬가지로 화학요법도 암세포는 물론 건강한 세포도 죽일 수 있다. 개개인에 따라, 화학요법의 종류에 따라 다양한 부작용이 발생한다. 같은 용량의 같은 항암제에도 어떤 환자에게는 가벼운 독성을 나타내고, 어떤 환자에게는 생명을 위협하는 독성이 나타날 수 있다. 일반적으로 잘 알려진 부작용들로는 메스꺼움, 구토, 혈구 수 감소, 구강염, 탈모, 통증 등이 있다.

Dr. 스텐글러의 65세 새로운 유방암 환자 "데비"는 최근 경추, 갈비뼈, 한쪽 폐로 암이 전이된 것으로 최근 진단받았다. 이미 경추에 방사선 치료와 수술적 치료를 마쳤고, 막 항암치료를 시작하였다. 정맥 혈관 비타민 C 주사요법과 오존 치료를 시작하였다. 부었던 선Glands들은 줄어들었고, 그녀의 기력은 많이 회복되었다. 이제 그녀는 이 치료법들에 대한 유지와 관리를 계속하고 있다. 최근 암 전문의가 실시한 그녀의 영양 진단 검사에 따르면, 그녀의 암 병변에서 엄청난 효과가 나타났다는 것을 알게 되었다.

많은 다른 화학요법들이 암 전문의들에 의해 사용된다. 이들 치료제들은 다양한 방법으로 인체에 사용된다. 캡슐, 정, 액체의 형태로 섭취하는 형태로 투여되거나, 직접 정맥혈관으로 투여되기도 하고, 피부, 근육, 척추 경막 외 주사, 복강 내 주사, 직접 동맥 혈관 내 주사 및 피부에 바르는 방법(피부암의 경우)으로 사용된다.[10] 화학요법 치료 스케줄은 다양하고 몇 가지 요인들에 따라 달라진다. 일반적으로, 치료는 매일, 주 또는 월과 같은 주기로 행해진다. 휴식기는 몸을 회복시키고, 심각한 부작용을 예방할 수 있는 기회를 준다. 이 섹션에서는 화학 요법의 일반적인 유형과 이들이 어떻게 작용하는지, 잠재적인 부작용들은 무엇인지에 대해 설명하겠다. 화학요법의 부작용을 줄일 수 있는 대체요법에 대한 정보는 제8장을 보면 된다.

시스플라틴Cisplatin, 카보플라틴carboplatin, 옥살리플라틴oxaliplatin, 피리플라틴pyriplatin, 페난트리플라틴phenanthriplatin과 같은 백금 기반의 알킬화제Alkylating agents들은 항암 치료를 받는 반 이상의 환자들에게 처방되어 진다.[18] 이러한 항암제들은 다수의 연구에서 마그네슘 결핍을 유발하는 것으로 나타났다. 마그네슘 결핍 증상들로는 근육 경련, 피로, 불안, 불면증, 좌불안석, 허약, 간질 발작, 비정상 심장 리듬, 편두통, 식욕부진, 우울증, 비정상적인 감각 장애 등이 있을 수 있다. 연구에 따르면, 저 용량의 시스플라틴을 복용한 환자의 41~100% 사이의 환자에서 마그네슘이 결핍되었다.[19] 또한, 다른 연구는 백금 기반 항암 치료 중 마그네슘의 보충은 저 마그네슘 수치의 정도를 줄여준다는 것을 보여준다.[20] 이러한 종류의 화학요법을 받는 경우에는 모든 환자에게 마그네슘 400mg을 매일 복용하게 하거나 정맥혈관 주사를 하는 것을 추천한다. 치료의 일환으로 마그네슘 보충에 대한 암 전문의나 통합의학 전문의와 상의하자.

알킬화제ALKYLATING AGENTS

알킬화제는 처음으로 개발된 항암제[11]로 50년 이상 사용되어져 왔고 현재에도 지속적으로 사용되고 있다. 암세포의 DNA에 손상을 주어 암 세포의 재생 능력을 억제하는 효능을 가지고 있어 폐암, 유방암, 난소암, 백혈병, 림프종, 호지킨병, 다발성 골수종, 육종 등 다양한 암 치료에 사용된다.[12] 그러나 독성 부작용이 골수와 장 점막 그리고 고환과 난소를 포함한 다른 장기 들에서 나타날 수 있다.[13] 또한 고용량으로 사용 시 경우에따라 백혈병의 발병 위험이 높아진다.[14] 잘 치료되지 않는 흔한 부작용으로 오심과 구토가 있다.[15]

알킬화제들은 크게 다음과 같이 6개의 제품군으로 구분된다.[16,17]

알킬설포네이트(Alkyl Sulfonates)	부설판(Busulfan): Busulfex, Myleran
에틸렌이민(Ethyleneimine)/ 메틸렌이민(Methylmelamines)	알트레타민(Altretamine): Hexalen 티오테파(Thiotepa): Thioplex, Tepadina
질소 머스터드 (Nitrogen mustards)	메클로레타민(Mechlorethamine): Mustargen 멜팔란(Melphalan): Alkeran, Evomela 클로람부실(Chlorambucil): Leukeran 시클로포스파미드(Cyclophosphamide): Cytoxan, Neosar, Cytoxan Lyophilized 이포스파마이드(Ifosfamide): Ifex
니트로소우레아(Nitrosureas)	카르무스틴(Carmustine): BiCNU, Gliadel 스트렙토조토신(Streptozotocin): Zanosar
트리아진(Triazines)	디카바진(Dacarbazine): DTIC-Dome 테모졸로미드(Temozolomide): Temodar
금속염(metal salts)	카보플라틴(Carboplatin): Paraplatin, CARBOplatin Novaplus 시스플라틴(Cisplatin): Platinol, Platinol-AQ 옥살리플라틴(Oxaliplatin): Eloxatin

어유Fish Oil의 복용은 부작용이 없이 화학요법의 효과를 향상시킨다는 연구 결과가 나왔다. Cancer 저널에 실린 1년간의 연구에서 비소세포성 폐암 환자 46명을 대상으로 어유 복용의 효과를 조사했다. 모든 환자들은 처음 항암치료로 카보플라틴Carboplatin과 비노렐빈Vinorelbine 또는 카보플라틴과 젬시타빈Gemicitabine 항암 프로토콜 치료를 받았다. 일반적으로 이 치료는 효과가 있는 반응율이 30% 미만임을 잘 기억하고 보자. 31명은 항암치료만 받았고, 15명은 항암치료와 하루에 어유 2.5g of EPA와 DHA를 섭취하였다. 어유를 복용한 사람들은 화학요법만 받은 사람들에 비해 상당히 좋은 2배이상의 반응율을 보였다. (60% 대 25.8%) 또한 어유군에서는 임상적인 이득이 현저하게 향상되었고(80.0% 대 41.9%), 1년 생존율도 더 큰 경향이 있었다. (60.0% 대 38.7%).[21]

대사항암제(Antimetabolites)

대사항암제Antimetabolites는 암 세포의 복제를 방해하는 약물이다. 작용 메커니즘은 세포 분열의 특정 단계에 간섭이다. 유방암, 난소암, 장암 등의 암들과 백혈병에서 사용된다.[22] 사용하는 약물에 따라 여러가지 부작용들이 일어날 수 있다. 예를 들면, 메토트렉세이트Methotrexate는 소화관에 출혈을 일으킬 수 있고, 간 기능 효소 수치의 상승, 관절통, 설사, 입이나 입술의 염증과 통증, 위통, 발과 하지의 부종 등을 일으킬 수 있다.[23] 대사항암제는 암 세포 복제에 간섭하는 물질에 따라 분류된다. 여기에는 다음이 포함된다.

폴산 길항체	메토트렉세이트(Methotrexate) (Rheumatrex Dose Pack, Trexall)
피리미딘 길항체	5-플루오로우라실(5-Fluorouracil) (Adrucil), 플록슈리딘(floxuridine) (FUDR), 젬시타빈(gemcitabine)(Gemzar) 사이타라빈(cytarabine) (Cytosar-U, Tarabine PFS, Cytosar), 카페시타빈(capecitabine) (Xeloda)
퓨린 길항체	6-메르캅토푸린(6-Mercaptopurine) (Purinethol, Purixan) 6-티오구아닌(6-Thioguanine) (Tabloid)
아데노신탈아미노 억제제	클라드리빈(Cladribine) (Cladribine Novaplus, Leustatin), 플루다라빈(fludarabine) (Fludara), 넬라라빈(nelarabine) (Arranon), 펜토스타틴(pentostatin) (Nipent)

항종양 항생제(Antitumor antibiotics)

항종양 항생제Antitumor antibiotics는 암 세포안의 DNA가 세포 분열하는 것을 방해하여 암 세포와 싸우는 것이지 감염을 막기 위해 만들어진 것은 아니다. 부작용들로는 심한 오심과 구토, 탈모, 골수 억제, 점막염, 간 질환, 피부 발진, 여드름, 소화관 출혈, 기침 또는 쉰 목소리, 열이나 오한, 허리나 옆구리 통증, 배뇨가 어렵거나 배뇨 통증, 멍 등이 있을 수 있다.[26 27 28] 이 약물의 주요한 심각한 부작용 중의 하나는 바로 고용량 사용하는 경우 영구적인 심장 손상이라고 할 수 있다.[29]

항종양 항생제의 여러 다른 종류들은 다음과 같다.[30]

다우노루비신(Daunorubicin)	세루비딘(Cerubidine)
독소루비신(Doxorubicin)	아드리아마이신(Adriamycin), 루벡스(Rubex)
에피루비신(Epirubicin)	엘렌스(Ellence), 파모루비신(Pharmorubicin PFS), 파모루비신 알디에프(Pharmorubicin RDF)
아이다루비신(Idarubicin)	이다루비신(Idamycin)
악티노마이신(Actinomycin-D)	닥티노마이신(dactinomycin), 코스메겐(Cosmegen)
블레오마이신(Bleomycin)	Bleo 15k, 브레오신(Blenoxane)
마이토마이신-c(Mitomycin-C)	미토마이신(Mutamycin)
미톡산트론(Mitoxantrone)	노반트론(Novantrone)

강황Curcuminoids(curcumin)는 인기있는 향신료 울금turmeric에서 발견되는 화합물의 그룹들이다. 8주간 항암치료를 받은 고형종양이 있는 25세에서 65세 사이의 남자 40명과 여자 40명의 환자를 대상으로 무작위 이중맹검 연구를 통해, 커큐미노이드 보충이 삶의 질 점수를 향상시키고, 염증성 혈액 표지를 감소시키는 것으로 나타났다. 대장암, 위암, 유방암에 걸린 참가자들에게 표준화된 커큐민 제품을 매일 900mg씩 복용 시켰다. 항암치료에는 일반적으로 docetaxel-cisplatin-5-fluorouracil, topotecan-cyclophosphamide-etoposide, cyclophosphamide-methotrexate-5 fluorouracil과 5-fluorouracil based regimens이 사용되었다.

국소이성질화효소 억제제(Topoisomerase inhibitors)

국소이성질화효소 억제제Topoisomerase inhibitors는 국소이성질화효소의 작용을 방해하는 항암제이다. DNA는 복제나 전사 과정에서 이중가닥이 풀려야 하는데, 국소이성질화효소는 서로 꼬여있는 이중가닥 DNA를 과도하게 꼬이게 하거나 덜 꼬이게 하는 데 작용하는 효소이다.[31]

이 약들은 폐암, 난소암, 위장관암 등과 백혈병 치료에 사용된다.[32] 부작용들로는 설사, 변비, 오심, 구토, 위통, 식욕부진, 기력 저하, 열, 통증, 비정상적인 간 기능 검사 수치, 일시적인 탈모 및 백혈병 같은 암의 발병률이 높아진다.[33 34] 이러한 약물 중 일부는 심장 독성의 위험을 가지고 있다.[35] 이 약 들에는 다음과 같은 것들이 있다.[36 37]

이리노테칸(Irinotecan)	캠푸토(Camptosar)
토포테칸(Topotecan)	하이캄틴(Hycamtin)
에토포시드(Etoposide)	베페시드(VePesid)
테니포시드(Teniposide)	뷰몬(Vumon)
미토산트론(Mitoxantrone)	노반트론(Novantrone)

수면 호르몬인 멜라토닌을 항암 치료와 병용 투여하면 고형 종양을 가진 사람에게 도움이 되는 것으로 나타났다. 6번의 연구에서 화학요법을 포함한 8번의 무작위 대조군 연구에 대한 메타 분석은 20mg의 멜라토닌이 1년 생존율뿐 만이 아니라 완전하고 부분적인 관해Remission가 상당히 개선된 결과를 가져왔다고 나타났다. 그 효과들은 다른 여러 종류의 암에 걸쳐 일관되게 나타났고 심각한 부작용도 보고되지 않았다.[38]

유사분열 억제제(Mitotic inhibitors)

미세소관 억제제Antimicrotubule agent라고도 하는 유사분열 억제제Mititoic Inhibitors는 특정 식물과 같이 자연으로부터 파생된 화합물을 함유하고 있다. 그들은 체세포 분열, 즉 세포 분열을 억제하며, 그들의 작용 메커니즘은 미세관이라고 알려진 세포의 구조를 교란시키는 것인데, 세포가 분열할 때 분리된다. 미세관늘의 활동이 중단되면, 세포는 적절하게 분열할 수 없다.

유사분열 억제제의 첫 번째 계열의 항암제는 탁센Taxane인데, 이는 1963년 3만5천 개의 식물 추출물을 조사한 결과 태평양 유수목 나무껍질 추출물에서 파클리탁셀Paclitaxel(Taxol)로 알려진 항암 물질이 확인되었다.[39] 1992년 난소암 치료와 이후 몇 가지의 다른 암 치료에 대한 승인을 받았다.[40] 그 이후로 다른 탁센제들이 개발되었고, 또 다른 유명한 항암제가 도세탁셀docetaxel(Taxotere)이다.

탁센의 부작용들은 신경손상(또는 신경병증neuropathy), 백혈구 감소증(또는 호중성 백혈구 감소증Neutropenia), 골수 억제, 오심과 구토 및 알레르기 반응 들이다.[41]

또 다른 종류의 완화제로는 빈카 알칼로이드vinca alkaloids가 있다. 40년 전 소개된 이래 항암제로 흔히 사용되고 있다.[42] Periwinkle plant Catharanthus roseus G. Don의 잎에서 추출한 것으로[43] 처음에는 소아 암(혈액암, 고형암)에 사용되었고, 후에는 성인 암[44]에 사용되었다. 비노렐빈Vinorelbine, 빈데신vindesine 및 빈플루닌Vinflunine 등 항종양성을 가진 반합성Semisynthetic의 빈카 알칼로이드(일일초 알칼로이드)로 개발이 이어졌다.[45]

빈카 알칼로이드의 주요 부작용 중 두가지는 호중구 백혈구 감소증과 신경 독성Nerve toxicity이다. 다른 문제들은 혈소판 감소, 빈혈, 소화 불량, 탈모, 정맥의 염증들이 있다.[46]

다음은 미세관 길항제microtubule antagonists이다. 이 그룹의 가장 흔한 항암제는 거세저항성 전립선암castration-resistant prostate cancer에 걸린 남성들에게 사용되는 에스트라무스틴 인산염estramustine phosphate이다. 가장 흔한 부작용들은 오심과 구토이다. 또 다른 부작용으로는 여성형 유방gynecomastia, 유두 압통nipple tenderness, 체액저류fluid retention와 혈전정맥염thrombophlebitis들이다.[47]

그 다음의 항암제는 유사 분열 운동 단백질 억제제mitotic motor protein inhibitors로 알려져 있다. 현재 개발 중이며, 키네신 스핀들 단백질 억제제kinesin spindle protein inhibitors이 외에도 오로라키나제aurora kinase, 폴로유사인산화효소polo-like kinases 들이 있다.

유사분열 억제제mitotic inhibitors들은 다음과 같은 것들이 있다.

탁센(Taxane)	파클리탁셀(Paclitaxel): Onxol, Taxol 도세탁셀(Docetaxel): Docefrez, Taxotere 카바지탁셀(Cabazitaxel): Jevtana
에포싸일론(Epothilones)	익사베필론(Ixabepilone): Ixempra
빈카 알칼로이드 (Vinca alkaloid)	빈블라스틴(Vinblastine): Velban 빈크리스틴(Vincristine): Oncovin, Vincasar PFS 비노렐빈(Vinorelbine): Navelbine 빈플루닌(vinflunine): Javlor

항암 치료로 인한 말초 신경병증 (신경통과 감각 이상)은 탁센류의 항암제와 백금 성분, 빈카 알칼로이드 등 기타 항암 치료제들에 의해 흔히 나타나는 부작용이다. 전향적인 무작위 이중 맹검 위약 통제 및 병행 임상연구는 항암 치료로 인한 말초 신경병증의 치료에 아세틸 카르니틴acetyl-L-carnitine (ALC)의 보충요법이 안전하고 효과가 있다고 평가했다. 239명의 참가자 중 118명은 매일 3000mg의 ALC를 복용하였고, 121명은 위약을 복용하였다. ALC를 복용한 사람들은 위약 그룹에 비해 말초 신경병증 증상이 현저하게 개선되었다. 더불어 두 그룹 사이의 부작용 발현에 대한 차이가 없었다.[48]

티로신 키나제 억제제(Tyrosine-kinase inhibitors (TKI))

티로신 키나제 억제제는 항암제의 또 다른 약물이다. 그것들은 현대의 유전학과 암 세포 형성과 관련된 관점에서 개발되었다. 티로신 키나제Tyrosin Kinase는 세포분열(복사), 세포 대사, 생존, DNA 손상 복구, 세포 운동성, 미세 환경에 대한 반응 등 세포 기능의 조절에 중요한 역할을 하는 효소이다. TKI는 이 효소군을 억제하거나 차단한다.[49] 키나제 억제제는 세포분열에 관련된 세포 신호와 성장인자들에게 필요하다. 이러한 키나제들의 유전적 돌연변이들은 건강한 세포를 암 세포로 변화시킬 수 있는 유전자인 암유전자Oncogenes를 초래할 수 있다.[50] 지난 16년 이상의 연구에서, 키나제 돌연변이로 인한 종양은 적절한 TKI 치료에 더 잘 반응하는 것으로 알려졌다.[51]

이매티닙Imatinib와 제피티닙gefitinib을 포함한 몇 가지 TKI는 인체에 사용할 수 있도록 FDA는 허용하고 있다. 만성 골수성 백혈병chronic myeloid leukemia (CML) 치료로 2001년도에 승인된 첫 TKI는 이매티닙이다.[52] 매우 높은 반응율로 이 분야의 추가 연구 개발의 동기 부여가 되었다.

TKI들은 기존의 항암 치료제와는 다른 작용 기전을 가지고 있다. (단일클론 항체Monoclonal antibodies가 비슷한 방식으로 작용하긴 하지만). 건강한 세포가 아닌 실제 암 세포를 대상으로 하기 때문에 기존의 화학 요법에 비해 독성과 부작용 가능성이 크게 줄어든다. 암에 대한 유전적 근거는 현재에는 보다 효과적으로 선별되고 있어 치료에 TKI가 포함될 수 있다. 사용되어지는 TKI에 따라서 잠재적인 부작용은 다양하게 나타난다.

대부분의 부작용은 경미하지만, 심각한 부작용들의 위험성 또한 있다. 이러한 부작용들로는 백혈구 감소(감염의 위험성 증가), 혈소판 감소(출혈 위험성 증가), 오심, 구토, 설사, 속 쓰림heartburn, 두통, 근육 경련, 체액 저류Fluid retention, 부종(특히 눈 주위), 피부발진 등이 있다.[53] 서니티닙Sunitinib같은 TKI는 간 기능 부전을 포함한 심각한 간의 문제를 야기할 수 있다. 또한, 다사티닙Dasatinib는 폐 동맥 고혈압의 위험성을 증가시킨다.[54] 일반적으로 TKI는 우울증을 일으킬 수 있다.[55] 흔하게 사용되는 TKI들은 다음과 같다.

다사티닙(Dasatinib)	스프라이셀(Sprycel)
이마티닙(Imatinib)	글리벡(Gleevec)
닐로티닙(Nilotinib)	타시그나(Tasigna)
소라페닙(Sorafenib)	넥사바(Nexavar)
서니티닙(Sunitinib)	수텐트(Sutent)

히스톤 탈아세틸화 억제제(Histone Deacetylases Inhibitors)

히스톤 탈아세틸화 효소Histone deacetylases (HDACs)는 DNA 발현에 중요한 역할을 하고 암 유전자로 작용하는 효소이다.[56] 유전되는 DNA가 고정inherited DNA is fixed되어 있다면, 후생 유전학의 새로운 과학은 DNA의 발현과 활동이 변형될 수 있다는 것을 보여주었다. 히스톤은 촘촘히 포장된 DNA에 대한 구조적 지원을 제공하고, DNA의 기능을 조절하는 세포에 들어 있는 단백질이다. 따라서 그것들은 신체의 단백질 구성 블록 형성을 위한 세포 복제와 전달 (정보 전달)에 중요한 역할을 한다.[57] HDAC 억제제는 주로 혈액 암 특히 급성 골수성 백혈병(AML)의 치료에 사용되어 왔다. 더 최근에는 다발성 골수종이 특정 HDAC 억제제인 파노비노스타트Panobinostat에 의해 치료되고 있다. 많은 HDAC 억제제들이 암에서의 효과에 대해 조사되고 있다. 일반적인 부작용으로는 오심, 구토, 식욕상실, 피로, 열, 빈혈, 심장 부정맥, 설사, 백혈구 감소Neutropenia, 혈소판 감소 등이 있다.[58]

현재 사용되고 있는 HDAC는 다음과 같다.

보리노스타트(Vorinostat)	졸린자(Zolinza)
로미뎁신(Romidepsin)	이스토닥(Istodax)
벨리노스텟트(Belinostat)	벨레오닥(Beleodaq)
파노비노스타트(Panobinostat)	파리닥(Farydak)

디메틸화제(Demethylating agents)

디메틸화제Demethylating agents는 후생유전학Epigenetics으로 알려진 DNA의 발현을 바꾸는 역할도 한다. 메틸화Methylation라는 용어는 유전자 발현과 활동에 영향을 미치는 DNA의 일부에 해당하는 위치에 메틸(CH3)기를 추가하는 것을 의미한다. 비정상적인 DNA 메틸화가 발생하면 암 억제 유전자 발현이 차단돼 암으로 진행된다고 알려져있다. 이 약들은 만성 골수성 백혈병이나 골수암 같은 혈액암에 사용된다. 그들은 부분적으로 골수의 비정상적으로 분열된 세포를 파괴함으로써 일한다.[59 60] 흔한 부작용들은 방광통, 잇몸 출혈, 혈변, 혈뇨, 푸른 입술과 손톱, 흐릿한 시력, 몸의 통증, 흉통, 오한, 혼수, 울혈, 발작, 배뇨 장애, 어지러움, 기면, 실신, 부정맥 또는 빈맥, 비정상적인 냉감, 홍조, 건성 피부, 과일 향의 호흡, 두통, 두드러기, 쉰 목소리, 배고픔 증가, 땀 증가, 목 마름 증가, 불면, 간지러움, 관절통, 가벼운 두통, 식욕부진, 요통 및 옆구리 통증, 감정 및 정신 상태의 변화, 근육통 또는 근육 경련, 오심, 구토, 창백한 피부, 피부의 작은 붉은 반점, 콧물, 간질, 오한, 짧은 호흡, 피부 발진, 재채기, 입과 혀의 통증, 목의 통증, 위통, 위부 팽만, 푹 꺼진 눈, 다양한 부위의 몸의 부종, 붓고 아픈 림프절 (목, 겨드랑이, 사타구니), 흉부의 긴장, 떨림, 삼킴장애, 호흡곤란, 항문 주위 붓기, 배뇨장애, 체중 감소, 다리 약함과 무거움, 주름진 피부, 노란 눈이나 피부. [61 62]

흔하게 사용되는 디메틸화제들은 다음과 같다.

아자시티딘(Azacitidine)	비다자(Vidaza)
데시타빈(Decitabine)	다코젠(Dacogen)

폴리 중합효소 억제제Poly (ADP-ribose) polymerase inhibitors

PARP(poly ADP ribose polymerase; 폴리중합효소 억제제) 억제제는 세포 내의 PARP 효소를 차단하는 데 사용되는 약물이다. PARP 억제제는 폴리중합효소를 선택적으로 저해해 암세포 DNA 성장과 회복을 막는다. 종양세포의 DNA 손상에 대한 복구 기전을 억제해 선택적으로 암세포의 사멸을 유도한다.[63] PAPR 억제제는 "표적 치료법"으로 알려진 화학 요법으로 이는 암 세포를 보다 정밀하게 식별하고 공격한다는 것을 의미한다. 그것들은 다른 암 치료와 함께 가장 자주 사용된다.[64] 몇몇 PARP 억제제들이 임상 시험 중이다. 현재 두 개의 주요 제품은 FDA 승인을 받았다. 첫째로 올라파닙Olaparib는 특이적 비 정상 유전된 우전자를 가진 진행성 난소암의 치료에 주로 사용된다.[65] 다른 하나인 니라파리브Niraparib는 난소, 나팔관, 복강에서의 암들의 재발을 막기 위해 사용된다.[66] 흔한 부작용들로는 비정상적인 신장 기능, 맛의 변형된 감각, 혈변, 잇몸 출혈, 혈뇨, 흐릿한 시야, 오한, 감기 증상, 기침, 어지러움, 심장박동과 맥박의 변화, 소화 문제, 두통, 근육통, 관절통, 신경예민, 배뇨통 및 배뇨 장애, 창백한 피부, 작은 피부 붉은 반점, 피부 발진, 호흡 곤란, 궤양, 구강 통증 및 백 반점, 비 정상적인 출혈과 멍, 평범하지 않은 피로와 기력 저하.[67][68]

흔하게 사용되는 PARP 억제제는 다음과 같다.:

올라파닙(Olaparib)	린파자(Lynparza)
니라파리브(Niraparib)	제줄라(Zejula)

기타 다른 항암제들

몇몇 추가적인 화학요법 약물들은 다른 작용기전을 가지고 있다. 우리는 그것들이 사용되는 암의 종류와 함께 그것들을 다음 표에 요약했다.[69]

약물명	적용 암
오마세탁신(신리보) Omacetaxine (Synribo)	만성골수성 백혈병chronic myeloid leukemia
L-아스파라기나제 L-Asparaginase	소아와 성인의 급성 림프구성 백혈병acute lymphoblastic leukemia
블레오마이신(Bleomycin)	호지킨병Hodgkin's disease, 늑막삼출neoplastic pleural effusion, 비호지킨림프종non-Hodgkin's Lymphoma, 편평세포암종squamous cell carcinoma: cervix, nasopharynx, penis, head and neck, vulva, and testicular cancer
프로카바진 Procarbazine (Matulane)	호지킨병Hodgkin's disease
비스모데깁(에리벳지) Vismodegib (Erivedge)	피부의 기저세포암Basal cell carcinoma of the skin
Ado-trastuzumab-emtansine 캐드실라 (Kadcyla)	발전적 HER2 양성 유방암Advanced HER2-positive breast cancer
템시롤리무스(토리셀) Temsirolimus (Torisel)	발전적 신장 암Advanced renal (kidney) cancer
에베로리무스(졸트레스) Everolimus (Zortress)	발전적 신장 암Advanced renal (kidney) cancer 유방암breast cancer 신경내분비암종(신경내분비종양)pancreatic neuroendocrine tumor
탈리도마이드(탈로미드) Thalidomide (Thalomid)	다발성골수종Multiple myeloma 한센병성 결절성 홍반erythema nodosum leprosum
레날리도마이드(레블리미드) Lenalidomide (Revlimid)	다발성골수종Multiple myeloma 5q 세포유전자 결손을 동반한 골수이형성증후군Myelodysplastic syndrome
포말리도마이드(포말리스트) Pomalidomide (Pomalyst)	다발성골수종Multiple myeloma

온라인 저널 '메드스케이프Medscape'에 따르면, 미국과 유럽의 여러 연구에서 간호사와 의료 종사자들이 화학요법 치료 시 약물에 노출되면서 부작용이 나타날 수도 있다는 사실을 밝혔다.[70] 또한 이 논문에서는 놀랍게도 의료진이 화학요법 치료 시 노출과 부작용의 위험에 대해 인지하고 있다고 하였다. 여기에는 항암제를 직접 투여하는 간호사도 포함된다. 이 논문은 영국의 암 병동 간호사들이 심각한 탈모, 높은 유산율, 독감과 유사한 증상 들과 같은 흔한 항암제의 부작용을 경험하고 있다고 보고하고 있다. 2012년 미국에서 행한 연구에서는 암 환자의 외래 환자를 돌보는 간호사 중에서 지난 1년 동안 피부나 눈에 전반적인 노출 비용이 16.7% 정도나 된다고 보고하였다.[71]

호르몬제HORMONAL AGENTS

호르몬Hormones은 체내의 여러 분비선에서 생성되는 화학 물질로 다양한 기능을 가지고있다. 그것들은 특정 조직에서의 세포 증식을 포함하여, 몸에 서로 다른 영향을 미친다. 호르몬은 신체 호르몬 분비를 멈추게 하거나, 호르몬과 상호작용하는 세포 수용체 부위를 방해하거나 차단하기 위해 사용된다.[72] 호르몬의 목표는 호르몬에 민감한 조직, 특히 유방, 전립선, 자궁(내막)에 대한 특정 호르몬의 증식 작용을 멈추게 하거나 줄이는 것이다.[73] 종양 전문의는 암 세포가 호르몬에 민감한지 여부를 결정하기 위해 호르몬 수용체 검사를 한다. 호르몬 수용체 검사는 암 조직의 호르몬 수용체의 양을 측정한다. 에스트로겐이나 프로게스테론과 같은 호르몬은 이러한 수용체에 부착될 수 있다. 검사가 양성 반응을 보이면, 호르몬이 암 세포의 성장을 촉진한다는 것을 의미하며, 이는 수용체가 호르몬 자극을 받지 않도록 하는 호르몬제 치료의 적응증이 된다.[74] 호르몬제는 부수종양성 증후군paraneoplastic syndromes에 사용될 수 있고, 또한 암에서 생산되는 물질에 의해 생긴 면역 반응으로 유발되는 증상들이 있는 희귀한 질환에도 사용될 수 있다. 가장 흔한 증상은 열fever일 것이다.[75] 그것들은 암 관련 거식증(식용 상실)과 같은 암의 증상에도 사용될 수 있다.[76] 호르몬제의 투여는 정상적으로 경구약이나 주사로 투여하지만, 경우에 따라서는 호르몬 분비를 줄이기 위해 난소나 고환 같은 호르몬 관련 장기를 외과적으로 제거하는 경우도 있다. 호르몬제의 종류에 따라 다양한 방법으로 호르몬 계통이 작용한다. 여기서 주요 호르몬 치료에 대해 검토할 것이다.

선택적 에스트로겐 수용체 조절제(SELECTIVE ESTROGEN RECEPTOR MODULATORS (SERMS)

선택적 에스트로겐 수용체 조절제SERMs는 유방 조직에 에스트로겐 수용체를 차단하고 유방암의 성장을 방해하는 호르몬제이다. 선택적이라는 용어는 SERM이 유방 조직의 에스트로겐 수용체를 차단하지만, 뼈, 간, 자궁 세포 등 다른 세포의 에스트로겐 수용체를 활성화시킬 수 있다는 사실을 가리킨다.[77] 유방암 치료에 예방과 치료에 사용되는 SERM의 세계적으로 가장 흔하게 사용되는 것이 바로 타목시펜Tamoxifen이다.[78] 타목시펜은 폐경 전 유방암의 예방, 유관상피내암ductal carcinoma in situ (DCIS)와 에스트로겐 수용체 양성인 외과적 치료를 한 폐경 전 유방암 등에 대해 FDA가 승인한 유일한 호르몬제이다.[79] SERM의 가장 흔한 부작용 들에는 피로, 뜨거운 열감, 야간 땀, 질 분비와 감정 기복 들이 있다. 또한, 심각한 부작용인 혈액 응고, 뇌졸중, 자궁내막암 등을 일으킬 수 있다.

다음은 가장 흔하게 사용되는 에스트로겐 수용체 조절제이다.

타목시펜(Tamoxifen)	놀바덱스(Nolvadex)
토레미펜(Toremifene)	화레스톤(Fareston)
라록시펜(Raloxifene)	에비스타(Evista)

40세의 두 아이의 엄마 웬디는 최근에 유방암 치료를 받고 있다. 종양 전문의로부터 타목시펜Nolvadex를 처방받아 먹고 있다. 부작용으로 열감과 밤에 땀이 많아서 잠에서 깨곤 했다. 닥터 마크는 동종요법 치료로 잘 알려진 갑오징어 먹물Sepia를 처방하여 그녀가 증상들을 조절하는데 도움을 주었다.

아로마타제 억제제

아로마타제 억제제Aromatase inhibitors는 유방암의 예방과 치료에 흔하게 사용되는 호르몬제이다. 초기 에스트로겐 양성 유방암을 가진 폐경기 여성에게는 타목시펜보다 선호되는 약물이다.[81] 그들은 또한 타목시펜보다 부작용도 적다. 아로마타아제 억제제는 부신에서 생성된 성 호르몬의 에스트로겐으로의 전환을 차단하는 효소 아로마타아제를 차단함으로써 작용한다.[82] 이 등급의 두가지 약물인 레트로졸letrozole과 아나스트라졸anastrazole은 반응률에서 타목시펜보다 뛰어나고 전이성 유방암의 진행없이 생존하는 것도 뛰어나다고 나타났다.[83] 아로마타제 억제제의 가장 흔한 부작용들로는 근육통뿐 만이 아니라 관절의 경직과 통증이 있다. 이 부작용은 사용자의 50%이상에서 발생할 수 있다.

흔하게 사용되는 아로마타제 억제제는 다음과 같다.:

아나스트라졸(Anastrazole)	아리미덱스(Arimidex)
레트로졸(Letrozole)	페마라(Femara)
엑스메스탄(Exemestane)	아로마신(Aromasin)

60세의 회계사 패티는 유방암 생존자로 여러 관절에 관절염을 가지고 있다. 그녀의 종양 전문의는 그녀의 증상이 그녀가 치료받는 아나스트라졸Anastrazole; Arimidex의 부작용이라고 진단하였다. 닥터 마크의 상담과 추천으로 연골과 관절의 건강에 도움이 되는 콜라겐, 글루코사민, MSM 건강기능식품을 추천받았다. 2주 복용 후 증상 개선을 느끼기 시작해 8주 후에는 그녀의 관절염의 통증과 강직이 80퍼센트 정도 개선되었다.

선택적 에스트로겐 수용체 분해제

풀베스트란트fulvestrant(Faslodex)는 선택적 에스트로겐 수용체 분해제Selective estrogen receptor down-regulator로유방암 치료제 사용되고 있는 호르몬제이다. 이들은 경쟁적으로 에스트로겐 수용체와 결합한다.[85] 에스트로겐 수용체의 길항제로도 알려져 있다. 즉, 에스트로겐이 세포에서 에스트로겐 수용체를 활성화시키는 것을 방지하고, 타목시펜보다 약 100배 더 큰 에스트로겐 수용체에 대한 친화력을 가지고 있다.[86] 풀베스트란트(파슬로덱스)가 신체의 다른 부분으로 전이된 호르몬 수용체 양성 유방암hormone receptor-positive breast cancer을 가진 폐경 후 여성에게 치료하도록 승인되었다.[87] 파슬로덱스는 주사를 통해 투여된다. 가장 흔한 부작용들로는 뜨거운 열감, 오심, 구토, 설사, 변비, 위/복부 통증, 인후통, 요통, 두통이 있다.[88]

황체형성호르몬 방출호르몬 작용제

황체형성호르몬Luteinizing hormone은 뇌의 기저부에 위치한 뇌하수체에서 생성되며, 테스토스테론이 생성되도록 고환을 자극한다. LHRH 작용제(생식샘자극호르몬방출호르몬차단제gonadotropin-releasing hormone blockers 또는 안드로겐 차단요법androgen deprivation therapy로 알려진),는 황체형성호르몬의 생성을 막아 고환에서 테스토스테론이 생성되는 것을 차단한다.[89] 이것들은 주사로 투여되거나, 피부 밑에 작은 임플란트로 삽입된다. LHRH 촉진제는 국소적으로 진행된 전립선암의 치료로 플루타미드Flutamide 항암치료 및 방사선치료와 더불어 병용요법으로 사용된다. 테스토스테론 보충요법이 전립선암을 유발하는 것으로 밝혀진 것은 아니지만, 일단 테스토스테론이 존재하게 되면 세포 분열을 촉진시킬 수 있다. 따라서, 이 등급의 약물들은 테스토스테론 호르몬과 그 대사물인 디하이드로테스토스테론Dihydrotestosterone, DHT의 억제에 그 주 작용이 있다. LHRH 촉진제 치료는 유방암 치료에도 사용될 수 있다. 황체 호르몬의 생산을 중단시킴으로써, 난소의 에스트로겐과 프로게스테론의 자극이 줄어든다. 이것은 호르몬 양성 유방암 수용체의 자극을 감소시킨다. 남자들에게 나타나는 부작용들로는 종양 크기의 초기 증가, 뜨거운 열감Hot flashes, 유방 압통 및 유방 조직의 증가, 발기부전, 성욕 감퇴, 골다공증, 고혈당 및 당뇨, 심장 문제, 간질, 근육통, 요통, 관절통, 통증, 피로, 정자 생성 감소 및 무정자증이 있다.[92, 93] 여자에게 나타나는 부작용들로는 종양 크기의 초기 증가, 뜨거운 열감, 골다공증, 근육통, 요통, 관절통, 통증, 피로, 질 건조, 두통, 감정 기복, 우울, 오심, 구토, 고혈당, 당뇨, 심장 문제, 심 발작, 뇌졸중, 간질, 무월경 등이다.[94 95]

다음은 흔하게 사용되는 LHRH 작용제이다.:

류프로렐린(Leuprolide)	루프론(Lupron), 엘리가드(Eligard)
고세렐린(Goserelin)	졸라덱스(Zoladex)
프립토렐린(Triptorelin)	트렐스타(Trelstar)
히스트렐린(Histrelin)	반타스(Vantas)

황체형성호르몬 방출호르몬 길항제
LUTEINIZING HORMONE RELEASING HORMONE ANTAGONIST (LHRH ANTAGONIST)

LHRH는 종종 생식샘자극호르몬방출호르몬길항제gonadotropin-releasing hormone antagonist (GnRH antagonist)로 불린다. 이것은 현재 치료약물로 데가렐릭스degarelix (Firmagon)가 알려져 있다. 이것은 화학적 거세로 알려진 고환에서 남성 호르몬을 자극하는 뇌하수체의 GnRH 생성을 차단하는 인공 단백질이다.[96] 데가렐릭스는 LHRH 작용제처럼 테스토스테론을 낮출 수 있고 더 빨리 작용한다.[97] 부작용들로는 뜨거운 열감, 유방 압통, 유방 조직 증가, 골다공증, 정자 생산 저하, 무정자증, 간 수치 상승, 체중 증가 등이 있다.[98]

항 안드로겐(ANTI-ANDROGENS)

안드로겐 차단요법Androgen deprivation therapy(ADT)은 안드로겐 억제 치료로 알려져 있다. 고환과 부신에서 생성되는 안드로겐 호르몬의 감소나 억제를 말한다. 테스토스테론과 같은 항안드로겐의 사용은 전립선암 세포의 표면에 있는 수용체에 부착되는 것을 차단한다.[99] 이 anti-androgens은 암세포의 성장을 멈추거나 그 상태를 유지하고, 더 느리게 자라게 하기위해 매일 알약으로 복용한다.[100] ADT는 단독 치료로는 사용하지 않는다. 이것들은 거세요법orchiectomy과 병용 처방되거나, LHRH 촉진제 또는 길항제들에 이들 치료법이 더 이상 도움이 되지 않을 때 추가적으로 사용되어 진다. LIIRH agonist치료가 시작된 후 몇 주에 종양 갑자기 커지는 것을 방지하기 위해 줄 수 있다.[101] 흔한 부작용들로는 복부 팽만, 얼굴, 팔, 손, 다리, 발의 부종, 흐릿한 시야, 울혈, 기침, 쉰 목소리, 인후 건조와 인후통, 열, 두통, 하부요통, 신경예민, 귀 울림, 빠른 체중 증가, 콧물, 서맥, 빈맥, 압통, 목의 부의 선Glands, 흉부 조임, 손발의 저림, 목 삼킴 장애, 체중 감소, 천식, 요통, 골반통, 위통, 야뇨, 기력저하, 어지러움, 오심, 설사, 변비, 흑변, 혈뇨, 탁한 오줌, 배뇨통, 배뇨장애, 창백한 피부, 호흡 곤란, 비정상적 출혈과 멍, 오한, 불면, 구토, 근육통, 피로 등이 있다.[102, 103] 닐루타마이드Nilutamide의 독성으로 이 약물의 사용에는 한계가 있다. 야맹증, 폐 독성을 야기한다.[104]

흔하게 사용하는 anti-androgen이 다음과 같다.

플루타마이드(Flutamide)	유렉신(Eulexin)
비칼루타미드(Bicalutamide)	카소덱스(Casodex)
닐루타마이드(Nilutamide)	닐란드론(Nilandron)

> 70세의 부동산 중개인인 돈은 전립선암 치료를 아주 적극적으로 하고 있었다. 그는 항 안드로겐 약물인 비칼루타미드bicaluamide; Casodex를 이용한 치료에서 몇 가지 부작용을 일으켰다. 그 중 가장 불편한 것은 피로Fatigue였다. 닥터 마크는 정맥혈관영양치료IVNT를 통해 비타민 B군들과 마그네슘을 보충하였고, 부신 기능을 돕는 건강기능식품을 처방하였다. 4주만에 돈은 그의 활력과 삶의 질이 크게 개선되는 것을 느낄 수 있었다.

CYP17 INHIBITOR

진행성 전립선 암을 가진 남자들은 LHRH 촉진제나 길항제 치료를 흔하게 받는다. 테스토스테론 같은 안드로겐을 생산하는 고환을 없애는 수술적 치료를 받기도 한다. 그러나 고환을 제거 했다고 하더라도 신체의 전립선 암 세포들이나 다른 세포들에서는 아직도 적은 양의 안드로겐을 만들 수 있다. 아비라테론(자이티가) Abiraterone (Zytiga)로 알려진 이 약물은 CYP17로 알려진 효소를 차단한다. 이 약물은 결국 다른 세포에서 안드로겐 생성을 멈추게 하는 작용을 한다.[105] 이 약은 매일 정제로 복용해야 한다. 체내의 다른 호르몬 수치를 저하시키기 때문에, 특정한 부작용을 막기 위해 프리드니손Prednisone을 복용할 필요가 있다.[106] 좀 더 흔한 부작용 들에는 방광통, 얼굴, 팔, 손, 다리, 발의 팽만과 부어 오름, 혈뇨 또는 탁한 오줌, 흐릿한 시야, 골절, 흉통과 흉부 불쾌감, 간질발작, 소변량이 줆, 배뇨통 및 배뇨 장애, 구강건조, 빈맥 및 부정맥, 열감, 절박뇨, 두통, 갈증, 야뇨증, 가벼운 두통, 어지러움, 실신, 식욕상실, 하부요통, 옆구리 통증, 감정 변화, 근육 통증, 근육 긴장, 오심, 구토, 얼굴, 목, 팔 때로는 가슴의 붉어짐, 호흡이 짧아짐, 서맥, 갑작스러운 땀, 피부의 피팅 부종과 꺼짐, 비정상적인 피로와 기력저하, 체중 증가와 감소 등이 있다[107]

기타 항 안드로겐(OTHER ANTI-ANDROGENS)

엔잘루타마이드(엑스탄디)Enzalutamide (Xtandi)는 새로운 항 안드로겐이다. 또한, 이것은 종양 세포 내의 안드로겐 수용체 신호 경로의 다중 단계에 작용하는 안드로겐 수용체 억제제이다.[108] 치료에 반응하지 않는 진행성 전립선암에 사용되어진다. 이 약물은 매일 약으로 복용한다. 흔한 부작용 들로는 두통, 어지러움, 빙빙 도는 느낌, 호흡이 짧아짐, 기력저하와 피로, 혈압 상승, 감각 둔마, 타는 통증, 피부 밑이 찔리는 느낌, 홍조, 요통, 관절통, 근육통, 뼈의 통증, 팔과 다리의 부어 오름, 식욕 상실, 체중 감소, 설사, 재채기, 인후통, 코막힘 같은 감기 등이 있다.[109]

기타 성 호르몬 치료(OTHER SEX STEROID THERAPIES)

다음은 암의 호르몬 자극을 차단하는데 사용되는 몇 다른 약물이다.

플루옥시메스테론(Fluoxymesterone)

이 약은 호르몬에 반응하는 암을 가지고 있지만 타목시펜tamoxifen이나 메게스테롤 아세테이트megestrol acetate와 같은 다른 호르몬 요법에 잘 반응하지 않는 전이성 유방암 여성들에게 사용되어 온 안드로겐(합성 테스토스테론)이다.[110] 이 약물은 매일 정제로 복용 해야 한다. 부작용에는 발모(Hirsutism, 얼굴과 몸에 털이 과도 성장), 남성형 대머리, 낮은 목소리 (쉰 목소리), 여드름, 성욕 증가, 적혈구 과다증, 간기능 수치 증가 등이 있다.

에스트로겐(Estrogens)

전립선 암의 초기 치료법 중 하나는 에스트로겐으로 알려진 여성호르몬의 합성 에스트로겐 치료이다. 심혈관계의 부작용으로 더 이상 흔하게 사용되지 않는다.[111] 일반적인 호르몬 치료가 실패하였을 때 때때로 사용되어진다. 에스트로겐 요법은 보통 알약으로 매일 복용한다. 남자에게 사용되는 에스트로겐으로는 프레마린Premarin과 에스트라디올Estradiol이 있다.

메게스트롤과 메드록시프로게스테론(Megestrol and Medroxyprogesterone)

메게스트롤Megestrol과 메드록시프로게스테론medroxyprogesterone은 인체에서 생성되는 구조적으로 프로게스테론과 다른 프로게스테론 유도체이다. 이 약들은 매일 보통 알약으로 복용한다. 과거에 메게스트롤은 진행형 유방암의 치료에 사용된 호르몬제이다. 현재 이 약물은 호르몬에 반응하는 전이성 자궁내막암을 치료하기 위해 가장 자주 사용되며, 때때로 전립선암을 치료하기 위해 사용된다. 그것은 또한 거식증과 암과 관련된 암악액질에도 사용된다. 또한, 유방암에 걸린 여성과 안드로겐 제거ablation 치료 (안드로겐 차단치료deprivation 또는 거세치료castration)를 받은 남성의 경우 뜨거운 열감Hot flashes을 조절하는데 사용된다. 오심과 구토를 야기시킬 수 있지만, 약 2/3의 진행성 암 환자의 오심과 구토를 감소시키는 것으로 나타났다.[112] 메드록시프로게스테론은 그 작용이 메게스트롤과 매우 유사하다. 미국보다 유럽에서 유방암의 치료에 더 흔하게 사용되어진다.[113] 이 약물의 항 종양 효과의 정확한 작용기전은 불명확하다. 보고된 작용기전으로는 부신 스테로이드 합성 억제, 에스트로겐 수용체 수치 억제, 종양 호르몬 대사의 변형, 스테로이드 대사의 강화 그리고 종양 세포의 직접 살상 등이 잇다.[114] 흔한 부작용에는 오심, 가스, 설사, 질 출혈, 약한 피부 발진, 기력저하, 부종 등이 있다.[115, 116]

케토코나졸(Ketoconazole; Nizoral)

케토코나졸(니조랄)은 항진균제로 잘 알려져 있는 약물이다. 아비라테론Abiraterone은 항진균제로 잘 알려져 있는 약물이다. 이것은 아비라테론Abiraterone약물과 유사한 방식으로 안드로겐 호르몬생산을 차단하는데 사용된다. 테스토스테론 수치를 빠르게 낮춰 주기 때문에 진행된 전립선암 치료에 사용될 수 있다.[117] 코티솔 호르몬의 생산을 차단하기에 케토코나졸 치료를 받는 남자들은 종종 하이드로코티손hydrocortisone이나 프레드니솔론prednisone 등의 코티코스테로이드를 필요로 한다. 이 약은 매일 약으로 복용한다. 흔한 부작용들로는 오심, 구토, 위통, 간지러움, 피부 발진, 두통, 어지러움, 유방 부어오름, 발기부전, 성욕 상실 등이 있다.[118]

기타 호르몬 치료(OTHER HORMONAL THERAPIES)

옥트레오타이드(Octreotide)

옥트레오타이드는 소마토스타틴somatostatin 유사체 약물이다. 시상하부에서 생산하는 소마토스타틴somatostatin은 성장호르몬 방출을 억제한다. 그것은 부분적으로 홍조와 설사를 조절하는 신체의 특정화학물질의 억제를 포함한 몇 가지 기능을 가지고 있다. 옥트레오타이드는 인체에서 소마토스타틴보다 더 안정적이고 긴 시간의 작용하기 때문에 치료에 더 좋은 선택이다.[119] 옥트레오타이드는 카시노이드 증후군의 치료와 일부 췌장암Pancreatic islet cell cancers, 말단 비대증Acromegaly처럼 호르몬 과다 증후군의 치료에 사용된다.[120]

항혈관신생제(Anti-angiogenesis Agents)

혈관신생angiogenesis이라는 용어는 새로운 혈관의 생성을 말한다. 이것은 손상되어 수리가 필요한 건강한 조직에 대한 정상적인 과정이다. 그러나 암에서 있어서는 종양을 먹여 살리고 종양을 자라게 하는 작은 혈관을 만드는 과정으로 문제가 된다.

항혈관신생제Anti-angiogenesis agents는 혈관신생 억제제angiogenesis inhibitors로 알려져 있으며, 종양이 새로운 혈관을 만드는 것을 막기 위해 약물을 사용하는 표적치료의 한 종류를 말한다.[121] 이러한 약물은 매일 알약으로 복용하거나 정맥으로 주사할 수 있다. 다른 종류의 항혈관신생 약물은 종양 혈액 공급이 차단되도록 혈관 발달을 멈추는 다른 작용 기전을 목표로 한다. 대표적인 약으로는 베바시주맙(아바스틴) Bevacizumab(Avastin)이 있는데, 이는 혈관 내피 성장인자(VEGF)를 인식하고 결합하는 일엽 합체의 일종이다. 이 성장 인자 단백질은 새로운 혈관의 성장을 촉진하는 신호에 관여한다. 베바시주맙은 VEGF의 활성화를 억제한다.[122] 소라페닙(넥사바)Sorafenib (Nexavar)와 수니티닙(수텐트)sunitinib (Sutent)같은 항혈관신생 약물은 VEGF의 활동을 차단하는 다른 작용기전을 가지고 있다.[123] 부작용들로는 고혈압, 발진, 건조하고 간지러운 피부, 수족구 증후군, 설사, 피로, 저혈구수, 상처의 재생 지연 및 상처 벌어짐 등이 있다. 흔하지 않지만 좀 더 심각한 부작용들로는 심한 출혈, 심장 발작, 심 정지, 혈액 응고 등이 있다. [124]

흔하게 사용되는 항혈관신생 약물로는 다음과 같다.

액시티닙(Axitinib)	인리타(Inlyta)
베바시주맙(Bevacizumab)	아바스틴(Avastin)
카보잔티닙(Cabozantinib)	코메트리크(Cometriq)
에베로리무스(Everolimus)	아피니토(Afinitor), 졸트레스(Zortress)

알보젠레날리도마이드(Lenalidomide)	레블리미드(Revlimid)
파조파닙(Pazopanib)	보트리엔트(Votrient)
라무시루맵(Ramucirumab)	사이람자(Cyramza)
레고라페닙(Regorafenib)	스티바가(Stivarga)
소라페닙(Sorafenib)	넥사바(Nexavar)
수니티닙(Sunitinib)	수텐트(Sutent)
탈리도마이드(Thalidomide)	시노비르(Synovir), 탈로미드(Thalomid)
반데타닙(Vandetanib)	카프렐사(Caprelsa)
지브- 아플리베르셉트(Ziv-aflibercept)	잘트랩(Zaltrap)

면역 요법(IMMUNOTHERAPY)

면역 요법은 감염 뿐만 아니라 암과 싸우기 위한 우리의 면역체계를 보강하여 암을 치료하는 방법이다. 생물학적 치료의 한 종류로 알려져 있는데, 이는 암을 치료하기 위해 살아있는 유기체로부터 만들어진 물질을 사용한다는 것을 의미한다. 면역 요법의 다른 형태로는 단일클론 항체, 수용성 세포 전달Adaptive cell transfer, 치료 백신, 그리고 바실루스 칼메테-게린(BCG) 등이 있다.[126] 그것들은 수술, 화학요법, 방사선 치료만큼 널리 사용되지는 않는다. 하지만, 그 치료는 계속 진행중인 연구로 지속되고 있다.

단일클론 항체(MONOCLONAL ANTIBODIES)

단일클론 항체Monoclonal antibodies는 암세포를 파괴하고, 종양의 성장을 막기 위해 전달 시스템을 변경하는 면역 체계를 돕는데 사용되어지는 실험실에서 탄생되는 항체이다.[127]

단일클론 항체는 암과 싸우는 면역계를 돕기 위해 여러가지 방법으로 기능을 하기 위해 설계된다. 좀 더 구체적으로, 면역계가 암 세포를 인식할 수 있는 경우, 세포막의 파괴를 야기시키고, 세포의 성장을 차단하고, 혈관 성장을 막고, 면역 시스템 억제제들을 차단하고, 직접적으로 암 세포들을 공격하고, 방사선과 항암치료를 전달하고, 그리고 암과 면역 세포를 결합시키는 방법들로 암 세포를 파괴한다.[128]

FDA는 특정 암을 치료할 수 있는 12개 이상의 단일클론 항체에 대해 승인을 하였고, 더 많은 것들이 개발되고 있는 것 같다.[129]

단일클론 항체의 다른 종류들은 암과 싸우는 면역 시스템을 돕기 위해 다른 작용기전들을 가지고 있다.[130] 암을 치료하기 위한 가장 흔한 타입은 naked monoclonal antibodies로 알려져 있다. 그들은 암 세포들에 항원이 되는 단백질을 부착시켜 면역 반응을 자극한다. 또 다른 종류로는 항암제나 이러한 물질을 암 세포들에게 직접 가져가는 방사성 입자와 결합하는 데 관여하는 conjugated monoclonal antibodies가 있다. 세번째 종류는 bispecific monoclonal antibodies로 알려져 있다. 이 약들은 두 개의 다른 단일클론 항체에서 나온 부분들로 구성되어 있는데, 이 항체는 두개의 다른 단백질에 이 부분들을 동시에 붙일 수 있게 해준다. 단일클론 항체들은 다른 항암 약물보다 그 부작용이 적은 경향이 있다.[131] 일어날 수 있는 부작용 들에는 열, 오한, 기력 저하, 두통, 오심, 구토, 설사, 혈압 저하, 발진 등이 있다.[132] 단일클론 항체들의 약물들은 다음과 같다:

압식시맙(Abciximab): 리오프로(Reopro)	아달리무밥(Adalimumab): 휴미라(Humira), 암제비타(Amjevita)
알레파셉트(Alefacept): 아메바이브(amevive)	알렘투주맙Alemtuzumab): 캄파트(Campath)
바실릭시맙(Basiliximab): 씨뮬렉트(Simulect)	벨리무맙(Belimumab): 벤리스타(Benlysta)
베즐로톡주맵(Bezlotoxumab): 진플라바(Zinplava)	카나키누맙(Canakinumab): 일라리스(Ilaris)

세톨리주맙 페골(Certolizumab pegol): 심지아(Cimzia)	세툭시맙(Cetuximab): 얼비툭스(Erbitux)
다클리주맙(Daclizumab): 제나팍스(Zenapax), 진브리타(Zinbryta)	데노수맙(Denosumab): 프롤리아(Prolia), 엑스지바(Xgeva)
이팔립마(Efalizumab): 렙티바(Raptiva)	골리무맙(Golimumab): 심퍼니(Simponi), 심퍼니 아리아(Simponi Aria)
인플렉트라(Inflectra): 레미케이드(Remicade)	이필리무맙(Ipilimumab): 여보이(Yervoy)
익세키누맙(Ixekizumab): 탈츠(Taltz)	나탈리주맙(Natalizumab): 티사브리(Tysabri)
니볼루맙(Nivolumab): 옵디보(Opdivo)	올랄라투맙(Olaratumab): 라트루보(Lartruvo)
오말리주맙(Omalizumab): 졸레어(Xolair)	팔리비주맙(Palivizumab): 시나지스(Synagis)
파니투무맙(Panitumumab): 벡티빅스(Vectibix)	펨브롤리주(Pembrolizumab): 키트루다(Keytruda)
리투시맵(rituximab): 리툭산(Rituxan)	세쿠키누맙(Secukinumab): 코센틱스(Cosentyx)
토실리주맙(tocilizumab): 악템라(Actemra)	트라스투주맙(Trastuzumab): 헤르셉틴(Herceptin)
우스테키누맙(Ustekinumab): 스텔라라(Stelara)	

입양세포 이식(adoptive cell transfer, ACT)

입양세포 이식은 암 세포와 싸우기 위한 백혈구의 일종인 면역 시스템의 T세포들을 활성화시키기 위해 고안된 치료법이다. 연구자들은 종양에서 T 세포들을 뽑아내고, 당신의 암에 대해 가장 활동적인 T세포들을 분리하거나 당신의 종양과 더 잘 작용하도록 유전적으로 변형시킨 다음, 실험실 환경에서 이러한 T 세포를 대량으로 배양한다.[133] 당신은 실험실에서 자란 T세포로 나중에 치료하기 위해 면역을 줄이는 치료를 받을 수 있다.[134] 투여된 T세포들은 투여 후 1000배이상 늘어날 수 있다.[135] 이 치료는 정맥혈관주사요법을 사용한다.[136] 가능성 있는 부작용들은 종양 타겟에 따라 다르다.[137] 예를 들면, 흑색종 치료의 경우에는 백반증, 청력 상실, 포도막염 등이 발생할 수 있고, 대장이나 직장 암 경우에는 장염이 발생할 수 있다.

사이토카인(CYTOKINES)

사이토카인Cytokines은 백혈구에서 만들어지는 신호 단백질이며, 암에 대한 면역 시스템의 반응에 관여한다.[138] 암을 치료하는 주요한 사이토카인은 인터페론과 인터루킨이다.[139] IL-2과 interferon-alfa 2b는 암 치료를 위해 FDA에서 승인된 두개의 사이토카인이다.[140] 이들 치료법들은 정맥혈관주사요법을 사용한다. 고용량 IL-2 치료의 부작용들로는 피로, 혈압 저하, 폐의 수분 상승, 호흡 곤란, 신장 손상, 심장 발작, 장 출혈, 설사 및 복통, 고열과 오한, 빈맥, 정신적 변화 등이 있다.[141] 인터페론 알파 치료의 부작용들로는 열, 오한, 근육동과 같은 독감 유사 증상들과, 피로, 오심 등이 있다.[142]

백신(VACCINES)

백신을 가지고 암을 치료하는 것은 현재 진행형이다. 암을 예방하는 것에서 발전해 암을 치료하도록 고안되었다.[143] 이들 백신은 암과 관련된 항원을 가지고 있고, 환자의 암세포에 대한 면역 시스템의 반응을 도와준다.[144] 현재 FDA 승인을 받아 암 치료에 사용되는 백신은 시풀루셀-TSipuleucel-T이다.[145] 남자의 진행된 전립선 암 치료에 사용된다.[146] 이 치료는 정맥혈관주사요법을 사용한다.[147] 백신에 따라 다양한 부작용들이 있다. Sipuleucel-T 치료하는 경우 요통, 보통의 오심, 두통, 보통의 몸의 통증, 주사에 알레르기 반응 들이 일어날 수 있다.[148]

바실루스 칼메테-게린 백신(BACILLUS CALMETTE-GUÉRIN (BCG) VACCINE)

바실루스 칼메테-게린 백신Bacillus Calmette-Guérin (BCG)는 소결핵균Mycobacterium bovis으로 알려진 세균의 일종으로 만들어진 백신이다. 생백신은 결핵 고위험율인 사람과 방광 종양 또는 방광암 치료를 위한 백신으로 이용할 수 있다.[149] 방광암Carcinoma in situ(CIS)의 1차 치료제로 유일하게 FDA에서 승인된 약제이다.[150] BCG요법은 재발율을 감소시키고, 지속적인 사용은 고등급 비근육 침습성 방광암의 악화 위험률을 감소시킨다.[151]

BCG는 방광의 면역 반응을 유도하는 등 여러가지 작용기전을 가지고 있다.[152]

치료 방법은 카테터를 이용해 액체 약물을 방광 안으로 직접 주사한다. 전형적인 치료 프로그램은 6주마다 치료로 하는 것으로 시작해서 3개월 내지 6개월 마다 시행된다. 유지 요법으로는 적어도 1년 동안 시행되는 경우가 많다.[153] 부작용들로는 방광에 타는 느낌과 열, 오한, 피로 같은 독감 유사 증상들이 있다.[154]

이미퀴모(알라다)IMIQUIMOD(ALDARA)

이미퀴모(알라다)는 초기 단계의 피부암이나 암 전단계의 상태를 치료하는 피부에 바르는 크림형태의 약물이다. 얼굴의 표재성 기저 세포암이나 광선각화증Actinic keratoses에 흔하게 사용되며[155] 보통 6주 동안 주 5회 바른다.[156] 부작용들로는 가벼운 피부 자극, 가려움증, 건조함, 박리, 긁힘, 깨짐, 홍조, 또는 약물 도포된 피부의 경화 등이 있을 수 있다.[157]

광역동 치료PHOTODYNAMIC THERAPY (PDT)

광역동 치료Photodynamic therapy (PDT)는 표재성 암 세포들을 죽이기 위해 빛으로 활성화된 빛에 민감한 약물로 알려진 특정 약물을 사용하는 치료 방법이다. 이 치료는 광방사치료photoradiation therapy, 광선치료phototherapy, 또는 광화학치료photochemotherapy 라고도 불린다.[158]

대개 빛에 민감한 약물이 혈관으로 주사 되거나, 피부에 주입된다. 암 세포들이 시간이 지나 약물을 흡수한 상태에서 이 부위에 빛을 쏘이게 되면 치료가 시작되는 것이다. 빛은 약물이 산소와 반응하여 화학물을 발생시키고 이것이 암 세포를 죽이게 되는 것이다. 이 치료방법은 또한 암을 죽이는 면역 시스템을 활성화시킬 수 있고, 암에게 영양을 공급하는 혈관을 파괴할 수도 있다.[159] 연구에 따르면, PDT는 특정 종류의 암과 전암의 치료에 수술이나 방사선 치료만큼 효과적일 수 있다고 한다.[160]

PDT는 비소세포 폐암, 식도암, Barrett's 식도의 전암 상태에 사용되는 것으로 FDA 승인되었다. 또한 광선각화증actinic keratoses라고 알려진 표재성 피부암의 초기 치료에 사용된다.[161]

이 치료 방법의 장점은 적절히 사용했을 때 장기 부작용이 적게 나타나고, 수술보다 비 침습적이고, 치료 시간이 짧고, 외래 치료가 가능하며, 정확하게 암의 부위를 목표로 반복 치료가 가능하다는 것이다. 방사선 치료와 달리 같은 부위에 여러 번 치료가 가능하고, 보통 흉터가 거의 없고 다른 암 치료제보다 비용이 적게 드는 경우가 많다.[162]

단점으로는 빛이 도달할 수 있는 표재성 부위만 치료할 수 있고, 전이암은 치료할 수 없고, 일정 기간 동안 피부의 민감함을 일으킬 수 있으며, 특정 혈액 질환을 가지고 있는 경우에는 사용될 수 없다.[163]

다음은 FDA의 승인을 받은 감광성photosensitizing 약물들이다.[164]

포르피머나트륨(Porfimer sodium)	포토프린(Photofrin)
5-아미노레불린산염산염(5-aminolevulinic acid)	레블란(Levulan)
메틸아미노레불린산염산염(Methyl aminolevulinate)	메트빅스(Metvix)

이 치료의 광원들로는 레이저, IPL, LED, 청색광, 적색광, 그리고 많은 다른 가시광 (자연 햇빛을 포함)들을 사용한다. 가장 효과적인 광원은 약물 입자와 표적 조직에 가장 이상적인 파장을 가진 것이다.[165] 부작용들로는 가벼운 피부 자극, 통증, 부종 등이 있다.[166, 167]

레이저 치료(LASER THERAPY)

레이저라는 단어는 방사선의 방출을 자극하여 빛을 증폭하는 것을 의미한다. 레이저 빛은 매우 좁은 빔에 집중될 수 있는 특정한 파장을 가지고 있다. 이러한 기능은 작은 부위를 자르거나 파괴할 수 있는 강력하고 정밀한 치료가 가능하게 해준다.[168, 169]

몇몇의 의사들이 표재성 암을 치료하기 위해 레이저 치료를 사용하였다. 기저세포 피부암, 아주 초기의 자궁경부암, 남성 성기암, 질암, 외음부암, 비소세포 폐암 등을 레이저를 이용하여 치료 하였다.[170] 어떤 경우에는 머리와 목의 작은 암에 사용될 수 있다.[171] 뇌와 전립선 암을 치료하기 위해 레이저를 이용한 치료가 임상 실험 진행 중이다.[172]

또한 레이저는 출혈이나 폐색처럼 암의 증상들을 완화하기 위해 사용될 수 있다.[173] 예를 들면 목의 기관지에 위치한 종양이 공기 흐름을 제한하여 호흡을 제한하는 경우이다. 레이저는 또한 대장이나 위장의 폴립을 제거하는 데 사용될 수 있다.[174] 레이저 치료는 종종 잘 휘어지는 얇고 유연한 내시경을 통해 행해질 수 있다. 광민감약물을 같이 사용하여 레이저를 같이 이용하는 것으로 PDTPhotodynamic therapy가 잘 알려져 있다. (이 치료에 대한 것은 바로 앞 부분의 PDT 부분을 보면 더 자세한 정보가 있다.) 암 치료에 사용되는 3개의 주요 레이저 치료방법이 있다.

레이저를 발생하는데 사용되는 액체, 가스, 고체 또는 전자 물질의 이름으로 명명된다. 주요 레이저 종류로는 이산화탄소(CO2), 아르곤, 네오디뮴, 이트리움-알루미늄-가넷 들이 있다.[175]

레이저 치료의 장점은 출혈이 없는 수술이 가능하고, 병변을 정확하게 없앨 수 있으며, 수술칼보다 더 정밀하고 정확한 절단이 가능하여 미세한 부분을 수술할 수 있다. 또한, 수술 후 염증이 가벼워 통증이 적고, 수술시간이 짧아 건강한 조직에 손상을 적게 주며, 흉터가 작게 남고, 입원기간이 짧거나 필요하지 않을 수도 있다는 점도 일반적인 치료보다 좋은 점이다. 외래 환경에서 시술할 수 있으며, 치료 시간이 종종 짧은 것도 장점다.[176]

레이저 치료의 단점으로는 레이저 사용을 위한 훈련받은 의사와 간호사의 수가 적다는 것과 일부 레이저 치료의 효과가 오래 지속되지 않는 점, 그리고 치료 비용이 많이 들 수도 있다는 것이다.[177][178]

줄기세포 이식(STEM CELL TRANSPLANT)

줄기세포 이식은 항암치료, 질병 또는 방사선 치료에 의해 골수가 파괴된 사람들에게 혈액생성 줄기세포Blood-forming stem cells를 회복시키는 시술이다.[179][180] 혈액생성 줄기세포는 조혈 줄기세포로 알려져 있으며[181] 대부분의 줄기세포는 골수에서 발견된다. 그들은 백혈구(면역), 적혈구(산소운반), 혈소판(혈액응고)을 포함한 다양한 혈액 세포로 성장한다. 줄기세포는 환자에게 정맥주사로 투여된다. 그들은 혈류를 통해 골수에 도달하며, 그곳에서 치료나 질병으로 파괴된 세포들을 대신하기를 기대한다. 줄기세포의 공급원은 골수, 혈액, 또는 탯줄을 포함한다.[182]

세가지 종류의 이식이 있다.[183]

- 자가유래Autologous, 치료를 받는 환자의 줄기세포 이용
- 동종이형Allogenic, 환자와 일치하는 다른 사람의 줄기세포 이용
- 공통 유전자Syngeneic, 일란성 쌍둥이의 경우 다른 쌍둥이 형제의 줄기세포 이용

줄기세포는 일반적으로 고농도 방사선 치료와 항암 치료 또는 두가지 치료를 모두 받은 환자들이 이 치료의 부작용에서 회복하는 것을 돕기 위해 사용된다. 백혈

병이나 림프종을 앓는 사람들을 돕는데 가장 많이 쓰이지만, 신경아세포종neuroblastoma, 다발성 골수종에도 사용되어질 수 있다.[184] 다발성 골수종이나 백혈병인 경우에는 직접 암을 치료하기 위해 사용되어 질 수 있겠다.[185]

줄기세포 이식의 부작용들로는 출혈과 감염의 위험률 증가 들이 있다.[186] 다른 사람에게 기증 받아 이식하는 동종 이식allogenic transplant의 경우에는 면역학적 공격을 받을 위험에 처해 있다.[187] 또한, 줄기세포 이식은 매우 비싸며, 비용 추정치는 35만 달러에서 80만 달러 사이로 다양하다.[188]

CHAPTER 5

FOODS THAT PREVENT AND FIGHT CANCER

암을 예방하는 음식들

암 예방과 암 치료에 효과적인 음식들에 관한 토론만큼 헷갈리는 것도 없다. 의학에 무지한 건강음식 전도자들이 암의 종류에 상관없이 무조건 로푸드(날음식; raw food), 홀푸드(유기농; whole food) 중심의 다이어트를 권유하는 경우를 볼 수 있다. 그와는 상반되게, 암 전문의들은 영양에 대해서는 특별히 신경 쓰지 않는 경우를 볼 수 있다. 대부분의 암 전문의들은 "암치료 중에는 아무거나 잘 드세요. 치료와는 아무 상관없습니다."라고 환자들에게 말한다.

굳이 하나를 고르자면 우리는 유기농을 지향하는 건강식이요법사들에 동의한다. 하지만 우리는 환자의 케이스에 따라, 연구 결과를 토대로 한 조금 더 유동적인 방법들을 제시한다는 데에 차이점이 있다. 안성맞춤 처럼 모든 사람에게 다 맞는 그런 치료법은 없다.

영양은 암과의 싸움에서 굉장히 중요한 역할을 한다. 우리가 먹는 음식은 우리를 건강하게 만들기도, 건강을 해치기도 한다. 당연한 말이지만, 암은 좋은 영양이 건강을 되찾는데 필수 요소이다.

암 환자들에게 영양 결핍은 심각한 문제다. 한 연구에 따르면, 약 2000명의 암 환자들 중 91%가 영양 장애가 있었고, 9%는 명백한 영양 결핍이었으며, 43%는 영양 결핍의 위험이 있었고, 40%는 식욕 상실을 경험하고 있었다.

의사 패트릭 퀼린Patrick Quillin은 "**영양으로 암 정복하기**Beating Cancer with Nutrition"에서 암환자의 40% 이상이 영양 결핍 때문에 사망에 이르렀다는 연구 결과를 발표하였다.

홀리스틱 의학을 통한 암 예방과 치료의 기본 중에 하나가 정상적인 세포 분열을 위한 좋은 환경을 만들어 주는 것이다. 이는 균형잡힌 영양, 해독 그리고 환경적 발암 물질의 최소화를 통해 이룰 수 있다.

종양 의학은 유전학과 암의 관계성을 집중적으로 연구해왔다. 하지만 요즘엔 영양 같은 환경에 의하여 유전자의 표현이 좋은 쪽으로 바뀌는 후성유전학에 관한 연구가 많이 나오고 있다. 의학 저널 "**영양과 암**Nutrition and Cancer"에 나온 말을 인용하자면, "유전자의 표현이 달라질 수 있다는 것은 영양과 생물학적으로 활성화된 음식물 같은 환경적 요소들이 후성유전적 변화를 가져올 수 있다는 걸 의미한다. 그러므로, 이는 환경적 요소들과 취약한 유전체들의 관계를 나타냄으로써 암의 근원에 대해서도 힌트하는 바가 있다."[3]

우리가 먹는 음식은 우리 세포 안의 DNA가 세포 분열을 위해 받는 메세지를 좋거나 나쁘게 할수 있다. "**암치료와 연구**Cancer Treatment and Research" 저널에 실린 녹차와 브로콜리/양배추에 풍부한 설포라판같은 항암 식품이 후성유전학적으로 암 예방과 치료에 어떤 영향을 미치는지에 관한 연구 내용을 보면 "**암 예방과 치료에 쓰이는 많은 식품영양적 치료제들은 좋은 후성 유전적 변화를 초래한다**"고 결론지었다.[5]

의학계는 건강한 식습관이 암 예방에 어떤 역할을 하는지에 대해 잘 알고 있지만 그 중요성은 과소 평가하고 있다. 아쉽게도 암 전문의들을 비롯 많은 의사들이 환자들과 그들의 가족에게 암 예방과 치료에 관련된 임상 영양 정보들을 거의 제공하지 않고 있다. 과학적으로 입증된 연구결과를 기반으로 하는 영양학적 치료에 대해 잘 모르는 경우가 대부분이다. 의사들이 환자들에게 "**건강하게 드세요**" 라고 말하는건 전혀 도움이 안된다고 우린 생각한다. 건강한 식단이라는 단어는 사람마다 다르게 받아들여지기 때문이다. 우리는 이 책에서 당신이 먹어야 할 음식들을 구체적으로 정리해 써놓을 것이다.

좋은 영양이 암을 싸우는데 도움이 된다는 연구결과는 많이 나와있다. 유명한 의사이자 연구학자인 딘 오니쉬Dean Ornish 박사는 굉장히 낮은 지방섭취, 채식위주의 식단과 생활습관 개선이 전립선 암 환자들에게 어떤 영향을 미치는지 연구하였다. 93명의 환자들을 무작위로 표준항암치료 그룹(통제집단)과 식습관과 생활 습관 개선 그룹(실험집단) 으로 나누었다. 1년 후, 실험집단 환자들의 전립선 특이 항원prostate specific antigen: PSA는 많이 줄어는데(나아진데)에 비해, 통제집단의 환자들의 전립선 특이 항원은 더 증가했다(악화됐다). 실험집단의 환자들은 MRI에서도 암의 진전 소견이 보이지 않아 암 치료가 필요없게 되었고, 통제집단의 6명의 환자들은 암 치료를 받아야 하는 상황이 되었다. 더욱더 놀라운건 실험 진단의 암세포들의 성장은 70% 억제되었고, 통제집단은 고작 9% 억제에 불과했다.[6]

약 1500명의 초기 유방암 환자들을 몇년 동안 연구한 실험이 있었다. 하루에 5인분 이상의 채소와 과일을 섭취하며 운동(하루에 30분동안 일주일 중 6일을 걷는 정도의 운동)을 한 그룹은 유방암 사망율이 50% 감소하였다.[7]

점점 더 많은 의사들이 좋은 영양이 암과의 싸움에 미치는 긍정적인 영향에 대해 동의하고 있다. 임상영양사 진 라만티아Jean LaMantia와 의사 닐 베린스틴Neil Berinstein가 쓴 책 "암 치료 필수 영양 가이드 및 요리책The Essential Cancer Treatment Nutrition Guide & Cookbook"에는 이런 문구가 있다. **"몇몇 식품들은 염증을 줄이고 면역력을 강하게 할 수 있는 반면 어떤 식품들은 암세포를 먹여 키우고 제어 불가능한 세포 분열을 일으키는 발암성 식품들이다."**[8]

2007년 11월, 음식, 영양, 신체 활동과 암과의 관계를 가장 포괄적으로 다룬 논문인 "**음식, 영양, 신체활동과 암 예방: 세계적 관점**Food, Nutrition, Physical Activity and the Prevention of Cancer: a Global Perspective" 이 출판되었다. 이는 미국 암연구 협회the American Institute for Cancer Research와 세계암연구재단the World Cancer Research Fund International의 합작으로 7000 여개의 실험 연구들을 21명의 세계적으로 유명한 연구학자들이 리뷰하여 탄생한 논문이다. 이 프로젝트는 지금도 "**지속된 업데이트 프로젝트**"를 통해 계속되고 있고,[10] 가장 최근에 2017년 보고서에서는 암과 영양에 관해 다음과 같은 결론들을 발표했다:[11]

강력한 증거들로 입증된 암 발생 위험율을 증가시키는 음식들

- 소금에 절인 식품들은 위암 발생 위험을 높인다.
- 알코올(술)은 대장암, 유방암(폐경기 전, 후 둘다), 간암, 구강암, 후두암, 인두암, 식도암(편평세포암종) 및 위암 발생 위험을 높인다.
- 마테(남미에서 나는 허브티)는 식도암(편평세포암종) 발생 위험을 높인다. 하지만 이는 이 허브티를 매우 뜨거운 상태에서 빨대로 섭취했을 경우에 기반한다.
- 광동식 소금Cantonese-style salted에 절인 생선은 비인두암 발생 위험을 높인다.
- 베이컨, 살라미, 햄 등 가공된 육류제품은 대장암과 위암 발생 위험을 높인다.
- 소고기, 돼지고기, 양고기, 염소고기 등 적색 육류는 대장암 발생 위험을 높인다.
- 당지수가 높은 음식들은 자궁암의 위험을 높인다.
- 아플라톡신Aflatoxins(음식의 잘못된 보관으로 생기는 곰팡이 독소)은 간암 발생 위험을 높인다. 더운 기후의 나라들에서 문제가 되고 이 독소를 가질 수 있는 다른 음식들로는 씨리얼, 향신료, 땅콩, 피스타치오, 브라질 너트, 칠리고추, 후추, 건조된 과일, 무화과 등이 있다.

강력한 증거들로 입증된 암 발생 위험율을 줄이는 음식들

- 브로콜리, 양배추, 시금치, 케일, 컬리플라워, 당근, 양상추, 오이, 토마토, 리크leek, 루타바가, 터닙(순무)같은 저탄수화물 채소들은 구강암, 후두암, 인두암 발생 위험을 줄인다.
- 과일은 폐암, 구강암, 후두암, 인두암 발생 위험을 줄인다.
- 채소, 과일, 견과류, 콩류, 통곡물whole grain로 만든 씨리얼/파스타/빵, 잡곡밥과 같이 식이섬유 함량이 많은 식품들은 대장암 발생 위험을 줄인다.
- 현미, 통곡물빵, 오트밀, 불거bulgur wheat 같은 통곡물은 대장암 발생 위험을 줄인다.

- 커피는 간암과 자궁암 발생 위험을 줄인다.
- 유제품안의 칼슘은 대장암 발생 위험을 줄인다.
- 알코올(술)은 신장암 발생 위험을 줄인다. 단, 하루에 30g(두잔 정도)만 마셨을 때 해당된다.

이 연구 결과들을 토대로한 음식 섭취 권장 사항은 다음과 같다:

- 고칼로리에 당분이 높은 음료수 섭취는 피하라
- 곡물, 채소, 과일, 콩류 섭취를 증가시켜라
- 적색 육류와 가공 육류 섭취를 줄여라. 일주일에 500g 이상의 소고기, 돼지고기, 양고기 등의 적색 육류를 섭취하지 말것. 베이컨이나 햄 같은 가공 육류는 되도록이면 아주 소량만 섭취한다.
- 암 예방을 원한다면 술은 마시지 말라
- 소금 섭취를 줄여라. 염분이 많은 가공식품의 섭취를 줄이고 소금 추가를 최소화 하여 하루에 2400mg를 넘지 않는다.
- 곰팡이 핀 곡물이나 씨리얼 섭취는 피하라. 아플라톡신에 오염되어 있을수도 있다.

다음으로, 2007년부터 지금까지의 세계암연구재단을 통해 발표된 연구 결과들을 바탕으로 어떤 음식들이 어떤 암에 좋은지 정리해 보았다. 당신이 어떤 암에 걸렸는지, 걸렸었는지에 따라, 또 어떤 암 가족력이 있는지에 따라 식단을 짜는데 도움이 될것이다. 제 9장에서 더욱더 세밀화된 권장 영양치료법에 대해 읽을 수 있다. 다음은 특별히 다르게 표기하지 않은 이상 매우 강력한 증거들을 바탕으로 한 권장 사항들이다.

대장암	• 통곡물은 대장암 위험을 줄인다. • 식이섬유는 대장암 위험을 줄인다. • 유제품은 대장암 위험을 줄인다. • 적색 육류는 대장암 위험을 높인다. • 가공 육류는 대장암 위험을 높인다. • 하루에 2잔 이상의 알코올 섭취는 대장암 위험을 높인다.
유방암(폐경 전, 후)	• 알코올(술)은 유방암 위험을 높인다.
식도암	• 알코올(술)은 식도암(편평세포암종)의 위험을 높인다.
	• 정기적인 뜨거운 마테차 섭취(남미의 전통방식대로)는 식도암(편평세포암종) 위험을 높인다.
위암	• 약 3잔 이상의 알코올 섭취는 위암 위험을 높인다. • 피클, 동남아시아의 전통적인 소금에 절인 생선 음식들 같은 고염분 음식들은 위암 위험을 높인다. • 가공육류는위암 위험을 높인다.
방광암	• 비소가 함유된 물 섭취는 신장암 위험을 높인다.
신장암	• 하루에 30g, 약 두잔의 알코올(술) 섭취는 신장암 위험을 줄인다. 50g(약 세잔) 이나 70g(약 5잔)등 더 많은 양의 알코올 섭취에 관한 증거들은 불충분하다.
간암	• 하루에 약 3잔 이상의 알코올 섭취는 간암을 유발할수 있다 • 아플라톡신(음식의 잘못된 보관으로 생기는 곰팡이 균독)이 생긴 음식 섭취는 간암 발생 위험을 높인다. 더운 기후의 나라들에서 더 잘 생기고 이 균독을 가질수 있는 다른 음식들로는 씨리얼, 향신료, 땅콩, 피스타치오, 브라질 너트, 칠리 고추, 후추, 건조된 과일, 무화과 등이 있다. • 커피 섭취는 간암 위험을 줄인다

유방암(유방암 완치 환자들을 위한 보편적 권장 사항)	• 고 식이섬유 식품들 섭취 • 콩류 섭취 • 지방, 특히 포화지방 섭취 줄이기
난소암	• 증거는 약하지만 저탄수화물 채소 섭취가 난소암 위험을 낮출수도 있다.
자궁암	• 커피섭취가 자궁암 위험을 낮춘다. • 당지수가 높은 음식들은 자궁암 위험을 높인다.
자궁경부암	• 증거는 약하지만 당근 섭취가 자궁경부암 위험을 낮출수 있다.
췌장암	• 엽산이 풍부한 음식들이 췌장암 위험을 낮춘다. • 증거는 약하지만 과일 섭취가췌장암 위험을 낮출수 있다. • 증거는 약하지만 적색 육류 섭취가췌장암 위험을 높일수 있다.
폐암	• 채소와 과일 섭취는 흡연자들의 폐암 위험을 현저히 낮춘다.
구강암, 인두암, 후두암	• 저탄수화물 채소, 과일과 카로틴을 함유한 음식들이 암 위험을 낮춘다. • 알코올(술) 섭취는 위험을 높인다. • 마테(남미에서 나는 허브티)를 매우 뜨거운 상태에서 빨대로 정기적으로 섭취할 경우 암 위험을 높인다.
비인두암	• 증거는 미약하지만 저탄수화물 야채와 과일이 암 위험을 낮춘다. • 광동식 소금절임 생선은 비인두암 위험을 높인다.
담낭암	• 증거는 미약하지만 매운 고추(캡사이신), 생선, 커피, 차, 알코올(술)이 암 위험을 줄인다.
갑상선암	• 채소섭취가 암 위험을 낮춘다. • 생선 섭취가 요오드 결핍이 많은 지역에서 갑상선 암 위험을 낮췄다

전립선암	• 리코펜과 셀레늄을 함유한 식품들이 전립선암 위험을 줄인다. • 증거는 미약하지만 비타민 E함유량이 높은 콩류 섭취가 암 위험을 줄인다. • 칼슘 함유량이 높은 음식 섭취는 암 위험을 높인다. • 증거는 미약하지만 가공 육류, 우유 및 유제품들은 암 위험을 높인다.
피부암	• 비소가 함유된 물의 섭취가 암 위험을 높인다.
고환암	• 우유 및 유제품 섭취가 암 위험을 높였다.
림프종 및 혈액암	• 채소와 과일 섭취는 낮은 림프종 및 혈액암 발생률과 관련이 있었다. • 적색 육류 포함 육류 제품은 암 발병율의 증가와 연관성이 있었다. • 알코올(술) 섭취는 비호지킨 림프종, 특히 버킷림프종 발생율을 줄였다. • 우유 및 유제품 섭취는 비호지킨 림프종 발생율 증가와 연관성이 있었다.

채소와 과일FRUITS AND VEGETABLES

세계암연구재단을 통한 이런 거대한 연구가 아니더라도 많은 역학적 연구와 케이스 컨트롤 연구들도 채소와 과일이 풍부한 식단은 여러 암 발생 위험을 현저히 줄인다고 보고했다.

식물성 음식들은 자연적으로 생겨나는 식물성 화학물질인 파이토케미컬을 지니고 있고 이 파이토케미컬들은 암 이외에도 다른 질병들과 싸우는데 탁월하다. 이것이 많은 연구들이 식물성 음식과 낮은 암 발생율의 관계를 찾은 큰 이유중에 하나일 것이다. 파이토케미컬은 다음과 같은 역할을 할수 있다:[15]

- 면역력 강화
- 우리가 마시고, 먹고, 호흡하는 물질들이 발암물질이 되는걸 막는 역할

- 암을 키우는 염증 해소
- DNA 손상을 최소화 하고 DNA 손상 회복을 도움
- 암을 유발할수 있는 세포 내 산화 스트레스 줄이기
- 암세포 성장속도 줄이기
- 이미 손상된 세포는 번식하기 전에 저절로 파괴되는걸 도움
- 호르몬 조절

식물성 음식들은 몇천 종류의 식물화학물질(파이토케미컬)phytochemical을 포함하고 있다. 매일 다양한 종류의 채소, 과일, 통곡물, 콩류를 섭취한다면 암세포와 싸우는 파이토케미컬을 몸에 제공하는 것이다. 연구진들은 채소와 과일에 포함된 파이토케미컬들은 여러 가지 항암 메커니즘을 가지고 있는데 이는 서로의 시너지에서 비롯된 것 일 것이다.[16]

식품화학Food Chemistry 저널에 발표된 한 실험에서 다양한 신선한 채소들을 착즙하여 위암, 신장암, 전립선암, 유방암, 뇌종양, 췌장암, 폐암 세포들에 첨가해 보았다. 전반적으로 전립선암과 위암 세포들이 채소즙으로 인하여 세포 확산이 줄었다. 다른 암세포들도 어느 정도 줄었지만 전립선암과 위암 세포들 정도는 아니었다.[17]

가장 큰 영향을 미친 채소들로는 방울 양배추, 양배추, 배추, 마늘, 파, 케일, 리크, 시금치가 있었다. 다음으로 큰 영향을 미친 채소들은 아스파라거스, 비트, 브로콜리, 꽃양배추, 청나래고사리, 풋강낭콩, 무, 적양배추, 순무와 양파였다. 중간 정도의 영향을 미친 채소들로는 샐러리와 가지가 있었다.[18]

한가지 명심할 점은 엄연히 말하면 이 결과는 채소 착즙액을 암 세포에 더했을 때 일어난 결과지 이 쥬스를 마신 환자들에 관한 결과는 아니다. 하지만 이 실험이 채소들의 항암효과를 입증하고 있음은 틀림없다. 마법같이 암을 사라지게 하는 한가지 음식은 없지만 다양한 항암 음식들의 시너지 효과를 기대하는게 가장 효과적인 방법이다.

다음은 여러가지 항암 파이토케미컬을 요약정리한 미국 암연구 협회가 제공한 차트다.[19]

파이토케미컬	식물 원료	효과
카로틴(베타카로틴, 라이코핀, 루틴, 제아젠틴)	빨간색, 주황색, 초록색 채소와 과일, 브로콜리, 당근, 익힌 토마토, 녹색 잎채소, 고구마, 겨울호박, 살구, 주황색 멜론, 오렌지, 수박	암세포 성장 중지, 항산화 역할, 면역력 강화
플라보노이드(안토시아닌, 퀘르세틴)	사과, 감귤류 과일, 양파, 콩, 두부, 두유, 에다마메(풋콩), 커피, 차	염증과 암세포 성장 중지, 면역력 강화, 몸안에 해독 효소 생성 증가
인돌과 글루코시놀레이츠(설포라판)	브로콜리, 양배추, 콜라드, 케일, 컬리플라워, 방울 양배추	발암물질들 해독/억제, 암 촉진하는 호르몬 생성 억제, 암세포 생성 예방
이노시톨(피트산)	겨, 옥수수, 오트밀, 쌀, 호밀, 밀, 견과류, 소이빈, 두부, 두유, 에다마메	암세포 성장 억제, 항산화
이소플라본(다이드제인, 제니스테인)	콩, 두부, 두유, 에다마메	암세포 성장 억제, 암 촉진하는 호르몬 생성 억제, 항산화
아이소싸이오사이아네이트	브로콜리, 양배추, 콜라드, 케일, 컬리플라워, 방울 양배추	발암물질들 해독/억제, 암조직 성장 예방, 항산화
폴리페놀(엘라그산, 레스베라트롤)	녹차, 포도, 와인, 베리류 과일, 감귤류 과일, 사과, 통곡물, 땅콩	암 생성 억제, 염증 감소, 항산화
테르펜(페릴릴 알코올, 리모넨, 카르노솔)	체리, 감귤류 과일의 껍질, 로즈마리	정상세포가 암세포로 변하는 걸 억제, 암 성장을 느리게 하기, 면역력 강화, 암 촉진하는 호르몬 생성 억제, 바이러스 예방, 항산화

과일과 채소를 많이 먹는 것 외에도, 착즙(쥬스)는 채소와 과일 섭취를 증가 시킬수 있는 아주 좋은 방법이다.

산성과 알칼리성의 밸런스

지난 몇년간 "혈액 알칼리화"와 "혈액의 산성"을 줄이는 식이요법에 관한 많은 책들이 출간되었다. 실제로 많은 환자들이 이것에 대해 물어보곤 했다. 결론부터 얘기하자면, 컨셉이 틀린건 아니지만 책의 저자들이 말하는 것 만큼의 엄청난 차이를 내는 것도 아니다.

당신의 혈액은(소변과 타액과는 달리) 약간 알칼리성의 pH를 띄고 있으며 7.4(7.35와 7.45의 평균)의 pH를 유지한다. 당신 몸의 산성과 알칼리성의 밸런스는 신장이 당신이 먹는 음식들에 어떻게 반응하냐에 달렸다. 신장이 음식의 영양 성분이 혈액안에서 알칼리성 영향을 미칠지 산성의 영향을 미칠지를 결정하고 당신의 몸이 거기에 어떻게 반응할지 결정한다.

사람들은 산성의 음식은 맛이 신 음식이나 위산과다를 초래하는 것들이라 생각한다. 예를 들어 토마토는 위산과다로 인한 속쓰림을 유발할수 있지만 혈액의 pH에 미치는 영향과는 다른것이다.

의사들은 "생체내에서 생긴 산NEAP"이라는 용어를 통해 음식이 혈액 pH에 어떤 영향을 미치는지 설명한다. 체내의 pH는 음식의 산성이나 알칼리성 효과에 의한것이지 음식 자체가 산성인것은 상관이 없다.

고대의 식사는 나트륨보다 칼륨이 풍부했고, 염화물보단 중탄산염이 더 많았다. 칼륨은 산성 pH에 있어 완충액 역할을 한다. 우리의 선조들은 10:1의 칼륨:나트륨 비율의 식사를 해왔고 우리의 몸은 그 비율에 가장 최적화 되어있다. 현대 사회의 가공식품들은 이 비율을 거꾸로 뒤집어 3:1로 나트륨이 더 높은 비율이 되었다.

대부분의 과일과 채소들은 알칼리성을 촉진하는데 이는 마지막 분해단계의 대사물질이 중탄산염이기 때문이다. 육류, 계란, 유제품은 모두 산성인 황산을 증가시킨다. 염화나트륨(소금)도 역시 산성이다. 칼륨염과 마그네슘은 알칼리성이다.

일반 미국인 식단은 산성에 가깝다. 이런 산성을 일으키는 식단을 장기적으로 먹었을 때의 혈액 pH는 높은 알칼리 범위(7.42~7.44)와 정반대인 낮은 정상범위(7.36~7.38)에 속한다. 혈액 pH는 집에서 잴수 있는 것이 아니라 연구원에서 동맥혈을 이용한 특수 테스트를 통해서만 측정할 수 있다.

식습관에 의한 산성 혈액 pH와 암 발생의 직접적 연관성을 다룬 연구 결과는 아직 없다. 하지만, 음식을 통한 산성화가 세포 레벨에서 미치는 영향과 그에 따른 암세포의 생성은 이미 알려진 바이다. 이는 육류는 최소화하고 과일과 채소가 대부분인 식단이 왜 암을 예방하는 식단인지의 이유이기도 하다.

식습관과 염증

만성염증은 암의 생성과 진행의 위험요소이다. 미국국립암연구소NCI의 말을 빌리자면 **"시간이 지날수록, 만성 염증은 DNA에 손상을 주어 암으로 발전할 수 있다."** 만성염증엔 감염, 장내 유산균 불균형, 흡연, 비만, 당뇨, 독소, 운동 부족 등 여려가지 원인들이 있다. 이 중에서 가장 컨트롤 하기 쉬운 것은 식습관이다.

하버드 대학 보건부 영양학과 교수인 프랭크 후Frank Hu 박사도 식습관이 염증을 없애는데 필수라고 동의했다. **"연구 결과들을 보면 음식과 음료수에 항염증 작용을 하는 성분들이 있고 과일과 채소가 풍부한 식사를 하면 염증을 줄일 수 있다."**고 후 박사는 주장한다.[25]

많은 연구들이 포화지방과 트랜스지방이 많은 식단은 염증을 유발하였고,[26] 오메가 3 지방산이 풍부한 식단은 염증을 낮춘다는걸 증명했다.[27] 탄수화물의 경우, 당지수가 높은 식단은 사이토카인 같은 염증물질의 생성을 높인다.[28,29]

그러므로 대체적으로, 식물성 식단은 항염증적이고, 어류를 제외한 동물성 식단은 염증을 증가시킨다. 염증을 줄이는 것을 목적으로 가장 많이 연구된 식단은 지중해식 식단이다. 이는 곧 자세하게 다뤄질 것이다.

암에 설탕이 미치는 영향

많은 환자들이 암 전문의들로 부터 당분이 많은 음식은 암과 상관이 없으니 많이 먹어도 무관하다는 말을 한다고 말하였다. 과연 그것이 올바른 과학인가? 우리는 그렇게 생각하지 않는다.

많은 연구결과에서 미국 성인 인구의 절반은 전당뇨 또는 당뇨라고 밝혔다.[30] 많은 사람들은 본인이 당뇨인지, 당뇨의 위험을 가지고 있는지 모른채 생활한다.[31] 당뇨의 진단 기준은 공복 혈당이 126mg/dL 이상이던지 헤모글로빈 A1C(당화혈색소)가 6.5% 이상일 때다.[32] 전당뇨의 경우 공복 혈당이 100mg/dL에서 125mg/dL 사이, A1C가 5.7%에서 6.4% 사이일때 해당된다.[33] 당뇨는 쉽게 테스트 할 수 있으며 집에서 측정할 수 있는 가정용 키트도 약국에서 구매 가능하다.

대부분의 당뇨병(전당뇨, 2형 당뇨병)의 메커니즘은 인슐린 저항성으로 설명된다. 인슐린 저항성이란 당신의 근육, 지방, 간 세포들이 인슐린에 반응하지 않고 인슐린을 받아들이지 않는걸 의미한다. 인슐린은 포도당을 세포로 운반하는 역할을 하므로, 인슐린 저항의 결과는 높은 혈당이다. 췌장은 이에 반응해 더 많은 인슐린을 내보낸다.

드문 당뇨병의 유형으로는 인슐린 의존형인 1형 당뇨병이 있다. 췌장 세포들이 필요한 양만큼의 인슐린을 생성하지 못할 때 일어나는 당뇨병이다. 치료법은 인슐린을 보충해주는 것이다. 2형 당뇨병도 컨트롤이 안된 채로 중증이 될 경우 인슐린을 써야 한다.

인슐린 저항성과 암을 키우는 환경 조성의 관계성은 이미 많이 입증되었다. 인슐린의 과다 분비는 암을 유발한다. 이것이 인슐린 치료를 받는 2형 당뇨 환자들이 왜 대장암에 걸릴 위험이 높은지에 대한 이유이기도 하다. 다른 연구결과들을 보면 인슐린 복용량이 늘어남에 따라 암 사망률과 악성 종양의 위험률이 높아진다.[35]

인슐린 저항성이 어떻게 암 생성을 부추기는지는 여러 메커니즘들이 있다. 종양 성장을 돕는 IGF-1과 같은 성장인자들의 다단계 신호전달, 염증 전달물질의 활성화, 에스트라디올 같은 자유 호르몬 증가 등이 포함된다.[36]

인슐린 저항은 스트레스, 약물 복용, 과체중, 환경 독소들, 식습관, 운동 부족 등 여러가지 이유들이 있다. 일반 미국인의 식단은 단순 탄수화물, 즉 설탕으로 가득하다. 빵, 파스타, 탄산음료, 쿠키, 페스츄리 빵, 사탕 등의 단수 탄수화물은 혈당을 치솟게 하고, 그 결과 인슐린이 과다 배출된다.

세계보건기구(WHO)가 권장하는 꿀, 시럽, 탄산음료, 주스를 통한 하루 설탕 섭취량은 하루 성인이 섭취하는 총 칼로리의 5% 미만이다. 하루에 2000칼로리를 섭취한다고 치면 25g의 설탕으로 계산이 나온다.[37]

많은 사람들이 음료수 하나, 에너지바 하나로도 이미 하루 권장량을 훌쩍 넘긴다. 평균적으로 미국인들은 하루에 82g(설탕19.5 티스푼)을 섭취한다![38] 당연히 이는 암으로 이어지는 인슐린 저항을 초래하고, 암의 위험인자인 비만을 유발한다.

많은 사람들이 한 가지 혼란스러워하는 부분이 있다면 곡물에 관한 진실이다. 정제된 곡물은 미국에서 단순 탄수화물의 섭취를 높이고 인슐린 저항을 초래하는 큰 이유다. 통밀 식빵 한 슬라이스가 콜라 한잔 보다 높은 당지수(음식이 얼마나 빨리 혈당을 높이는지 척도)를 가지고 있다![39]

당지수만큼 중요한 것은 섭취하는 탄수화물의 양과 혈당 부하 지수다. 탄수화물 섭취량이 너무 낮으면 피로하고 체중이 감소한다. 이는 암 환자들이 조심해야 하는 증상들이다.

다음 페이지의 표는 보편적인 탄수화물 음식들의 당지수와 혈당부하지수를 정리해놓은 테이블이다. [40]당지수와 혈당부하지수가 낮을수록 혈당의 증가가 작고 인슐린 생성도 낮다.

	당지수 (포도당 = 100)	1인분(gram)	1인분당 혈당부하지수
빵			
바나나 파운드 케익(설탕 첨가)	47	60	14
바나나 파운드 케익(설탕 무첨가)	55	60	12
스펀지 케익	46	63	17
바닐라 크림이 있는 바닐라 케익	42		24
사과 오트밀머핀(설탕 첨가)	44	60	13
사과 오트밀 머핀(설탕 무첨가)	48	60	9
와플(미국 브랜드)	76	35	10
베이글(냉동)	72	70	25
바게트 빵(냉동)	95	30	14
80% 보리 식빵	34	30	7
햄버거 빵	61	30	9
롤빵(Kaiser roll)	73	30	12
펌퍼니글(호밀)빵	56	30	7
50% 통밀빵	58	30	12
흰 식빵	75	30	11
통밀 식빵	69	30	9
100% 통곡물 식빵	51	30	7
피타 브레드	68	30	10
옥수수 토티야	52	50	12
밀가루 토티야	30	50	8
음료수			
콜라	63	250	16
오렌지맛 환타	68	250	23

	당지수 (포도당 = 100)	1인분(gram)	1인분당 혈당부하지수
Lucozade(탄산 포도당 음료)	95	250	40
무가당 사과주스	41	250	12
크랜베리 주스	68	250	24
게토레이(오렌지맛)	89	250	13
무가당 오렌지 주스	50	250	12
무가당 토마토 주스	38	250	4
씨리얼			
All-Bran®(곡물겨 씨리얼)	44	30	9
코코아맛 퍼프	77	30	20
콘후레이크	81	30	20
크림오브위트(Cream of wheat®)	66	250	17
크림오브위트(인스턴트)	74	250	22
Grape-Nuts®(통곡물 씨리얼)	75	30	16
뮤즐리	56	30	10
오트밀	55	250	13
인스턴트 오트밀	79	250	21
뻥튀기	80	30	17
Raisin Bran®(건포도 씨리얼)	61	30	12
Special K®	69	30	14
곡물들			
보리	25	150	11
옥수수	48	60	14
쿠스쿠스	65	150	9
퀴노아	53	150	13

	당지수 (포도당 = 100)	1인분(gram)	1인분당 혈당부하지수
흰쌀밥	72	150	29
바스마티 라이스(길쭉한 쌀, 날림쌀)	63	150	26
현미밥	50	150	16
반조리된 흰쌀밥	38	150	14
통밀	45	50	15
벌거(Bulgur)	47	150	12
쿠키와 크래커			
통밀 비스킷	74	25	13
바닐라 웨하스	77	25	14
숏브래드 쿠키	64	25	10
쌀 뻥튀기	82	25	17
호밀 크래커	64	25	11
참 크래커	74	25	12
유제품			
아이스크림	62	50	8
수제 아이스크림	38	50	3
우유	31	250 mL	4
무지방 우유	31	250 mL	4
저지방 요구르트(과일 첨가)	33	200	11
과일			
사과	36	120	5
바나나	48	60	11
말린 대추	42	120	18
자몽	25	120	3

	당지수 (포도당 = 100)	1인분(gram)	1인분당 혈당부하지수
포도	59	120	11
오렌지	45	120	5
복숭아	42	120	5
캔 복숭아	52	120	9
배	38	120	4
캔 배(절인 배)	44	120	5
프룬(Prunes)	29	60	10
건포도	64	60	28
수박	72	120	4
콩과 넛트류			
강낭콩(Navy beans)	39	150	12
강낭콩(Navy Beans) 스튜	40	150	6
검은 얼룩눈 콩(Black eyed peas)	50	150	15
검정콩	30	150	7
병아리콩	10	150	3
캔 병아리콩	42	150	9
강낭콩(Kidney beans)	34	150	9
렌틸콩	28	150	5
대두콩	15	150	1
소금친 캐슈넛	22	50	3
땅콩	13	50	1
파스타 및 면류			
페투치니	32	180	15
마카로니	50	180	24

	당지수 (포도당 = 100)	1인분(gram)	1인분당 혈당부하지수
치즈 마카로니(Mac and Cheese)	64	180	33
스파게티	46	180	22
통밀 스파게티	42	180	17
과자 스낵류			
콘칩	42	50	11
과일롤(Fruit Roll-Ups®)	99	30	24
땅콩 초콜렛(M&M®)	33	30	6
전자렌지 팝콘	65	20	7
감자칩	56	50	12
프레츨	83	30	16
초코바(Snickers®)	51	60	18
채소들			
초록색 완두콩	54	80	4
당근	39	80	2
파스닙	52	80	4
오븐에 구운 감자		150	33
물에 끓인 감자	82	150	21
인스턴트 매쉬 (으깬) 감자	87	150	17
고구마	70	150	22
미국 고구마(yam)	54	150	20
기타 음식들			
후무스(으깬 병아리콩)	6	30	0
전자렌지용 치킨 너겟	46	100	7
토마토소스 피자	80	100	22
슈프림 피자	36	100	9
꿀	61	25	12

설탕 대체 식품

우리는 많은 질병과 연관이 되어있는 인공감미료의 사용을 권장 하지 않는다. 퍼듀 대학 행동신경과학과의 교수인 수잔 스위더스Susan E. Swithers 박사는 인공감미료에 대한 논문을 발표하고 이렇게 말했다: "**인공감미료를 자주 섭취하는 사람들은 과다한 체중증가, 대사증후군, 2형 당뇨, 심혈관 질환의 위험이 증가한다.**"[41] 22년 동안 125,000명의 남성들을 관찰한 연구에서 하루에(코카콜라 라이트 같은) 아스파테임aspartame이 첨가된 다이어트 소다를 하루에 한 캔(155 mL)씩 섭취한 남성들이 비호지킨 림프종과 다발성 골수종에 걸릴 위험이 높았으나 이 같은 결과가 여성에겐 나타나지 않았다고 밝혔다.[42]

인공감미료를 피하고 자일리톨, 꿀, 스테비아stevia와 같은 천연감미료를 사용한다면 훨씬 적은 양의 설탕을 섭취하게 될 것이다. 쥬스와 탄산음료를 향이 가미된 탄산수나 허브티로 대체하고, 단게 먹고 싶을 땐 베리류 과일이나 다크 초코렛 등으로 해소하기를 권장한다.

와버그 효과The Warburg Effect

세포들은 대체적으로 산소에 의존하여 미토콘드리아에서 에너지를 생성해낸다. 산소를 이용해 에너지를 생성해내는 산소호흡 과정은 매우 효율적이다. 세포들이 에너지(ATP)를 생성할 수 있는 다른 방법으로는 발효 또는 무산소성 당 분해가 있다. 이는 포도당을 두 개의 피루빈산pyruvate 분자로 만드는 다단계의 과정을 거친 후 산소호흡 과정에 투입되어 에너지를 생성 하던지 아니면 발효되어 에너지를 만들고 젖산이라는 부산물을 만들어 낸다. 무산소성 당 분해는 에너지를 생성하는데 덜 효율적이지만 우리의 몸은 빠른 에너지 공급이 필요할 때 무산소성 당 분해를 이용한다.

1924년에 독일 의사이자 노벨상 수상자인 오토 와버그가 암세포는 정상세포와는 다른 대사작용을 한다고 밝혀냈다. 그는 암세포들은 산소가 있어도 무산소성 당

분해를 선호한다는 걸 발견했다. 그 결과 암세포들은 어느 상황에서도 적응하며 많은 양의 포도당을 이용해 빠른 세포증식에 필요한 에너지를 생성할 수 있다. 와버그 박사는 이런 고장난 에너지 대사가 모든 암의 출발지라고 주장했고 이를 "**와버그 효과**" 라고 한다.

이 가설은 암의 유전적 근원 가설에 묻혀 빛을 보지 못하다가 최근에 다시 재조명 받고 있다. 2012년, 토마스 사이프리드Thomas Seyfried 생화학 유전학 박사가 와버그 박사의 연구를 풀어낸 "암은 대사질환이다Cancer as a Metabolic Disease"라는 책을 출간했다. 사이프리드 박사는 암은 미토콘드리아의 손상으로 인한 대사질환이라고 주장했다. 또한 암의 근원이 유전자 변형이라는 가설을 정면 반박했다. 유전자 변형도 알고 보면 손상된 미토콘드리아에 의한 것이라는 얘기다. 사이프리드 박사는 암 환자들에게 칼로리 제한을 하되, 젖산, 포도당, 인슐린 생성을 감소시키고, 암세포들이 에너지원으로 쓸수 없는 케톤 생성을 증가 시키는 방식을 권한다.(이 방법은 후에 케토제닉 다이어트와 간헐적 단식에서 더 자세히 다룬다.)

암세포들은 변형된 헥소키나아제 II를 가지고 있다. 그래서 정상세포와 비교해 훨씬 더 빠르게 포도당을 흡수할 수 있다. 그 결과 젖산이 젖산이 쌓이고, 젖산은 주변 정상 조직도 손상시켜 암의 침투와 전이를 더 쉽게 한다.[49]

흥미롭게도, 암진단에 쓰이는 PET스캔도 변형된 헥소키나아제 II 특성을 사용한다. 헥소키나아제 II가 스캔에 쓰이는 포도당 닮은꼴 투영제를 암세포 안에 포화시킨다.[50] 그걸 통해PET스캔이 암세포 안의 대사활동을 측정하는 것이다.

우리는 와버그 박사의 이론이 거의 맞았다고 생각한다. UCLA, Memorial Sloan Kettering, 코넬 의대 연구진과의 연구에서 암세포들에게 포도당을 공급하지 않으면 죽는다는 것을 알아냈다. 포도당을 없애면, 우리의 몸이 자유 래디컬을 만들어 내어 암세포를 파괴시킨다.[51]

와버그 효과의 역사와 연구에 대해 좀 더 자세히 알고 싶다면, 트래비스 크리스토퍼슨Travis Christofferson이 쓴 "Tripping Over the Truth: How the Metabolic Theory of Cancer is Overturning One of Medicine's Most Entrenched Paradigms"라는 책을 참고하라

영양을 통한 암 예방

지중해식 식단(Mediterranean diet)

많은 사람들이 지중해식 식단이 심혈관 질환에 좋은건 알고 있지만 강력한 항암 효과도 있다는 것은 잘 알지 못한다.

지중해식 식단은 과일, 채소, 엑스트라 버진 올리브 오일, 생선, 통곡물, 콩류, 적당한 양의 와인, 소량의 적색 육류로 구성되어 있다. 대규모의 관찰연구에서 지중해식 식단은 낮은 암 발병률과 연관이 있는 것으로 알려졌다.

38만명이 넘는 미국인들을 대상으로 진행한 연구에서는 지중해식 식단이 남성 그룹에서는 5년 암 사망율을 17% 줄였고 여성 그룹에서는 12% 줄였다.[52] 다른 연구들도 대장암,[53~55] 유방암,[56, 57] 간암,[58] 위암,[59] 전립선암,[60,61] 식도암[62]에 지중해식 식단의 항암 효과를 입증하였다.

지중해식 식단만의 특징은 엑스트라 버진 올리브 오일이다. 여성들로만 구성된 한 연구에서 지중해식 식단을 따르면서 일주일에 1 리터(67큰술)의 엑스트라 버진 올리브 오일을 섭취한 그룹, 지중해식 식단과 함께 30g의 다양한 넛트류를 섭취한 그룹, 그리고 통제그룹으로 나누어 엑스트라 버진 올리브 오일의 효과를 분석하였다. 여성들의 평균 나이는 67.7세였다. 5년 후, 지중해식 식단을 따르면서 엑스트라 버진 올리브 오일을 섭취한 그룹에 있는 여성들은 통제 그룹과 비교해 약 68%의 낮은 유방암 발생 위험율을 보였다. 지중해식 식단과 함께 다양한 넛트류를 섭취한 그룹도 통제 그룹에 비해 낮은 암 발생 위험율을 보였지만 엑스트라 버진 올리브 오일 그룹만큼은 아니었다.[63]

우리는 암예방에 지중해식 식단이 아주 좋다고 생각한다. 하지만 북미주에서는 지중해쪽 국가들과는 달리 곡물들(빵, 파스타, 페스츄리 등)이 당지수가 높으므로 곡물은 최소화한 지중해식 식단을 따르길 권한다.

China Study Diet(중국에서의 연구를 통해 배운 식단)

2005년에 콜린 켐벨 박사T. Colin Campbell와 의사인 그의 아들 토마스 켐벨Thomas M. Campbell II이 직접 재배한 음식들을 주로 섭취하는 중국의 시골지역의 암을 포함한 여러 질병발생 위험율을 분석한 The China Study라는 책을 썼다. 이 책은 영양학과 건강에 관한 가장 포괄적인 연구로 인정받고 있다. 책의 결론은 육류와 유제품을 많이 섭취할수록 암 발생율이 높다는 것이다. 2016년에 출간된 개정판에서는 유기농 식단, 식물성 식단이 암과 만성 질환의 위험을 낮춘다는 결론을 내었다.

커프만 다이어트(Kaufmann Diet)

커프만 다이어트는 연구자이자 진균독소 전문가인 더그 커프만Doug Kaufmann에 의해 발명되었다. 이 식단은 많은 암의 근원이 되는 진균(곰팡이) 감염을 초래하는 음식을 피하는 것에 전제를 두고 있다.

항생제 과다처방, 고당식단(술 포함), 유전자 변형 농산물 안의 화학물질들은 체내 진균 번식을 초래한다. 진균독소는 옥수수, 땅콩, 곡물, 우유, 면실, 브라질넛트, 피칸, 피스타치오, 호두에 자주 발견된다. 환경에 있는 진균독소들은 입증된 발암물질이다. 많은 사람들이 페니실린 같은 약물에서도 진균독소가 검출 될 수 있다는 사실에 놀란다. 발암성 외에도 진균독소는 면역력도 감소 시킨다.[64]

수십년간의 연구를 통해 커프만 박사는 이런 가설을 주장한다: “암은 진균의 DNA와 우리 몸안의 백혈구들의 DNA가 합쳐져 새로운 하이브리드 종양을 만들었을 때 시작된다. 이 하이브리드 종양은 50%가 인간에서부터 비롯되었기 때문에 우리 면역 시스템의 방어를 피할 수 있다.”[65]

커프만 박사의 가설이 점점 입증되고 있다. 예를 들어, p53 유전자는 암 환자들 사이에서 가장 많이 변이된 유전자다.[66] 이 유전자의 변이는 손상된 DNA를 가진 세포가 계속 증식할 수 있게 한다. 대부분의 p53 유전자 변이는 후천적이다.[67] 메이저 의학 저널에 실린 한 연구는 아스페르질러스 곰팡이Aspergillus fungus가 만드는 진균독소인 아플라톡신 B1이 p53 유전자 변이와 간암의 원인이 된다고 밝혔다.[68]

커프만 박사는 암과 곰팡이 사이의 몇가지 유사점을 집어냈다:

- 주머니 형태(종양)를 만들어 확산한다.
- 무산소 상태에서도 영양분을 분해할 수 있다.
- 젖산을 만든다.
- 유지, 증식, 번식을 위해 호스트에 의존한다.
- 당분이 있으면 잘 자라고 당분이 없으면 죽는다.
- 강아지만이 감지할 수 있을 정도의 휘발성 유기물질을 내보낸다.
- 항진균제에 반응한다.

커프만 식단을 따르는 의사들은 곡물, 술, 이스트(효모), 버섯류, 땅콩 섭취는 피하라고 권하고 항진균제를 처방한다. 단백질과 채소의 구성은 케토제닉 다이어트가 단백질 함유량이 좀 더 높지만 대충 비슷하다.

커프만 식단에는 두개의 단계가 있다. 첫단계는 탄수화물을 아주 엄격하게 끊는 것이다. 목표는 곰팡이를 굶어죽이는 것이다. 이는 진균독소에 의한 세포 안의 DNA 손상을 줄이고, 염증을 줄이고, 면역력을 향상 시키면서, 세포들이 정상적으로 증식하고 에너지를 생성하는데 도움을 준다. 두번째 단계는 건강한 탄수화물을 소량 허락한다. 더 많은 정보를 얻으려면 www.knowthecause.com 웹사이트를 확인하길 바란다.

케토제닉 다이어트 ketogenic diet (KD)

케토제닉 다이어트는 의학적으로(특히 소아) 간질, 경련을 치료하는데 널리 쓰여져 왔다. 최근에는 알츠하이머 치매, 파킨슨병, 루게릭병, 뇌손상, 뇌졸중, 자폐증, 우울증, 두통, 기면증, 유전적 대사질환, 여러 종류의 암, 심장마비에도 쓰이고 있다.[70] 비만인들에게는 체중 감소하는데도 탁월하다.[71]

케토제닉 다이어트는 극소량의 탄수화물과 풍부한 지방질, 적당량의 단백질 섭취에 기반을 둔다. 케토제닉 다이어트라 불리는 이유는 지방 분해를 통해 케톤이 생성되기 때문이다. 이 현상을 케토시스라고 한다.

와버그 현상에서도 배웠듯이, 우리의 몸은 탄수화물을 포도당으로 분해하여(당분해를 통하여) 에너지를 생성한다. 탄수화물 섭취가 하루에 50g 미만으로 제한될 때는 우리의 몸은 포도당을 얻기 위해 간에 의존한다. 간은 포도당의 저장 형태인 글리코겐을 가지고 있다. 하지만 24~48시간동안 탄수화물을 제한한 후에는 간의 글리코겐도 소모되고 케톤을 통해 ATP에너지를 생성하게 된다. 케톤은 섭취하는 음식안에 지방산이 분해되면서 생긴다.

여러 연구들은 대부분의 암세포들이 미토콘드리아의 구성과 기능의 차이 때문에 케톤을 에너지원으로사용하지 못한다고 밝혔다.[72] 이는 암세포들에게 대사적 스트레스를 초래하고 항암효과를 일으킨다.[73] 케톤은 몇몇 암세포들에게는 독이 되기도 한다.[74]

케토제닉 다이어트는 암세포의 산화 스트레스[75]를 높임으로 인해서 추가적인 항암 효과를 내고, 혈관신생을 막으며, 항염효과가 있고, 세포자연사를 유도하며,[76] 히스톤에서 아세틸 그룹을 제거하는 효소histone deacetylases를 제제[77]함으로써 암세포들의 증식을 감소시킨다. 케토제닉 다이어트가 직접적으로 인슐린 레벨도 줄이므로, 암을 키우는 TAF나 IGF-1같은 호르몬도 줄이면서 암과 싸운다.[78,79]

케토제닉 다이어트에 관한 첫 연구는 1987년으로 거슬러 올라간다. 연구진들은 대장암에 걸린 실험쥐들이 케토제닉 다이어트를 했을때 종양의 무게가 줄고 악액질이 호전된다는 것을 발견했다.[80] 다른 동물 실험들도 케토제닉 다이어트가 악성 피부암, 대장암, 위암, 전립선 암 종양 성장을 억제하고 생존율을 높인다는 걸 증명했다.[81] 동물 실험에서 케토제닉 다이어트는 방사선 치료의 효과도 향상시킨다는게 입증됐다.[82]

인간을 대상으로 한 실험에서는 아직은 한계가 있지만 기대를 불러일으키는 데이터들이 논문에 소개되었다. 1995년에 어느 케이스 리포트가 케토제닉 다이어트를 한 뇌종양(악성 별아교세포종)에 걸린 두명의 소아 여아 환자들에 대해 보고했다. 8주후 FDG-PET 스캔에서 21.8% 낮은 포도당 흡수율을 보여 게토제닉 다이어트의 항암효과를 입증했다. 두 환자들 모두 신체기능과 영양상태가 모두 호전 되

었다.[83] 둘중의 한명은 1년동안 암관해 상태였으며 10년후에도 계속 살아있었다.[84]

2012년에는 알버트 아인슈타인 의대 교수인 유진 파인Eugene Fine 박사가 10명의 암 말기 환자들을 데리고 4주간의 케토제닉 다이어트 실험을 진행하였다. 암이 빠르게 진행되던 9명의 환자들 중에 5명은 안정기에 돌입했고 PET 스캔을 통해 부분적 완치를 확인할수 있었다. 환자의 건강과 안전을 위협하는 부작용은 9명 모두에게 일어나지 않았다.[85]

2016년, 독일의 나탈리 젠슨Natalie Jansen 박사가 10개월간 78명의 암 환자들을 개인 클리닉에서 치료하며 연구했다. 78명의 암의 종류와 단계는 다양했다. "완화 치료를 받은 환자들 중 케토제닉 다이어트를 따른 환자들은 확실히 다른 점을 보였다. 이는 케토제닉 다이어트를 엄격하게 따르는 데에 긍정적인 효과가 있음을 의미한다"고 보고했다.[86]

현재 미국국립암연구협회에서 후원하는 케토제닉 다이어트와 방사선 치료와 항암치료의 효과를 보는 임상연구들이 다양하게 진행되고 있다.

케토제닉 다이어트의 효과가 몇몇 연구를 통해서 입증된 바, 의료진들의 감독 아래 통합 암 치료 프로그램의 한 부분으로써 쓰일 수 있다. 심각한 부작용은 보고된 바 없다. 경미한 부작용들은 식단을 조금 조절함으로써 고칠 수 있다.

고지방식은 특히 어린이들에게 피로감, 메스꺼움, 구토를 유발할 수 있다.[87] 저혈당 증세 또한 소아환자들에게 일어날 수 있다.[88] 우리의 임상 경험을 보면 L-카르니틴(아미노산 중 하나)를 건강 보조제로 복용할 경우 카르니틴이 미토콘드리아 안에서 지방대사를 촉진 시키므로 부작용을 줄이는데 도움이 된다.

어른들도 소화불량을 호소할 수 있으며 콜레스테롤 레벨이 높아질 수 있다.[89] 저혈당, 공복감, 기력감소, 어지러움, 피로감, 변비, 근육 경련, 탈수, 경미한 산성혈증, 케톤입냄새, 체중 감소, 혈압 변화, 가슴 두근거림, 메스꺼움 등의 증상들도 나타날 수 있다.[90] 신장 손상은 이론일 뿐, 임상적으로는 문제가 되지 않는다고 연구 결과들이 나와있다.[91] 어린이들에 비해 어른들은 대체적으로 경미한 부작용 증상들을 보인다.[92]

만약 췌장염, 담낭 질환, 간 기능 저하, 지방 소화기능 저하, 영양불량상태, 위우회술, 복부암의 경력이 있다면 케토제닉 다이어트를 시작하기 전에 전문의와 꼭 상의하길 바란다.[93]

몇몇 연구들은 케토제닉 다이어트가 셀레늄, 구리, 아연 등의 우리 몸안의 미네랄을 고갈시킨다고 보고했다. 케토제닉 다이어트 중, 보조제로 미네랄을 보충 할 것을 권장한다.

몇몇 의사들은 케토제닉 다이어트가 파이토케미컬이 풍부한 채소 섭취가 부족하다고 걱정하지만, 책 "**암의 대사적 접근**The Metabolic Approach to Cancer"에 쓰여있 듯, 케토제닉 다이어트로도 충분한 파이토 케미컬 섭취가 가능하다.[95]

케토제닉 다이어트라 함은 무게로 3:1 또는 4:1의 지방과 탄수화물+단백질 비율을 말한다.[96] 전체 칼로리 섭취의 8%가 단백질 2%가 탄수화물, 90%가 지방이다. 비교하자면, 가장 보편적인 미국인의 식단은 15%가 단백질, 50%가 탄수화물, 35%가 지방이다.[97]

몇몇 사람들은 30g 까지의 순 탄수화물 섭취도 가능하지만, 대부분의 사람들이 케톤증/케토시스에 도달하기 위해선 20g이하의 순 탄수화물(총 탄수화물 섭취 무게에서 소화되지 않는 식이섬유의 무게를 뺀 값)을 섭취해야 한다.

케토제닉 다이어트는 설탕, 모든 곡물, 옥수수, 감자, 완두콩, 오크라, 아티초크, 대부분의 콩류와 같은 탄수화물 함량이 높은 채소들을 모두 배제한다. 아보카도, 레몬, 라임, 적은 양의 딸기, 블루베리, 블랙베리, 산딸기를 제외하고는 당이 높은 과일도 피해야 한다.

탄수화물 함량이 낮은 채소들도 많이 있다. 초록잎 채소들과 상추, 알팔파 새싹채소, 아스파라거스, 청경채, 방울 양배추, 양배추, 컬리플라워, 셀러리, 부추, 오이, 케일, 펜넬(회향), 마늘, 콜라비, 리크, 버섯, 올리브, 무, 파, 시금치, 주키니 호박 등이 섭취 가능한 채소들이다. 이와 같이 파이토케미컬이 풍부한 채소들을 섭취하는 것이 단순 케토시스 상태를 만드는 것보다 케토제닉 다이어트를 건강하게 실행하는데에 매우 중요하다.

생선, 유기농 계란, 육류와 같은 지방이 많은 단백질 섭취가 좋다. 예를 들자면, 육류(소고기, 돼지고기, 양고기, 어린송아지 고기, 염소고기, 오리고기), 치킨, 칠면조, 생선(멸치, 대구, 넙치, 연어, 고등어, 청어, 송어), 씨푸드(조개, 게, 랍스터, 새우, 홍합, 굴, 가리비), 넛트와 씨앗 종류(마카데미아, 피칸, 아몬드, 호두, 아마씨, 햄프씨드, 치아씨드), 그리고 설탕 함류량이 낮은 단백질 파우더 등이 있다.

케토제닉 다이어트에 적합한 지방과 오일들을 나열하자면 버터같은 동물성 지방, 아보카도 오일, 아몬드 오일, 코코넛 오일/버터, 올리브 오일 등이 있다.

케토시스에 도달했는지 테스트 하기 위해서는 소변안의 케톤이나 혈중 케톤을 측정하는 홈 키트를 사용하기 바란다. 케토제닉 다이어트를 처음 시작할때는 계속 케토시스를 유지하고 있는지 확인하기 위해 더 자주 테스트해야 한다. 전문가들이 권유하는 방법은 아침 식사전에 한번 체크, 점심먹고 2시간 후에 체크, 저녁먹고 2시간 후에 체크하는 방법이다. 소변을 통해 케토시스를 확인하는 것은 초기에만 효과적이고 몸이 케토시스에 적응을 하고 나서는 혈중 케톤을 측정하는게 더 정확하다. 영양사나 통합의학의사가 당신을 코치 해줄 수 있지만 암 치료를 목적으로 케토제닉 다이어트를 한다면 집에서도 꾸준한 모니터링이 매우 중요하다.

암과 케토제닉 다이어트에 있어 전문가인 사이프리드 박사는 암 환자들을 위해 글루코스 케톤 지수 계산기(GKIC)를 개발했다. 뇌종양 환자들을 상대로 케토제닉 다이어트 포함 대사치료법을 연구하는데 사용되었다.[99] 글루코스 지수와 케톤 지수를 합친 글루코스(포도당) 케톤 지수가 개별적인 케톤지수 또는 글루코스 지수보다 더 신빙성이 있다는 논리이다.[100] 이상적인 레벨은 1.0 이하다.[101] 글루코스 케톤 지수는 혈중 글루코스(mmol/L)를 혈중 케톤(mmol/L)으로 나누어 계산한다. 보편적으로 쓰이는 혈중 글루코스 단위 mg/dL을 18로 나누면 mmol/L 단위로 쉽게 바꿀수 있다. 그렇지 않으면 인터넷에 변환 웹사이트들을 이용하면 쉽다.

사이프리드 박사는 혈중 글루코스와 케톤을 식후 2~3시간 후, 하루에 2번씩 측정하기를 권장한다. 혈중 글루코스와 케톤 측정에는 “Precision Xtra”라는 측정기기를 추천한다.

다시 한번 말하지만, 암 치료에 도움이 되고자 케토제닉 다이어트를 할 경우, 꼭 의사의 진도지휘 아래서 하길 바란다. 많은 사람들이 케토제닉 다이어트, 지중해식 식단, 간헐적 단식을 번갈아 가면서 하기도 한다.

케토제닉 다이어트를 위한 식단을 짜는데 도움을 주는 책들이 많이 나와있다. 도미니 켐프Domini Kemp와 패트리샤 데일리Patricia Daly가 쓴 "케토제닉 식단The Ketogenic Kitchen"과 엘렌 데이비스Ellen Davis가 쓴 "케토제닉 다이어트로 암과 싸우기Fight Cancer with a Ketogeninc Diet"를 추천한다. 케토제닉 다이어트 및 대사치료에 대해 더 깊게 공부하고 싶다면 자연의학 의사인 네이샤 윈터스Nasha Winters와 제스 히긴스 켈리Jess Higgins Kelly가 쓴 "암에 대한 대사적 접근The Metabolic Approach to Cancer"을 추천한다. 레시피와 조리방법이 가장 많이 포함되어 있는 리사 프라이스Lisa Price와 수잔 긴즈Susan Gins가 쓴 "암치료와 회복기에 요리하기Cooking through Cancer Treatment to Recovery"도 좋은 자료다.]

간헐적 단식(Intermittent fasting)

요즘 들어 새롭게 부상하고 있는 다이어트다. 단식을 하면 몸 안에서 케토제닉 다이어트와 똑같은 대사 현상이 일어난다. 간에 저장되어 있던 글리코겐을 다 쓰고 난 후, 아미노산을 포도당으로 변환 시키고 나서, 지방을 분해해 지방산을 케톤으로 변환하여 에너지를 만든다.

100 여년 전에, 실험쥐를 통해 칼로리 제한이 항암 효과가 있다는 걸 처음 알게 되었다.[102] 그 이후로 많은 동물 실험들을 통해 칼로리 제한이 암의 진전을 더디게 한다는 걸 입증했다.[103] 더불어, 원숭이들을 대상으로 20년간 한 연구는 칼로리 제한이 암 발생율을 50% 감소 시키고 고령으로 인한 사망율을 낮춘다는 연구 결과를 낳았다.[104]

간헐적 단식은 IGF-1, 인슐린, 글루코스, IGFBP 1과 같이 암을 키우는 호르몬과 성장인자들은 물론 케톤체들의 항암 효과를 키워 항암에 좋은 영향을 미친다. 전문가들은 간헐적 단식이 "**정상 세포들은 보호해주고 암세포들은 잘 살수 없는 환경을 만들어준다**"라고 얘기한다.[105] 또한 2~3일간의 간헐적 단식은 "**독소로 부터 정상 세포들을 보호하고 암세포들의 죽음은 부추기는 아주 효과적인 방법이다**"라고 발표했다.[106]

한 임상 실험에서 참가자들에게 매달 5일 동안 단식모방식단(FMD)을 하며 하루 권장 칼로리양의 34~54%를 섭취하며, 최소 9~10%의 단백질, 34~47%의 탄수화물, 44~56%의 지방으로 구성된 식단을 따르게 하였다. 참가자들은 무작위로 매달 5일 동안 단식모방식단을 3개월간 하는 그룹과 평소 먹던 대로 먹는 통제 그룹으로 나누어졌다. 3개월 후에는 단지 모방 식단 그룹에 속해 있던 참가자들에게도 아무 제제 없이 실험자의 예전 식단으로 식사하게 하였다. 단지 모방 식단 그룹은 에이징, 당뇨, 심혈관 질환 위험률이 낮아졌다. 단지 모방 식단을 중단한 후에도 공복혈당지수와 IGF-1 레벨은 원래 기준치보다 낮게 유지되었다.[107]

또 다른 실험에선 각기 다른 악성 종양을 가진 10명의 암 환자들을 항암 전(48~140시간 전)과 항암 후(5~56 시간 후)에 단식을 하게 하였다. 이 암 환자들은 평균적으로 4번의 항암 치료를 받으며 단식을 하였다. 대표적인 항암 부작용 증상들인 구토, 설사, 피로, 무기력함 등이 줄어들었다. 이 중 암 진전상태가 추적 가능한 케이스에서는 단식이 종양을 더 키우지 않으며 항암제의 효능을 방해하지 않는 것으로 나타났다.[108]

어느 한 예비단계의 연구는 13명의 HER-2 음성 유방암 2~3기 환자들 중 7명은 항암(도세탁셀, 독소루비신, 시클로포스파미드) 24시간 전후에는 단식을 하게 하였고 나머지는 일반적 건강식을 먹게 하였다. 단기간의 단식은 참가자들이 따라하는데 큰 어려움이 없었고 단식을 하지 않은 그룹과 비교해서도 부작용이 없었다. 단식을 통한 이익은 적혈구와 혈소판 증가, 항암제로 인한 정상세포 DNA 손상 억제 등이 있었다.[109]

간헐적 단식은 특히 항암 전 후에 전략적으로 사용될 경우 암 환자들에게 장기적 칼로리 제한을 대체할 수 있는 좋은 방법이다. 한가지 방법은 항암 하루 이틀 전/후에 물만 마시는 방법이다. 일년에 몇번 단식을 하는 것도 암예방에 도움이 된다. 단식법은 제 8장에 더욱더 자세히 소개될 것이다.

체중과 근육량 유지

암 환자들에게 식단은 악액질과 골격근량 및 체중 감소를 치료, 예방하는 데 매우 중요한 역할을 한다.[110] 약 80%의 말기 암 환자들이 악액질에 걸린다.

만성 염증, 통증, 항암화학치료제, 암세포의 대사, 제한된 신체 유동성 모두 악액질에 기여한다. 확실한 건, 지금 당신과 의사가 악액질 예방을 위해 당장 변화를 줄 수 있는건 영양 상태다.

악액질, 근육감소증에 관한 저널Journal of Cachexia, Sarcopenia and Muscle에 실린 남성 암 환자들을 상대로 한 연구에서 암 단계, 알부민 레벨과 체중 감소의 정도가 생존율을 좌우한다고 발표했다. 다시 말해, 암 환자들에게는 체중 감소를 줄이기 위한 이상적인 영양 식단이 아주 중요하다는 말이다.

악액질 때문에 고통받고 있다면, 의사의 도움을 받아 악액질을 예방하고 치료할 수 있는 식단을 처방받길 바란다. 대부분 소화와 흡수가 용이한 건강 보조제와 단백질 파우더가 많이 사용된다. 필수 아미노산들이 함유된 단백질 파우더는 근육량을 유지하는데 도움이 된다. "바이오의약품과 약물치료Biomedicine & Phamacotherapy"저널의 한 리뷰 논문은 하루에 체중 1 킬로그램 당 30~35 칼로리 섭취, 1 킬로그램 당 1~1.2g 단백질 섭취, 그리고 단백질을 통해 얻는 칼로리를 제외한 나머지의 30~50%를 지방으로 채우기를 권장한다. 이 리뷰 논문은 "만성 질환을 지닌 환자들에게 건강보조제는 신체기능 유지와 체중 증가에 도움이 된다"라고 결론 지었다.[113]

오메가-3 지방산이 풍부한 어유도 많은 연구 실험들을 통해 말기암 환자들의 체중과 근육량 감소를 줄이고 생존율도 높이는 걸로 입증됐다. 그리고 영양에 신경을 쓰면서 꼭 운동을 병행하는 것이 중요하다.[114~117]

식단 가이드

당신이 영양사와 의사의 지시 아래 어떤 식단을 따르든, 다음 사항들은 대부분의 암 영양 전문가들이 권장하는 기본적인 식단 가이드다:

- 되도록이면 유기농으로 먹어라
- 정수된 물을 마셔라
- 식이섬유가 풍부한 음식(식물성 음식)을 먹어라
- 오메가-3 지방산이 풍부한 음식(생선과 일부 식물성 음식들)을 먹어라
- 가공되지 않은 상태의 음식을 먹어라
- 콩기름, 옥수수 기름, 면실유는 피하라
- 올리브 오일이나 코코넛 오일 같은 건강한 오일을 섭취하라
- 유제품은 최소화하라
- 인공감미료와 식품방부제는 피하라
- 튀긴 음식, 숯에 그을린 탄 음식은 피하라
- 가공된 스낵과자나 패스트푸드에 많은 트랜스 지방 섭취를 피하라
- 저염식단을 하라
- 설탕 함유량이 높은 탄산음료나 주스, 고과당 옥수수 시럽이 들어간 음료수는 피하라
- 허브티나 유기농 그린티를 마셔라
- 다불포화 지방은 피하라
- 요리 시 다양한 향신료를 사용하라
- 설탕과 단순 탄수화물 섭취를 최소화하라
- 땅콩같이 진균독소에 오염됐을 수 있는 음식들은 피하라
- 질산염 방부제가 포함된 가공육류는 피하라

- 술을 피하라
- 급하게 먹지 말아라

영양과 식단은 모든 암 치료의 기반이 된다. 우리의 임상 경험으로는 암 치료의 효과가 나쁜 영양과 식단으로 떨어지는 경우를 수도 없이 많이 봤다. 식단을 바꾸는 것은 어려운 일이지만 그만큼의 값어치가 있고 보상이 따르는 것이라 우린 확신한다. 하지만 한가지 더 중요한 점은, 암 환자들의 마음가짐도 암 치료의 성공율을 좌우 할수 있다는 것이다.

CHAPTER 6

SUPPLEMENTS FOR TREATING AND PREVENTING CANCER

암 치료와 예방에 쓰이는 건강 보조제들

영양 보조제들의 안전성과 효율성에 대한 과학적 입증을 기반으로, 통합의학의사들은 건강 보조제들을 환자의 삶의 질과 치료의 성공율을 높이기 위해 자주 사용한다. 비타민과 미네랄을 비롯 식물성 추출물들, 동종요법homeopathic 치료제들과 같은 건강보조제들은 통합 암 치료 프로그램에 널리 쓰이고 있다. 표준치료에만 익숙한 의사들과 암 전문의들은 영양 보조제들의 안전성과 효과에 관한 연구들에 대해 잘 모른다.

영양 보조제들에 대한 연구는 보조 치료법에 국한 되어있고, 주 치료법으로 사용에 관한게 아님을 분명히 말한다. 그러므로 영양 보조제들은 식단, 운동, 스트레스 줄이기와 더불어 통합 암 치료법의 일부분으로 사용되는 것이다. 영양 보조제들로부터 가장 좋은 효과를 보려면 통합의학전문의와 상의하는 것이 가장 좋은 방법이다.

많은 연구들이 영양보조제들이 표준항암치료와 병행 되었을 때 표준항암치료의 부작용을 줄이고, 면역력 강화, 삶의 질 향상 및 치료 성과를 높이는 시너지 효과를 낸다고 보고하였다. 영양보조제들이 암 예방에도 탁월하다는 결과를 발표한 논문들도 많다.

몇 백개의 건강보조제들이 있지만 여기서 우리는 연구가 가장 많이 되었고 우리 임상경험이 가장 풍부한 것들만 엄선해서 소개하겠다. 영양보조제들의 요약 정리는 환자들 교육을 위한 가이드로, 당신의 통합의학의사가 왜 처방했는지를 더 잘 이해하는데에, 또는 당신의 암주치의와 나눌 영양보조제들에 대한 정보로 사용되길 바란다.

버섯균사체(AHCC; ACTIVE HEXOSE CORRELATED COMPOUND)

무엇?	표고버섯과 같은 담자균류 버섯의 균사체 추출물로서 쌀겨가 들어간 액체에 배양하여 얻어낸다.
효능	면역력 강화, 암 예방, 통합 암 치료, 화학 항암 요법 부작용 줄이기
작용 메커니즘	글루칸을 통해 면역 증강 작용을 한다. NK세포와 T세포같은 면역 세포들의 면역 반응을 증강 시킨다.[1,2] 배양암세포들을 이용한 실험들과 동물 실험들이 항암 효과를 입증하였다.[3~5]
연구결과	간암 병력이 있고 간암 수술을 했던 환자들에게 AHCC를 줬더니 전반적으로 생존율이 통제그룹보다 높았다.[6] 말기 간암 환자들을 대상으로 한 연구에서는 AHCC를 복용한 그룹과 플라시보 처방을 받은 통제그룹을 비교했을 때 AHCC 그룹의 생존 기간이 통제그룹에 비해 월등히 길었다.[7] 또한 AHCC는 췌장암[9] (췌관 선암종)을 비롯 말기 암 환자[8]들에게 항암 화학치료의 부작용을 줄이는데도 탁월하다고 보고되었다.
안전성	부작용이 흔하진 않지만 간혹 설사와 피부 간지러움을 일으킬 수 있다. 아직 연구된 바는 없지만 이론적으로 CYP450 2D6 경로를 통해 작용하는 약물들 (독소루비신, 온단세트론, 선택적 세라토닌 재흡수 억제제, 타목시펜)과 반응하여 약물의 효과를 감소 시킬 수 있다. [10]
복용량	하루 3000~6000mg

아세틸-L-카르니틴Acetyl-L-Carnitine(ALC)

무엇?	몸에서 만들어지는 아미노산 중 하나지만 건강기능식품으로 많이 판매 되고 있다.
효능	항암치료에 의한 또는 당뇨 합병증으로 인한 말초신경장애에 효과적이다. 기억력 향상에도 도움이 되는것으로 알려져 있다.
작용 메커니즘	아세틸-L-카르니틴은 신경전달물질인 아세틸콜린과 도파민의 활동을 촉진시켜 기억력 향상에 도움을 준다. 또 하나의 세포 메커니즘으로는 지방산을 미토콘드리아로 배달해 세포 에너지 생성에 도움을 주는 것이다. 어떻게 말초신경장애를 완화 시키는지 확실하게 규명되진 않았지만 신경전달 기능이 향상되고 통증 시그널을 막아주기 때문이지 않을까 생각된다. 신경세포 손상의 복원 및 재생을 촉진하는 효과가 알려져 있다.[12]
연구결과	항암화학치료(탁산, 5 플라티넘)으로 인한 말초신경장애를 앓는 35명의 환자들에게 하루에 3번씩 1000mg의 아세틸-L-카르니틴을 8주 동안 복용하게 하였다. 결과는 25명 중 23명의 증상이 매우 호전되었다.[13] 또 다른 실험에서는 27명의 항암화학치료(시스플라틴, 파클리탁셀)로 인한 말초신경장애를 앓는 암 환자들에게 아세틸-L-카르니틴을 정맥주사로 투여하였다. 한 번에 1g씩 최소 10일, 길게는 20일동안 매일 투여하였다. 환자들이 조금이라도 모두 증상 호전을 보였고 이 치료로 인한 부작용은 없었다.[14] 아세틸-L-카르니틴의 인지력, 기억력 감퇴 예방 효능에 대한 연구 결과는 좀 믹스되어있다. 심한 간성뇌증을 앓고 있는 환자들을 대상으로 한 실험에서는 아세틸-L-카르니틴이 인지력 기능을 개선시키는데 도움이 되는 걸로 나타났다.[15]
안전성	부작용이 거의 없지만 소화장애, 불안증이 나타날 수 있다.
복용량	하루1000mg씩 세번, 가능한 공복에 복용

아르테미시닌(칭하오쑤; QINGHAOSU)

무엇?	본래 한약재로 사용되는 개똥쑥 추출물
효능	말라리아 및 다른 기생충 감염에 쓰이고 암세포를 죽이는데도 효과적이라고 알려져 있다.[17,18]
작용 메커니즘	항암 효과에 여러 메커니즘이 있지만 여러 암세포 라인을 실험한 결과 암세포를 죽이는 효과가 있었다.[19~22] 철분과 반응하여 프리라디컬을 통해 암세포를 죽인다.[23]
연구결과	아르테미시닌이 신경모세포종 세포들의 번식을 막고 세포자연사를 유발했다.[24] 대장암 세포 라인에서도 아르테미시닌이 암세포를 죽이는 효과가 있었다.[25] 이 외에도 전립선암,[26] 유방암,[27] 간암,[28] 백혈병,[29] 구강암[30] 세포들을 이용한 실험에서도 아르테미시닌의 항암 효과가 입증되었다.
안전성	위궤양[31]이 있을 시 소화장애와 피부염을 초래할 수 있으므로 경구투여는 피한다.[32]
복용법	**투여 방법으로는 경구투여, 근육주사, 정맥주사가 있다.** **리포솜 형태 또는 좌약의 형태도 구할 수 있다.**

황기 | Astragalus Membranaceus

무엇?	오래도록 한약재로 사용되어 왔고, 서양에서는 주로 면역력을 증강시키기 위해 쓰인다.
효능	상기도 감염 (감기) 예방으로 널리 쓰이고 암 환자들의 면역력 증강에도 쓰인다.
작용 메커니즘	다당류, 사포닌, 플라보노이드 성분들이 면역력을 키우고, 항염, 항산화, 항암효과를 낸다.[33]
연구결과	골수성 백혈병 (AML) 환자들 498명을 대상으로 한 연구에서 황기를 포함한 식물성 추출물 건강보조제가 생존기간을 늘리는데 효과적이었다.[34] 여러 연구들이 황기 (황기가 주제료인 건강 보조제들 포함)가 항암화학치료제로 인한 부작용도 줄인다고 입증했다. 유방암 진전과 전이 억제에도 효과적이었다.[35,36] 위암[38], 대장암,[39~41] 간암[42] 세포들을 가지고 한 실험들에서도 황기의 항암효과가 입증되었다.
안전성	많은 양을 복용시 위장장애를 초래할 수 있고 경미하게 피를 묽게 하고 혈압을 낮출 수 있다.
복용량	하루 1500~3000mg

큐라덤BEC; SOLASODINE RHAMNOSIDES

무엇?	"큐라덤"이라고 제일 알려져 있는 피부에 바르는 크림으로 솔라소딘solasodine 성분들이 혼합되어 만들어졌다.[43]
효능	악성흑색종을 제외한 피부암, 광선각화증, 각질가시세포종, 기저세포암, 피부 편평세포암종에 효과적이다.[44]
작용 메커니즘	솔라소딘 성분들이 암세포들의 수용기에 붙어 세포자연사를 유발한다.[45~47] 정상세포에서는 이런 현상이 일어나지 않는다.[48,49] 큐라덤은 10% 살리실산과 5% 요소를 포함하고 있는데 이는 피부를 보습하고 피부조직을 무너뜨려 큐라덤이 암세포에 더 잘 스며들게 한다.
연구결과	광선각화증은 피부편평세포암종으로 발전할 수 있는 전 단계다. 얼굴, 상체, 팔, 다리에 광선각화증이 있는 환자들에게 큐라덤을 하루에 2번씩, 3일 연속 바르게 하였다. 92%의 환자들이 56일 후에 광선각화증이 완전히 사라졌고, 큐라덤이 아닌 플라시보를 받은 그룹은 38%만이 완치했다. 1년 후에도 큐라덤 그룹은 82%가 완치 상태를 유지했고, 플라시보 그룹은 18%만이 유지됐다.[50] 영국 내 10개의 피부치료센터들의 기저세포암 환자들을 모아서 한 무작위, 이중맹검, 위약(플라시보) 대조 연구실험에서 한 그룹(62명)은 솔라딘 성분의 크림을, 통제 그룹(32명)은 플라시보 크림을 바르게 하였다. 8주 후에 솔라딘 성분 크림을 바른 그룹은 66%의 완치율을 보였고, 플라시보 그룹은 25%에 그쳤다. 1년 후에, 솔라딘 그룹 중 78%는 재발하지 않았다.[51] "암치료 저널Journal of Cancer Therapies"에 큐라덤의 효과를 입증한 2개의 피부편평세포암종 케이스와 4개의 기저세포암 케이스 눈문들이 발표되어 있다. 큐라덤 치료는 피부과 전문의와 암 전문의가 담당하였다. [52]
안전성	심각한 부작용은 없지만[53] 피부가 화끈거리고, 가렵고, 빨갛게 되고, 궤양이 생길 수 있다
복용법	**큐라덤을 피부병변을 다 덮을 정도로만 바른다. 하루에 12시간 마다 2번 발라준다. 바른 후, 반창고나 드레싱으로 커버해준다. 피부병변이 완전히 없어지고 정상 피부 세포들이 자란 후에는 치료를 중단해도 된다.[54]**

보스웰리아/인도유향추출물 Boswellia Serrata/Indian Frankincense

무엇?	보스웰리아 나무에서 나오는 추출물. 아유르베다 요법에서 오래 쓰였고 요즘엔 서양에서 항염 성분 때문에 인기가 많다.
효능	관절염에 가장 많이 쓰이고, 최근 연구에 따르면 기관지성 천식과 궤양성 대장염에도 효과적이라고 알려졌다. 방사선 치료를 받는 암 환자들에게 보조 치료로 많이 쓰인다.
작용 메커니즘	보스웰릭산이 5-LOX와 COX-1 효소활동을 차단하고 염증생성경로를 시그널하는 NFkB와 TNF-alpha도 차단하여 항염작용을 한다. 배양암세포들을 이용한 실험들과 동물 실험들에서 항암 효과가 입증되었다.[55~61]
연구결과	"Cancer" 저널에 실린 무작위, 이중맹검, 위약(플라시보) 대조 연구실험에서 방사선 치료를 받는 뇌종양 환자들을 대상으로 보스웰리아가 방사선 치료 부작용 중 하나인 뇌부종에 어떤 효과가 있는지 실험하였다. 방사선 치료와 하루에 4200mg의 보스웰리아를 병용한 그룹과 방사선 치료와 플라시보 약물을 복용한 그룹으로 나뉘었다. 플라시보 그룹과 비교해서, 보스웰리아를 복용한 그룹이 MRI 상에서 뇌부종이 현저히 줄어든걸 볼수 있었다. 보스웰리아를 복용한 그룹중에 60%의 환자들이 뇌부종이 75%이상 줄어들었고, 플라시보 그룹은 25%의 환자들만이 뇌부종이 줄어드는 효과를 보았다.[62] 방사선 치료에 의해 피부가 벌겋게 된 유방암 환자들에게 보스웰리아를 피부에 바르게 하였더니 피부 발진이 덜 심해져서 스테로이드 크림 사용의 필요성을 줄였다.[63]
안전성	부작용이 거의 없지만 가끔 위장장애를 일으킬수 있다. 혈액을 묽게 하는 효과도 조금 있어서 혈액응고방지제를 복용하고 있는 사람이면 주의가 요망된다.[64]
복용량	하루 1500~4500mg

카나비노이드(대마초 ; Cannabinoids)

카나비노이드는 암치료에 있어서 가장 논란이 많은 치료제다. 법의 제제 때문에도 그렇고 사회적 편견 때문에도 그렇다. 관할권에 따라 합법적으로는 카나비노이드를 아예 구하지 못하는 경우도 있다. 여기서 우리의 목적은 과학적으로 입증된 카나비노이드의 효과를 환자들에게 제공해주어 환자들이 숙고된 결정을 내릴수 있도록 돕는 것이다. Dr. 앤더슨은 미국 워싱턴주에서 합법적으로 카나비노이드를 처방할 수 있고 몇년동안 수많은 암 환자들에게 사용해왔다. 이 책을 쓰고 있을 당시 미국에서는 카나비노이드 처방의 법적 권한은 주마다 다르지만 CBD (hemp-derived cannabidiol)는 미국 50개 주에서 모두 합법적으로 사용 가능하다. 법은 언제나 바뀔 가능성이 있으므로, 언젠가 카나비노이드를 합법적으로 사용할 수 있는 때가 오면 우리가 여기에 정리해 놓은 이 정보들이 도움이 되길 바란다.

무엇?	의학적으로 허용된 카나비노이드는 대마초 추출물이다. 대마는 섬유원료로 쓰이기도 하지만 마약으로 더 널리 알려져 있다. Hemp는 대마초 중의 한 종류로 정신활성 성분이 거의 없다. 세상에는 70가지가 넘는 카나비노이드 종류가 존재하는데 가장 보편적으로 두가지, CBD와 THC를 가장 많이 사용한다. THC가 정신활성 성분이 더 많아 소히 말하는 마약성 반응을 일으킨다. 이 외에도 신경안정, 간 보호, 면역력 향상에 도움이 되는 테르펜, 레모닌 등 다른 성분들도 있고, 항염 작용을 하는 플라보노이드도 함유되어 있다.
작용 메커니즘	우리 몸에는 엔도카나비노이드 시스템이 존재한다. 연구를 통해 알려진 저명한 사실이다.[65] 엔도카나비노이드 시스템의 의미는 의학적 치료 목적으로 사용되는 카나비노이드가 우리 몸이 이미 자연치유 할 수 있는 부분들을 더 크게 향상 시키는데 있다. 카나비노이드는 특히 암 환자들에게 도움이 되는 다음과 같은 기능들을 가지고 있다:[66,67] • 암으로 발전 가능한 염증 줄이기 • 면역력 강화 및 밸러스 유지 • 표준치료 효과 증대 • 진통제 사용 줄이기 • 수면제, 근육이완제, 불안증약 줄이기 • 메스꺼움을 줄이고 식욕 증대 • 그 이외에도 다 일일이 나열할 수 없는 무수히 많은 득이 되는 효과들

연구결과	의학적으로 허용된 카나비노이드는 수면제, 근육이완제, 불안증약을 대체하는 방법으로 많이 연구되었다. 카나비노이드는 이 모든 방면에서 탁월한 효과가 있다. 아편이 함유된 진통제는 면역력을 떨어뜨리므로 이를 효과적으로 대체할 수 있는 카나비노이드는 가치가 있다.[68~70] 통증완화, 불안증 해소, 수면의 질과 삶의 질을 높이는 것 이외에도 카나비노이드의 직접적인 항암효과를 입증한 연구들이 나오고 있다.[71~74] 이와 같은 연구 결과들과 우리의 임상 경험을 종합해 봤을때 카나비노이드는 통합 암 치료에 중요한 부분이라 생각한다.
안전성	부작용은 투여경로(흡연 또는 성분 함유량이 표준화된 캡슐, 액체형)에 따라 달라지며 활성성분의 양에 따라도 달라진다. CBD같은 경우는 안전하고 고용량에도 부작용이 드문 것으로 알려졌다.[75] THC는 정신, 기억력, 집중력의 변화를 초래할 수 있고 고용량 복용의 경우 환각, 망상, 정신이상을 초래할 수 있다.[76]
복용량	CBD만 분리된 형태를 복용할 경우 하루에 25mg~200mg이 보편적이다. 암 환자들에겐 한 번에 10~25mg씩, 하루 4번에 나누어 복용하게 처방한다. Hemp에서 추출된 CBD제품의 경우 250mg의 hemp oil(기름)은 고작 25~65mg의 CBD성분을 가지고 있다. THC가 첨가된 카나비노이드 제품을 사용할 경우, 처음 시작할때는 성분 함유량이 표준화된 액체 추출물(20~30% THC)을 이용해 복용량을 아주 천천히 증가시킨다. 사람들마다 THC 대한 반응이 천차만별이기 때문이다. 한번도 대마초를 사용해 본 적 없는 환자는 아주 소량의 THC면 충분하고 아주 천천히 복용량을 늘린다. 아직도 많은 연구들이 진행중인 상태지만 암세포를 죽이는데는 CBD와 THC 혼합물이 가장 좋다(만약 THC를 합법적으로 구할수 있다면). 연구 결과들에 의하면 암세포 사멸에 효과적인 CBD와 THC 비율은 1:1에서 1:4다. THC를 합법적으로 구하지 못하는 암 환자들의 경우, CBD 만으로도 전에 나열해 놓은 많은 암치료에 도움이 되는 효과들을 볼 수 있기에 우린 CBD만이라도 처방한다. 만약 CBD와 THC를 둘 다 사용한다면, 아침과 낮에는 뇌와 정신적인 부분에 영향을 미치지 않는 CBD만 아까와 같이 한 번에 10~25mg씩, 하루 4번에 나누어 복용하고, 액체형tincture THC는 저녁식사 후와 밤에 자기전에 복용하게 한다. 20% THC 팅크제는 1mL에 200mg의 THC를 함유하고 있다. 5mL가 한 티스푼이라는 걸 고려하면 매우 소량인 셈이다. 암 환자들 치료의 경우, 환자마다 부작용이 없는 자신에게 알맞은 THC 복용량을 찾은 후, CBD 복용량도 1:1 비율로 맞춘다. 밤에 THC 복용량을 높이기 위해 좌약 형태의 THC를 추가 사용 하기도 한다.

인삼Panax Ginseng, Panax Quinquefolius

무엇?	여러 종류의 인삼들이 있지만 여기서 다룰 두가지는 아시아 인삼 또는 홍삼이라 불리는 Panax Ginseng과 미국 인삼이라 불리는 Panax Quinquefolius다.
효능	피로와 스트레스 조절에 오래도록 쓰여왔다.[77~82] 몇몇 연구들이 항암 효과를 증명했고 또한 표준항암치료에 따른 부작용 해소에도 도움이 되는걸로 보고되어있다.[83,84]
작용 메커니즘	홍삼은 동물 실험에서 암세포 증식과 종양에 혈액을 공급하는 혈관 생성을 억제시키는 것으로 나타났다.[85] 홍삼을 섭취하면 대장균에 의해 "컴파운드케이Compound K"라는 성분이 생겨나는데 이는 암세포 자연사를 유발하는 등 항 대장암 효과가 있는걸로 보고되어있다.[86] 미국 인삼은 진세노사이드라는 항암 성분을 가지고 있다.[87,88]
연구결과	1455명의 중국 유방암 환자들을 대상으로 한 연구에서 하루에 1300mg 인삼뿌리를 섭취했더니 "생존율과 삶의 질을 높였다"라고 발표했다.[89] 한국에서 진행한 다른 연구실험에서는 인삼이 유방암 완치 환자들의 자궁내막암 발병 위험률을 낮춘다고 밝혔다.[90] 미국국립암연구원 저널Journal of the National Cancer Institute에 보고된 미국 인삼의 암 관련 피로 치료 효능에 관한 364명의 환자들이 속한 무작위, 이중맹검, 위약 (플라시보) 대조 연구실험이 있었다. 8주차에 하루에 2000mg의 미국 인삼 추출물을 복용한 그룹은 플라시보를 복용한 그룹보다 피로감이 월등히 나아졌다.[91]
안전성	이 두가지 인삼들은 모두 안전하다.[92] 미국 인삼은 당뇨 환자의 경우 혈당을 낮출 수 있다. 둘 다 수술 1주일 전에는 복용을 멈춰야 한다.[93]
복용량	하루 1300~2000mg

레스베라트롤RESVERATROL

무엇?	포도껍질이나 베리류 과일에 풍부한 자연 성분
효능	항산화 물질로서 프리라디컬로 부터 세포들을 보호한다. 통합 암 치료 및 예방에도 자주 쓰이는 성분이다.
작용 메커니즘	세포자연사 유도를 통해 암세포 증식을 막는다. 항에스트로겐 효과도 가지고 있다.[106~108]
연구결과	레스베라트롤이 암세포 증식을 막는다는 건 여러 암배양세포, 동물 실험들에서 입증되었다.[109~112] 인간에서부터 추출된 전립선 암세포도 레스베라트롤이 암세포 증식을 효과적으로 막았다.[113] 대장암이 있는 실험쥐를 이용한 연구에선 저용량 레스베라트롤 투여에도 50% 정도의 종양 크기 감소가 있었다.[114]
안전성	부작용이 흔하지 않다. 초고용량 섭취시 위장장애, 메스꺼움 등이 있을 수 있다.[115] 호르몬 감수성 암을 가진 사람들은 복용 전 의사와 상담하길 바란다.[1136]
복용량	하루 250mg~1000mg

글루타치온Glutathione

무엇?	아미노산인 씨스틴, 글루타민, 글라이신이 합쳐져 만들어진 항산화 물질이다. 채소, 과일에 풍부하고, 신체 내에서 만들어 질 수 있는 물질이다.
효능	통합 암 치료에서 글루타치온은 항암화학치료와 방사선 치료 후 부작용들을 치료 하기 위해 널리 쓰인다. 암 예방 프로그램의 한 부분으로도 자주 쓰이는데, 신체의 항산화 환경 조성, DNA 손상 감소, 손상된DNA 회복능력 향상, 면역력 향상, 그리고 해독에 탁월하다.
작용 메커니즘	글루타치온은 에너지 생성, 약물 해독, 손상된DNA 회복, 자유라디컬free radicals 중화, 세포 증식 및 자연사 통제, 환경 독소와 발암 물질들 제거 그리고 신경세포들 회복 등 여러가지 생물 현상에 관여 되어 있다.[94, 95]
연구결과	시스플라틴 항암제를 투여받는 말기 암 환자들을 대상으로 무작위, 이중맹검, 위약(플라시보) 대조 연구를 진행했다. 한 그룹은 글루타치온 근육 주사 또는 정맥주사를 맞았고 다른 그룹은 플라시보 치료를 받았다. 9주 후에 글루타치온 그룹은 아무도 말초신경장애 증상이 없었고 플라시보 그룹에선 16명이 증상을 나타냈다. 15주 후에는 글루타치온 투여 24명중 4명, 플라시보 그룹은 18명중 16명이이 말초신경장애가 생겼다. 이 밖에도 글루타치온 그룹은 플라시보 그룹에 비해 수혈을 덜 받아도 되었다.[96] 옥살리플라틴 항암제 치료를 받는 대장암 환자들이 글루타치온을 정맥주사로 맞았을 때 말초신경장애가 줄어들었다. 그 와중에 옥살리플라틴의 효력은 줄어들지 않았다.[97] 시스플라틴 항암제 치료를 받는 난소암 환자들이 글루타치온 요법을 병행하면 신장투석 기능이 향샹됐고 삶의 질 또한 높아졌다. 우울증, 구토, 말초신경장애, 탈모, 호흡곤란, 집중력 저하 등이 많이 호전됐다.[98] 유러피안 영양 저널European Journal of Nutrition에 출간 된 한 연구에서는 특정 글루타치온 복용제가 면역 세포들 중 하나인 NK세포의 활동을 플라시보 그룹에 비해 두배로 증가 시켰다고 발표했다.[99]

안전성	글루타치온은 부작용 없이 안전하다. 하지만 글루타치온을 항암화학치료나 방사선 치료 중에 사용하는 것은 논란이 많다. 글루타치온은 대체적으로 표준항암치료 중간 휴지기에 또는 치료가 다 끝난 후에 재활이나 예방의 목적으로 많이 쓰인다.
복용량	**내복약의 경우 하루에 500mg~1000mg이 주로 쓰인다. 흡수력이 좋은 리포소말 (liposomal) 형태를 추천하다. 병원에서 좌약, 피부에 바르는 크림 타입 등이 처방 가능하고 근육주사나 정맥주사로 투여도 가능하다.**

게르마늄GERMANIUM

무엇?	게르마늄 세스키산화물 또는 줄여서 CEGS라고도 불린다. 경구섭취 가능한 건강 보조제로도 나오고 정맥주사로도 투여 가능하다. 유기농 형태만이 건강 보조제로 쓰여진다.
효능	항산화, 면역력 강화, 항암 효과[100]
작용 메커니즘	동물 실험에 의하면 게르마늄은 IFN-gamma interferon-gamma와 NK세포를 활성화 시켜 항암 효과를 내고 종양의 성장과 전이도 막는 것으로 나타났다.[101,102]
연구결과	암 환자들을 대상으로 한 실험에서 하루에 1000mg의 게르마늄을 10일동안 복용하게 하였다. 3일 만에 NK세포 기능이 현저히 증가하였다.[103] 동물실험에서는 백혈병, 폐암, 소화기계 암에 게르마늄의 항암 효과가 입증됐다.[104]
안전성	연구 결과 건강 보조제에 쓰이는 형태의 게르마늄은 고용량에도 매우 안전함이 입증됐다.[105] 다른 형태의 게르마늄은 독성이 있을 수 있다.
복용량	**하루에 275mg~1000mg 복용하되, 일주일에 2~3 번만 복용하고 나머지 4~5일 동안은 복용하지 않는다.**

잎새버섯Maitake(GRIFOLA FRONDOSA)

무엇?	일본과 중국에서 약재로 오랫동안 사용되어져 온 식용 버섯들 중 하나다. 잎새 버섯 추출물은 면역력을 좋게 하는걸로 유명하다.
효능	고혈압, 고콜레스테롤 및 고중성지방, 당뇨, 바이러스 감염, 암 예방과 통합 암 치료[117]
작용 메커니즘	면역체계의 여러 부분을 자극시키는 베타글루칸이라는 성분이 있다. 잎새버섯은 베타 1,6글루칸과 베타1,3글루칸을 함유하고 있다.[118] 대식세포, NK세포, T-세포, IL-1, IL-2, IFN, T림프군 분비물(림포카인), 활성산소의 일종인 과산화물 음이온superoxide anion 등 면역세포들과 면역물질들을 활발하게 한다.[119~123] 항암 기능을 지닌 BAK-1 유전자를 상향조절 하기도 한다.[124] 동물실험에서는 발암과 암 전이를 막고, 종양의 성장을 느리게 하거나 멈추게 한다.[125]
연구결과	골수가 충분한 양의 정상세포들을 생산할 수 없는 18명의 골수이형성 증후군 환자들에게 12주동안 체중1 킬로그램 당 3mg의 잎새버섯 추출물을 복용하게 하였더니 호중구와 단핵구의 수가 증가하였고, 부작용도 없었다.[126] 33명의 진행암 환자들에게 잎새버섯 추출물(MD fraction)을 복용하게 하였더니(항암화학치료 중인 환자들은 항암치료 중 병용) 16명의 유방암 환자들 중 11명, 12명의 간암 환자들 중 7명, 8명의 폐암 환자들 중 5명의 암이 호전되었다.[127] 항암화학치료를 받는 환자들을 대상으로 한 설문에서 잎새버섯 추출물은 말기 암 환자들의 부작용과 통증을 줄이는 데 도움이 되는걸로 나타났다.[128] 유방암을 가진 실험쥐를 이용한 연구에서는 잎새버섯 추출물(D fraction)이 암세포의 생성과 암이 퍼지는 걸 막았다.[129]

안전성	잎새버섯 추출물은 매우 안전하다. 소수의 사람들이 부작용으로 설사를 경험할 수 있지만 복용량을 낮추면 해결된다.[130] 면역억세제를 복용하고 있다면 꼭 의사의 동의를 구하고 잎새버섯 추출물을 사용해야 한다. 혈당을 낮출 수 있지만 큰 문제가 되진 않는다.[131] 잎새버섯 추출물이 쿠마딘과 반응한다는 한 케이스리포트가 있었지만 우리의 임상경험상 잎새버섯 추출물은 혈전방지의 기능이 크지 않다.
복용량	가장 연구가 많이 된 잎새버섯 추출물들은 거의 중탕법hot water extraction으로 추출해 낸 것이다. 대표적으로 D-fraction과 MD-fraction이 있다. 치료의 목적이라면, 하루에 체중 1 킬로그램 당 0.5~1mg의 추출물 또는 일반적으로 하루에 35~70mg의 잎새버섯 추출물을 복용하길 권장한다. 저용량은 면역력을 유지하는데 좋다. 공복에 복용하는 것이 가장 좋다.

발효밀 배아추출물FERMENTED WHEAT GERM EXTRACT; FWGE

무엇?	헝가리에서 암 환자들의 삶의 질을 높이는데 자주 쓰이는 영양보조제다.[132] 다른 나라들에서도 아베마르Avemar, 아베Ave, 아베울트라Ave Ultra라는 상품으로 구매 가능하다.
효능	통합 암 치료에 가장 많이 쓰이지만 자가면역질환에 쓰이기도 한다.
작용 메커니즘	발효밀배아추출물의 항암효과는 벤조퀴논이라는 성분 때문이라 알려져 있다.[133] 발효밀배아추출물이 암세포에 포도당 공급을 차단한다.[134] 이 외에도 NK세포 활동력 증강을 통한 면역력 상승, ICAM-1 유전자 표현 증가,[135~136] 암세포 자연사 유발 등으로 항암효과를 돕는다.
연구결과	발효밀배아 추출물을 6개월 동안 섭취한 66명의 대장암 환자들 (실험군)과 104명의 표준항암치료만 받은 대조군 대장암 환자들을 비교했을때 대조군의 23%는 암이 진전된 반면 실험군에선 불과 8%만 암이 진전됐다. 더불어 발효밀배아 추출물은 암 진전없이 대체적으로 생존율도 높인다고 보고됐다.[137] 한 임상실험에서는 악성 흑색종 환자들이 무작위로 표준항암치료만 받는 그룹과 표준항암치료와 발효밀배아추출물도 같이 1년동안 복용하는 그룹으로 나누어 연구를 진행했다. 7년 후에 발효밀배아 추출물을 복용한 환자들의 사망율은 복용하지 않은 그룹보다 50%나 적었다. 연구원들은 "악성 흑색종 환자들에게 항암증강제로 아베마르(AVEMAR; 발효밀배아출물)를 강력히 추천한다"라고 결론지었다.[138] 구강암 환자들을 대상으로 한 한 연구에선 22명은 발효밀배아 추출물을 복용했고 21명은 복용하지 않았다. 발효밀배아 추출물을 복용한 환자들은 암의 진전이 85%나 줄어들었다.[139] UCLA병원 안에 로스엔젤레스 생체의학연구소Los Angeles Biomedical Research Institute에서 폐암 환자 16명에게 표준항암치료를 받으면서 발효밀배아추출물을 복용하게 하였고 환자들의 증상과 삶의 질을 설문을 통해 분석했다. 연구진들은 환자들의 피로감, 통증, 식욕, 정신 건강이 모두 다 눈에 띄게 좋아졌음을 알수 있었다.[140]

연구결과	유방암세포들을 이용한 한 실험에선 발효밀배아추출물이 항에스트로겐제인 타목시펜과 같이 합쳐지면 암세포의 죽음을 더 촉진 시킨다고 밝혀냈다.[141] 너불어, 발효밀배아추출물은 항암화학치료를 하고 있는 소아, 청소년 암 환자들의 감염 치료에도 탁월한 효과가 있는걸로 나타났다. 각기 다른 암을 가지고 있는22명의 소아, 청소년 암 환자들 중 발효밀배아추출물을 복용한 환자들은 항암화학치료중 훨씬 적은 감염 발생율과 발열율을 보였다.[142]
안전성	가끔 위장장애 및 설사 정도의 부작용이 있을 뿐 매우 안전하다. 임신, 수유중이거나, 장기이식 수술을 받은 적이 있거나, 출혈을 동반한 위장 궤양, 흡수장애, 셀리악병Celiac Disease, 과당불내증, 또는 글루텐이나 밀배아에 알레르기가 있는 사람은 절대 사용하지 말아야한다.[143]
복용량	하루에 9g이 일반적이다. 파우더나 캡슐 형식으로 나와 있다. 공복에 섭취하는 것이 가장 좋다. 발효밀배아추출물을 섭취하고 나서 2시간 이내에 비타민 C 건강 보조제나 비타민 C 함유량이 높은 음료수 섭취는 피한다.[144]

녹차 GREEN TEA(CAMELLIA SINENSIS)

무엇?	Camellia Sinensis 나무의 잎의 추출물로, 마시는 차, 액체 추출물, 알약, 좌약 등의 형태로 사용 가능하다.
효능	항암과 암예방, 심혈관질환 치료 및 여러 질병 치료에 효과가 있다고 알려져있다.
작용 메커니즘	EGCG, ECG라는 폴리페놀 성분을 함유하고 있다. 이들은 강력한 항산화제로서 세포의 DNA 손상을 막는다.[145] 배양암세포실험과 동물실험에서 녹차에 함유된 폴리페놀 성분은 암세포 증식을 막고 암세포 사멸을 유도 하는 걸로 나타났다. 더불어 신혈관생성도 막고 종양의 침투성도 줄이는 것으로 나타났다.[145] UVB 자외선 차단[146] 능력도 있으며, 면역 증강[147], 해독[148]에서 효과적인다.
연구결과	벤더빌트-잉그람Vanderbilt-Ingram 암센터에서 7만 5천명의 중장년 중국 여성을 대상으로 한 설문조사에서 대부분의 여성들이 녹차를 자주 마시는 걸로 나타났다. 연구진들은 녹차를 일주일에 최소 3번, 6개월 동안 마시는 것이 소화기 관련 암 발생 위험율을 17% 줄인다고 발표했다. 하루에 2~3잔씩 마시는 사함들은 소화기 관련 암 발생 위험율이 21% 낮았다. 정기적으로 녹차를 최소 20년간 마셔온 사람들은 소화기 관련 암 발생 위험율이 27% 낮았다. 전체 소화기 관련 암 중에서도 녹차가 가장 효과적인 암은 위암, 식도암, 대장암 이었다.[150] 43개의 역학 조사, 4개의 임상 실험, 한 개의 메타분석 결과를 리뷰한 논문에서, 과반수가 넘는(58%) 연구 실험들의 결과가 녹차를 장기적으로 마셨을 때 구체적으로 식도암, 위암, 췌장암, 간암, 대장암 등 위장암 예방효과가 있다고 했다.[151] 임상종양학 저널Journal of Clinical Oncology에 기재된 한 연구실험은 400~2000mg EGCG를 하루에 두 번 만성림프구백혈병(CLL) 환자들에게 복용하게 하였다. 환자들 중 33%가 절대림프구수가 감소했고, 림프부종이 있었던 환자의 92%가 50% 이상의 부종 감소를 보였다.[152] 한 이중맹검 연구에서 전립선 암 전단계인 전립선 상피내 종양 진단을 받은 60명의 남성들 중 반은 200mg의 녹차 추출물을 하루에 세번씩 1년간 복용하게 하였고, 나머지 반은 플라시보를 복용하였다. 녹차 추출물을 복용한 그룹에선 단 한명만이, 플라시보 그룹은 9명이 전립선 암으로 발전하였다. 녹차 추출물을 1년동안 복용한 것에 대한 부작용은 발견되지 않았다.[153]

연구결과	녹차추출물은 전립선 암에 탁세인taxane계 항암화학제와 같이 사용했을 경우 시너지 효과를 내어 항암효과를 더 높이는 것으로 입증됐으며 또한 대장선종 (암으로 발전 가능성 있는 폴립)의 생성을 51% 줄인 것으로 나타났다.[154] 한 동물실험에 따르면 녹차가 타목시펜의 경구투여시 흡수도와 효능을 높이는 걸로 나타났다.[155]
안전성	차 형태로 섭취하는 것은 미국 식약청에 의해 안전하다고 규명되어 있다. 녹차는 카페인을 함유하고 있으므로 카페인 과민반응이 있을 수 있지만 흔하지 않다. 고용량을 농축한 건강 보조제의 경우 위장 장애, 두통, 어지러움, 근육통을 일으킬 수 있다.[156~157] 간 수치가 높아 질수 있지만 복용량을 줄이던지 잠시 복용 중단하면 다시 회복 가능하다.[158] 우리의 임상 경험으로는 이런 부작용들은 흔히 나타나지 않았다.[159]
복용량	**녹차추출물은 대부분 EGCG 함유량에 맞춰서 표준화 되어있다. 하루에 800~ 4000mg이 일반적이며, 고용량은 암 치료에 저용량은 암 예방에 주로 쓰인다.**

강황/울금Turmeric/Curcuma Longa

무엇?	인도 음식에 많이 쓰이는 노란색 향신료다. 건강 보조제로도 많이 나온다. 생강계의 하나로써 아시아에서 오래도록 약재로 쓰였다.
효능	아유르베다 요법과 한의학에선 이미 오래도록 여러 질병 치유에 쓰여왔고 현대에서 북미 쪽 의사들은 강황/울금을 항염효과를 위해 사용한다. 통합 암 치료, 관절염, 우울증, 소화기장애 치료에 권장된다.
작용 메커니즘	강황/울금 안에는 커큐미노이드curcuminoid라는 항산화와 항염에 뛰어난 성분이 있다. 그 중에서 가장 많이 연구되었고 유명한 것이 커큐민curcumin이다.[160] 배양 암세포 실험에서 커큐민의 항염 작용과 함께 항암 (암세포 증식 차단) 효과도 입증되었다.[161~162] 커큐민은 세포증식과 관련된 Nrf2, NF-kB와 같은 세포신호전달경로에 관여한다.[165] 또한, 발암의 근원이 될 수 있는 염증 반응에 관여하는 물질들(사이토카인, 케모카인, 성장인자, 세포부착분자, 시클로옥시게나아제cyclooxygenase(COX), 리폭시게나아제lipoxygenase, 산화질소합성효소)을 억제한다.[166] 이뿐만 아니라 암세포 자살을 유도하고, 암세포 성장에 유리하지 않은 환경을 만든다.[167]
연구결과	대장암 환자들을 상대로 한 연구에서 수술 전 커큐민을 복용하였더니 체중 증가, 건강 증진, 암세포 자연사 증가 등 좋은 이익이 많았다.[168] 30일간 진행된 다른 연구에서는 1500mg의 커큐민이 16명의 만성흡연자와 6명의 비흡연자에게 주워졌다. DNA손상물질이 만성흡연자 그룹에선 현저히 감소되어 나타났지만 비흡연자 그룹은 차이가 없었다.[169] 암과 커큐민의 효능에 관한 연구는 계속 되고 있다. 마요클리닉Mayo Clinic은 "커큐민은 암 예방, 암 진전을 느리게 하고, 항암화학치료를 더 효과적이게 하면서 건강한 세포들의 방사선에 의한 손상으로부터 보호하는데 도움이 될 수 있다"고 발표했다.[170]
안전성	부작용은 거의 없다. 연구 결과 하루에 8000mg씩 3개월까지도 부작용없이 복용 가능한걸로 나타났다.[171] 강황/울금은 항응고제 역할도 하므로 항응고제 약물을 복용하고 있는 사람은 저용량 사용하길 권한다.[172]
복용량	**일반적으로 하루 1500~1800mg.** **더 흡수가 빠른 리포소말, 좌약식 형태도 있다.**

변형 씨트러스펙틴Modified Citrus Pectin/MCP

무엇?	감귤류 과일의 겉껍질과 속껍질에서 추출한 물질
효능	통합 암 치료와 중금속 독소 해소
작용 메커니즘	갈렉틴-3라는 단백질을 비활성화 시킴으로써 항암효과를 낸다.[173] 갈렉틴-3는 암세포들이 밀집하여 큰 조직을 형성하고, 신생혈관 형성, 암세포 사멸 차단, 암 전이에 모두 관련되어 있다.[174] 변형씨트러스펙틴은 갈렉틴-3의 암을 키우는 기능들을 차단한다.[175] 또한 암세포 증식과 생존에 중요한 신호전달경로를 간섭함으로써 암세포 사멸을 유도한다.[176~177] 변형씨트러스펙틴은 면역력도 키우고, 독소루비신 같은 항암화학치료제의 효능도 증강시키며, 신생혈관생성도 막는다.[178]
연구결과	10명의 전립선암 환자에게 1년동안 하루에 15g의 변형씨트러스펙틴을 복용하게 하였다. 이 10명의 환자들은 전립샘적제술, 방사선치료, 냉동수술 등 표준치료의 효과를 전혀 보지 못한 상태였다. 변형씨트러스펙틴이10명 중 7명의 PSA 증가를 눈에 띄게 늦췄다. 인간의 전립선암 세포들과 실험쥐 전립선암 세포들을 이용한 한 연구에서는변형씨트러스펙틴이 세포증식을 막고 암세포 자살을 유도하는것으로 나타났다. 독일에서 진행된 한 연구는 표준항암치료에 실패한 29명의 전이암 환자들에게 하루에5g의 변형씨트러스펙틴을 복용하게 하고 4주에 한번씩 경과를 지켜보았다.[179]신체기능, 정신건강, 피로감, 통증, 호흡곤란, 불면증, 식욕감소 등 삶의 질이 변형씨트러스펙틴을 복용하기 전과 비교하면 월등히 나아졌다.[180]
안전성	부작용 없이 안전하다. 복통과 설사와 같은 위장장애가 발생 할 순 있다. 복용량을 줄이거나 일시적으로 복용을 중단하면 해결된다.[181]
복용량	암 치료의 목적이라면 물과 함께 하루에 5g씩 세번 복용. 암 예방이 목적이라면 하루에 5~10g이 적당하다.

밀크씨슬MILK THISTLE(SILYBUM MARIANUM, CARDUUS MARIANUM)

무엇?	간 건강을 위해 쓰이는 식물성 약제다. 지중해에서 본래 나고, 잎을 빻았을때 나오는 뽀얀 액체 때문에 밀크씨슬이라는 이름을 얻었다. 유럽에서 간, 담낭, 신장 질환에 널리 쓰이는 약초다.
효능	술, 약물, 독버섯에 의한 간질환 및 간염과 같은 바이러스성 간질환에 효과적이다. 경구투여 항암제를 복용하는 환자들의 간기능을 보호하는데도 도움이 된다. 밀크씨슬의 추출물 실리빈은 암 예방과 치료에 쓰인다.
작용 메커니즘	밀크씨슬의 씨앗에는 실리마린(실리빈, 실리다닌, 실리크리스틴 포함)이라 불리는 플라보노이드가 풍부하다. 손상된 간 세포를 복구시키고, 염증을 감소시키며 항산화 기능이 있다.[182] 연구 결과를 보면 실리마린이 암세포 증식을 막고, 암세포 수명을 줄이며, 신생혈관 생성도 막는다고 입증되어 있다.[183] 실리마린과 실리빈은 항암화학치료제의 효능을 극대화 할수 있다고 알려져 있다.[184]
연구결과	많은 동물 실험들이 실리마린이 유방암, 피부암, 전립선암, 자궁경부암, 간암, 대장암, 난소암, 폐암에 항암효과가 있음을 입증했다.[185]
안전성	부작용이 거의 없다. 경미한 위장장애 증상 정도가 있을 수 있다.
복용량	일반적으로 하루에 500~1000mg을 권장한다. 실리빈만 뽑아낸 건강 보조제도 존재한다. 실리빈은 정맥주사 성분으로도 사용된다.

유산균PROBIOTICS

무엇?	위장과 우리 몸 곳곳에 있는 우리 인체와 "친한 박테리아"을 일컫는다.
효능	위장건강을 위해 주로 사용된다. 면역증강, 항암효과, 알레르기, 심혈관 질환, 아토피 피부염, 기분장애 등 여러 다른 질환들에도 효과적이다.
작용 메커니즘	유산균을 공급함으로써 면역력을 향상시키고, 향상된 면역력이 암이 될 수 있는 세포를 감지하고 죽인다.[186] 많은 연구들이 유산균이 면역력을 좋게 하고 염증을 줄이는데 효과적임을 입증했다.[187] 대장안에 발암물질들을 해독하고 DNA손상을 막는데도 탁월한 걸로 알려져 있다.[188]
연구결과	대장암 환자들을 대상으로 한 이중맹검 연구에서 12주동안 유산균을 복용한 결과 유산균이 과민성 대장 증후군 증상을 감소시키고 삶의 질을 높였다.[189] Annals of Oncology저널에 암에 있어 유산균의 효능과 안전성에 대한17개의 연구결과를 분석했는데 결론은 유산균이 설사의 빈도와 중증도를 줄여 지사제 처방의 필요성을 줄인다는 것이었다.[190] 대장암 수술을 받은 환자들에게 유산균 복용은 수술로 절개한 부분의 감염율을 낮추고 면역력을 향상시켰다.[191] 또 다른 연구에서는 대장암 수술시 유산균을 복용했을 때 정상대장기능으로의 회복이 현저히 빠른것으로 나타났다.[192]
안전성	매우 안전하지만 면역결핍환자가 유산균제를 통해 감염증에 걸린 케이스가 존재한다.[193]
복용량	**10억 부터 1000억개 (CFU)까지 유산균 수가 다양하지만 예방이 목적이라면 하루에 50억~200억 CFU를 권장한다.**

감초LICORICE ROOT GLYCYRRHIZIN (GLYCYRRHIZA GLABRA, GLYCYRRHIZA URALENSIS)

무엇?	한의학, 아유르베다 의학, 유럽 약초학, 자연의학에서 자주 쓰이는 약초
효능	면역력 증강, 감염 치료, 위장 장애, 염증, 호르몬 밸런스 등 여러 질환 치료에 쓰인다. 항암치료에도 쓰인다.[194~196]
작용 메커니즘	연구 결과를 통해 감초 뿌리에 있는 isoliquiritigenin과 naringenin이라는 성분이 T세포를 활성화 시킨다는게 알려졌다.[197] 감초 뿌리는 염증을 삭히고, 암세포 자살을 유발하며, DNA 손상에서부터 세포를 보호한다.[198]
연구결과	중국에서 재배되는 감초Glycyrrhiza uralenis를 사용한 연구에서 감초가 유방암 세포 증식제제 효과가 입증되었다.[199] 반면 다른 종의 감초Glycyrrhiza Glabra는 대장암 세포에 항암 효과가 있는 걸로 밝혀졌다.[200]
안전성	부작용이 거의 없다. 엄청난 고용량 섭취 시 혈압이 오를 수 있고, 물로 인한 부종이 올 수 있으며 칼륨 균형이 깨질 수 있다. 하지만 우리 병원에서 처방하는 정도의 일반적인 복용량이라면 저런 부작용들은 극히 드물다.
복용량	하루 250~1000mg. 감초를 구내염, 위산역류, 위염 치료를 위해 복용 하는 거라면 씹어 먹는 형태의 DGL을 추천한다. DGL은 감초의 혈압을 높이고 전해질 불균형을 일으키는 성분을 제거한 형태다. 일반적으로 1~2개의 알약을 하루에 2~3번씩 씹어서 복용한다. DGL은 면역력 강화 효능은 없다.

어유 FISH OIL

무엇?	깨끗하게 정제된 생선기름. 주성분은 오메가-3 지방산이다.
효능	심혈관 질환과 암 예방이 대표적이다. 대장염, 우울증, 정신질환, 아토피 피부염 같은 피부질환 치료에 탁월
작용 메커니즘	만성염증은 이미 암 발생 위험요소들 중에 하나로 알려져 있고 오메가-3 지방산은 자연적으로 항염 효능을 가지고 있다. 연구 결과들을 통해 오메가-3가 IL-6,[202] TNF-alpha,[203] CRP[204] 등의 염증인자들을 감소시킨다는게 입증됐다. 오메가-3 지방산, DHA, EPA가 암세포의 증식, 자살, 신생혈관 생성, 침투와 전이에 관련이 되어있다고 알려져 있으며 암관련 유전자에도 좋은 영향을 미치고 DNA 손상도 줄이는것으로 나타났다.[206]
연구결과	22명의 백혈병 또는 림프종 환자들의 반만 9주동안 하루에 2g의 어유를 섭취하게 하였다. 항암화학치료 초기에 어유를 복용한 그룹은 그렇지 않은 그룹에 비해서 혈중 염증 인자들 상태가 좋아졌고 장기 생존율에도 좋은 영향을 미쳤다.[207] 진행형 또는 자꾸 재발하는 위장암 치료로 항암화학치료를 받으며 악액질에 시달리는 환자들에게 어유를 복용하게 한 결과 골격근과 실질체중이 현저히 늘어났고 항암화학치료도 더 잘 견뎌냈으며 예후도 좋아졌다.[208] 미국 워싱턴주에 거주하는 약 3만 5천명의 50세~76세 사이 여성을 대상으로 한 연구에서는 장기적인 어유 복용이 침윤성 유관암invasive ductal carcinoma 발생 위험율을 낮추는것으로 나타났다.[209] 어유는 5-FU, 파클리탁셀, 독소루비친, 옥살리플라틴과 같은 항암화학치료 효과도 증대 시키는걸로 알려져있다.[210] 항암화학치료를 받고 있는 비소세포 폐암 환자들이 어유를 같이 섭취했을때 어유를 섭취하지 않은 환자들에 비해 항암치료 효과가 더 좋았고, 1년 생존율도 더 높았다.[211]
안전성	위장장애 증상이 나타날 수 있다. 어유는 항응고제 역할을 하므로 이미 항응고제 약물을 복용하고 있는 사람들은 어유 복용 시작 전에 의사와 상담하기 바란다.
복용량	300mg EPA 부터 2000mg EPA + DHA 정도가 일반적인 복용량이다. 액체 형태와 캡슐 형태가 있다.

퀘르세틴Quercetin

무엇?	플라보노이드의 한 종류로 채소, 과일, 특히나 감귤류 과일들, 사과, 양파, 파슬리, 세이지, 차, 적포도주, 올리브오일, 포도, 검은색 베리류에 풍부하다.[212]
효능	알레르기, 심혈관 질환, 전립선염, 염증, 암 치료에 효과적이다.
작용 메커니즘	암세포 증식을 막는 여러개의 메커니즘은 이미 입증 되어 있다. 항산화, 항암, 항염[213] 효과가 있고 암세포의 성장과 전이에 영향을 미치는 p21같은 유전자의 표현도 억제한다. 암세포들의 자살도 유발한다.[214] 환경적 발암물질들로 부터 우리 세포들을 보호하는 항산화 효소들과 해독 효소들을 촉진시킨다.[215]
연구결과	동물실험들에서 퀘르세틴은 전립선암, 자궁경부암, 폐암, 유방암, 대장암에 달하는 여러 암들의 확산을 억제한다고 밝혀졌다.[216] 배양암세포연구in vitro와 동물실험in vivo들을 통해 퀘르세틴이 췌장암 성장을 억제한다고 입증했다.[217]
안전성	부작용이 거의 없다. 만약 퀴놀론계 항생제, 항응고제, 독소루비친, 씨스플라틴 같은 항암화학치료제 사용 중이라면 주의를 요한다.[218~219]
복용량	하루 1000~2000mg

요오드IODINE

무엇?	미량무기질들trace minerals중 하나로써 우리 몸에 소량 꼭 필요한 성분이지만 몸 안에서 만들어 낼수 없다. 그러므로 음식이나 영양보조제로 섭취되어야만 한다.
효능	주로 갑상선 호르몬 생성에 쓰인다.[220] 다른 호르몬들 생성에도 필수 성분이며 그 밖에도 면역력 유지, 항암 효과, 유방암 세포들의 에스트로겐에 대한 반응 조절도 하는 강력한 항산화제다.[221~225]
작용 메커니즘	요오드는 손상된 세포와 DNA를 보호하는 항산화제이다.[226~227] 건강한 면역 기능을 지원하고 유방암과 갑상선암 세포의 세포사멸을 유발한다. 요오돌락톤iodolactones이라는 화합물이 형성되어 유방암 세포 증식을 조절한다.[228~230]
연구결과	일본은 유방암 발병이 가장 낮은 국가다. 이는 서양에 비해 일본 여성들이 요오드를 25배 정도 더 섭취하기 때문이라 여겨진다. 동물실험들과 임상실험들에서 요오드가 양성과 악성 유방 종양의 사이즈를 줄이고 생성을 억제시킨다고 입증했다.[233] 하루에 5mg의 요오드를 영양보조제로 섭취한 22명의 유방암 환자들은 암세포 자살율이 높았고, 암세포 증식은 감소했으며, 에스트로겐 효과도 감소했다.[234] 정부에서 실행한 한 연구에서는 요오드 섭취가 많은 남성들과 적은 남성들을 비교했을때 요오드 섭취가 가장 높은 그룹이 29% 낮은 전립선암 발생율을 나타냈다고 발표했다.[235] 방사선치료중에 요오드를 보조제로 섭취하면 구내염 발생율, 중증도, 투병기간을 줄인다고 알려져 있다.[236]
안전성	영양보조제로써 권장된 양을 섭취할 경우 부작용 없이 매우 안전하다.[237] 위장 장애나 피부염을 초래 할수는 있다. 갑상성저하증 또는 항진증 때문에 갑상선 호르몬 약물 복용중이거나 아미오다론 (부정맥 치료제)을 복용하고 있다면 꼭 의사와 상의하길 바란다.[238]
복용량	케이스마다 다르지만 200mcg(마이크로그램)에서 몇 밀리그램까지 의사의 처방을 따른다.

단백질 분해효소PROTEOLYTIC ENZYMES

무엇?	식물성 또는 동물성 원료에서 나오는 효소로써 단백질을 분해시키고 염증을 해소시킨다.
효능	항암치료 및 암 관련 증상들 치료에 쓰인다. 바이러스 감염 치료 또는 관절염 같은 염증질환 치료에도 쓰인다. 음식과 같이 섭취할 경우 단백질 소화제 역할을 하며, 췌장 효소들 또는 다른 식물성 효소들을 보조제로 복용할 경우 탄수화물, 지방, 단백질 소화에도 도움이 된다.
작용 메커니즘	항염, 면역력 증강, 신생혈관 생성 억제를 통해 항암효과를 이룬다.[239]
연구결과	절제 수술이 불가능한 11명의 췌장관 선암종pancreatic adenocarcinoma 환자들에게(11명중 8명은 췌장암 4기) 2년동안 단백질 분해효소 포함 통합 암치료를 한 결과, 9명은 1년동안 생존했고, 5명은 2년 생존했으며, 4명은 3년, 그리고 나머지 두명은 4년 이상 생존했다. 상반되게, 126명의 젬시타빈gemcitabine 항암 치료를 받은 췌장암 환자들은 모두 19개월 이내에 사망했다.[240] 대체요법들이 실린 한 의학 저널Alternative Therapies in Health and Medicine에 고용량 단백질 분해효소 복용을 포함한 통합 암 치료 케이스 리포트 31개를 모아 분석한 결과, 단백질 분해효소가 유방암, 대장암, 자궁암, 비호지킨성 림프종, 췌장암, 신장암, 악성흑색종, 난소암, 폐암에 효과가 있는 것으로 나타났다.[241] 100명의 두경부암head and neck cancer 환자들에게 방사선 치료 3일전 단백질 분해효소 복용을 시작하고 방사선 치료 후에도 5일동안 계속 복용하게 하였다. 단백질 분해효소를 복용하지 않은 그룹에 비해 복용한 환자들은 점막염, 피부손상, 인두통 같은 부작용이 훨씬 덜했다.[242] 265명의 1~3기 다발성골수종 환자들 중 항암화학치료를 받으며 단백질 분해효소를 복용한 환자들은 항암화학치료만 받은 환자들에 비해 치료 효과가 현저히 좋았으며 더 오래도록 암관해 상태에 있었다.[243] 표준항암치료를 받고 있는 2,339명의 유방암 환자들 중 단백질 분해효소를 복용한 환자들은 항암치료 부작용이 현저히 적었으며 생존율, 재발율, 전이에서도 더 좋은 결과가 있었다.[244] 전이되지 않은 자궁경부암 환자들에게도 단백질 분해효소는 방사선 치료 부작용을 줄이는데 효과적이었다.[245]

연구결과	초기, 중기, 말기 대장암 환자들을 대상으로 한 리뷰 논문에 의하면 단백질 분해효소를 표준항암치료중에 병용한 환자들은 표준항암치료만 받은 환자들보다 항암화학치료와 방사선 치료에 의한 부작용이 현저히 낮았다. 단백질 분해효소 복용에 대한 부작용은 전혀 없었다.[246] 췌장 절제 수술을 한 담도암 환자들에게 췌장 효소들을 보조제로 섭취해주는 것이 생존율을 높인다고 알려져 있다.[247]
안전성	단백질 분해효소들은 꽤 안전하다.[248] 그러나 위장장애를 일으킬 수 있고 위염이나 위궤양이 있을 시 조심해야 한다. 출혈성 질환을 가지고 있거나 임신 중이면 의사와 상의하길 바란다.
복용량	상품마다 효소 함유량이 다르지만 대체적으로 항암효과와 항암치료 부작용을 줄이는 목적이라면 하루에 세번씩 공복에 3~5알 정도를 복용한다. 소화제로 사용할 경우, 식전 또는 식후 1~3알 복용이 적당하다. 암 환자들은 통합암 전문의와 알맞는 복용량을 상의하길 권한다.

I3C(인돌-3-카비놀)과 DIM(디인돌리메탄)

무엇?	브로콜리와 같은 십자화과채소에서 나오는 파이토케미컬
효능	자궁경부이형성, 유방암, 전립선암 치료 및 해독, 에스트로겐 대사조절
작용 메커니즘	I3C와 이의 대사산물 DIM은 여러 항암효과들을 가지고 있다. I3C와 DIM둘 다 테스토스테론과 안드로스텐다이온으로 부터의 에스트로겐 생성을 막는다. 암을 초래할 수 있는 에스트로겐 대사산물들의 생성을 막고 알맞은 에스트로겐 비율을 유지한다.[249] 환경적 내분비교란물질 및 발암물질인 제노바이오틱스xenobiotics들의 대사를 도움으로써 항암효과를 내기도 한다.[251] I3C는 에스트로겐에 반응하는 유전자를 통제함으로써 유방암 세포들의 증식을 막는다.[252,253] 또한 I3C는 신생혈관생성을 차단한다.[254~256] I3C와 DIM 둘 다 정상세포증식에 필요한 염증작용과 면역작용을 조절한다. I3C는 자궁경부암을 초래할수 있는 유두종바이러스 16(HPV-16)을 없애는 효과도 있다고 입증됐다.[257] DIM 또한 암의 침투, 확산, 전이를 막고 암세포 자연사를 유발해 항암효과를 내는것으로 알려져 있다.[259]
연구결과	인구조사 결과, 많은 십자화과채소 섭취는 낮은 암 발생률과 연관이 있는걸로 나타났고 여러 종류의 암에 대한 I3C의 항암효과가 입증됐다.[260] 자궁경부상피내종양(CIN 2, CIN 3)을 가진 여성들 중 매일 200mg의 I3C를 12주동안 복용한 8명중 4명이 완치했으며, 매일 400mg의 I3C를 12주동안 복용한 9명중 4명이 완치했다. 반면 I3C를 복용하지 않은 환자들 중에는 아무도 완치한 사람이 없었다.[261] 78명의 자궁경부상피내종양(CIN 1, CIN 2) 환자에게 100~200mg의 DIM이 함유되어 있는 질좌약을 매일 90~180일동안 사용하게 하였더니 더 높은 완치율을 보였다.[262] 외음부상피내종양 환자들이 하루에 200~400mg의I3C를 6개월 간 복용, 종양크기가 줄고 증상들도 많이 호전되었다.[263] 항에스트로겐제인 타목시펜 복용 중인 95명의 유방암 병력이 있는 여성들에게 DIM (하루에150mg씩 두번) 복용이 에스트로겐 대사를 더 좋게 한다는 연구 결과도 있다.[264]

연구결과	여러 연구 결과, I3C는 유방암, 전립선암, 자궁암, 간암, 악성흑색종, 췌장암에 대한 항암효과가 입증됐고DIM은 유방암에 항암 효과가 있다고 입증됐다.[265~277] 동물실험들 결과를 보면I3C는 폐암, 후두암, 비인두암에도 항암효과가 있다.[276~278]
안전성	부작용은 거의 없다. 간간히 위장장애를 일으킬수 있다.[279]
복용량	**I3C일반적 복용량은 여성의 경우 하루에 200~400mg, 남성의 경우 하루에 400 mg이다. DIM은 여성의 경우 하루에 150~300mg, 남성의 경우 하루에 300mg이상 복용을 추천한다.**

육인산이노시톨INOSITOL HEXAPHOSPHATE (IP-6)

무엇?	육인산이노시톨, 육인산마이오이노시톨, 피트산 등 이름도 다양한 이 탄수화물 성분은 식물성 또는 동물성 원료에서부터 비롯되고 건강보조제로 많이 알려져 있다.
효능	암예방 및 치료, 콜레스테롤 감소, 신장결석 예방
작용 메커니즘	정확한 메커니즘은 밝혀진 바 없지만, 세포 신호와 유전자 표현 조절, 신생혈관생성 차단 등 여러 루트를 통해 항암효과를 낸다고 알려져 있다.[280~281]
연구결과	항암화학치료를 받고 있는 침윤성유관암ductal invasive breast cancer 환자들 중 반은 IP-6를 복용하고 반은 플라시보를 복용하도록 하였다. IP-6와 이노시톨inositol을 복용한 그룹이 플라시보 그룹에 비해 매일 정상적인 활동이 가능할 정도로 삶의 질이 월등히 높았다. IP-6와 이노시톨을 복용한 그룹은 백혈구와 혈소판 수치도 떨어지지 않고 유지되었다.[282]
안전성	IP-6는 칼슘, 철분, 마그네슘, 아연과 같은 미네랄과 결합할 수 있으므로 미네랄 복용 몇시간 전, 후에는 IP-6 복용을 피한다.[283] IP-6는 항혈소판 작용을 하기 때문에 항응고제, 항혈소판제를 복용중이라면 IP-6 복용에 주의를 요한다.[284]
복용량	하루에 두번 3000mg~4000mg씩

멜라토닌MELATONIN

무엇?	솔방울샘에서 생성되는 호르몬
효능	불면증, 시차증후군, 계절성 우울증 치료에 가장 보편적으로 쓰인다. 통합 암 치료에도 많이 쓰인다.
작용 메커니즘	멜라토닌은 Th 림프구, 단핵구, NK세포 등 면역세포들을 활성화 시킨다.[285] 강력한 항산화제이기도 하며, 항암화학치료의 독성과 부작용을 줄이고, 암세포 증식 차단, p53 종양억제유전자 활성화, 암 전이와 신생혈관 생성을 막고, 항에스트로겐 효과도 있으며, 텔로머레이즈telomerase 효소 차단을 통해 암세포의 수명을 짧게 한다.[286~296]
연구결과	고형암을 가진 환자들을 대상으로 한 임상실험들을 리뷰한 논문에 의하면 멜라토닌이 암 관해와 1년 생존율을 높였으며, 피로감, 낮은 혈소판 수치, 말초신경장애 등 항암화학치료 및 방사선 치료 부작용을 줄이는데에 효과적으로 나타났다.[297] 항에스트로겐제인 타목시펜의 효과를 보지 못한 전이된 유방암 환자들에게 20mg의 멜라토닌을 매일 저녁 복용하게 하였더니 28.5%의 환자들이 부분적인 종양 크기 감소가 있었다.[298] 에피루비신epirubicin 항암치료 후 혈소판감소증이 생긴 유방암 환자들에게 20mg의 멜라토닌을 항암치료 7일 전 부터 복용하게 하였다. 네번의 항암치료 싸이클 후 12명중 9명의 혈소판 수치가 정상으로 돌아왔고, 12명중 5명은 종양의 크기도 감소하였다.[299] 항암화학치료와 더불어 20mg의 멜라토닌을 매일 저녁 복용한 비소세포폐암 환자들은 멜라토닌을 복용하지 않은 환자들에 비해 항암치료 효과가 훨씬 좋았다.[300] 또 다른 연구에서 20mg의 멜라토닌을 매일 저녁 복용한 전이된 비소세포폐암 환자들은 멜라토닌을 복용하지 않은 환자들에 비해 5년 생존율이 높고 종양도 줄어들었다.[301] 진행형 암을 가진 환자들에게 20mg의 멜라토닌을 매일 저녁 복용하게 하였더니 악액질, 무기력증, 혈소판감소증, 구내염, 심장기능이상, 말초신경장애, 림프구감소증 발병율이 현저히 낮았다.[302] 또한 암치료 결과도 현서히 좋았으며, 암이 더이상 진행되지 않고 1년 생존율도 높아졌다.[303]

연구결과	20mg의 멜라토닌을 매일 저녁 복용한 두경부암head and neck cancer 환자들은 항암 화학치료와 방사선치료로 인한 점막염 발생을 지연했다.[304] 멜라토닌 성분이 들어간 로션이 유방암 방사선 치료로 인한 피부염 발생을 줄이는데도 효과적이라고 알려져 있다.[305]
안전성	높은 복용량에도 매우 적은 독성을 보이며 매우 안전하다.[306]
복용량	**일반적으로 매 저녁 10~40mg을 권장하는데 20mg이 연구에서도, 임상에서도 가장 많이 쓰이는 복용량이다.**

마늘GARLIC (ALLIUM SATIVUM)

무엇?	백합과의 식물로 건강보조제로도 나와있지만 여러가지 기능성 식품으로도 판매되고 있다.
효능	감염 예방 및 치료에 가장 보편적으로 쓰이며 심혈관질환, 고콜레스테롤증, 동맥경화, 고혈압 치료에도 탁월하다. 암예방과 암치료에도 쓰인다.
작용 메커니즘	대식세포, NK세포 등 면역세포들의 활동을 향상시켜서 항암 작용을 돕고 항염 작용도 뛰어난 걸로 알려져 있다.[307~311] 발암물질이 우리 몸안에서 활성화 되는 것을 막고 발암물질 해독 작용을 도우며, 발암물질에 의한 DNA 손상을 막는다.[315] 마늘은 암세포 증식차단, 암세포 자살 유도, 신생혈관생성 차단 등 직접적인 항암효과도 가지고 있다.[316~319]
연구결과	"암 역학, 생체표지자, 예방Cancer Epidemiology, Biomarkers & Prevention" 저널에 실린 한 연구는 마늘 건강보조제를 일주일에 4일 이상 3년간 복용한 사람들은 혈액암 발병율이 낮았다고 보고했다.[320]

연구결과	아직 암으로 발전하지 않은 폴립이나 결장직장선종colorectal adenoma을 가진 37명의 환자들이 고용량의 숙성마늘 추출물(하루에 2.4mL)을 12개월 동안 복용한 결과 선종의 크기와 갯수가 현저히 줄어들었다.[321] 여러 동물실험들이 마늘의 간암, 대장암, 전립선암, 방광암, 유방암, 식도암, 폐암, 피부암, 위암 발생 억제 효과를 입증했다.[322]
안전성	위장장애, 구강악취, 암내를 유발할 수 있다. 마늘이 혈소판응집을 방해하기 때문에 항혈소판제를 복용중인 사람은 주의를 요한다.[323] 수술 1~2주전엔 마늘 건강보조제 복용을 중단해야 한다. 하지만 연구 결과에 의하면, 숙성마늘추출물을 항응고제(와파린, 아스피린), 스타틴제, 항암치료제(독소루비신, 5-FU, 메토트렉세이트)와 같이 복용해도 안전하다고 알려져 있다.[324]
복용량	마늘 건강보조제는 크게 4가지 형태 - 파우더, 액체 추출물, 증류된 기름, 기름에 담긴 형태로 존재한다. 파우더의 경우 하루에 900mg 복용이 일반적이고, 숙성마늘 액체추출물의 경우 하루에 2.4mL, 숙성마늘 추출물 알약인 경우는 하루에 3000mg 복용을 권장한다. 자신에게 맞는 올바른 복용량을 알려면 통합암 전문의와 상담하는 것이 가장 좋은 방법이다.

코엔자임 Q10(COQ10, ubiquinone)

무엇?	체내 합성이 가능하고 우리가 섭취하는 음식물에도 소량 포함되어있는 아주 강력한 항산화제
효능	심혈관질환 예방 및 치료, 에너지 생성 증가, 암 예방 및 치료 (항암치료로 인한 심장질환 치료에도 탁월)
작용 메커니즘	암발생의 위험율을 높이는 세포 손상, DNA 손상을 막는 강력한 항산화제다.[325,326] 면역력 강화에도 효과적이다.[327]
연구결과	유방암 환자들을 대상으로 한 두개의 연구에서 코엔자임 Q10 복용이 종양을 줄어들게 하고 암 전이도 막는 것으로 나타났다.[328,329] 코엔자임 Q10이 독소루비신이라는 항암제에 의한 심장질환 발생율을 낮췄다.[330] 소아암 환자들 경우 안트라사이클린이라는 항암제에 의한 심장질환 발생을 막는데 코엔자임 Q10 복용이 효과적이었다.[331] 코엔자임 Q10과 종합비타민/미네랄제를 같이 복용했을 경우 씨스플라틴 항암 치료제에 의한 청력 감소 및 이명 발생율이 현저히 감소하였다.[332] 3년동안 진행된 한 연구에서는 저용량 IFN-alpha치료제와 매일 400mg 코엔자임 Q10을 같이 복용했을 경우, 코엔자임 Q10을 복용하지 않는 환자들과 비교해서 악성흑색종이 더디게 발전하는 것은 물론 재발율을 낮추는 것을 발견했다.[333] 한 관찰연구 결과, 폐암, 췌장암, 특히 유방암 환자들의 혈중 코엔자임 Q10 레벨이 낮은 것으로 밝혀졌다.[334]
안전성	하루에 1200mg까지의 고용량에도 전혀 독성이나 부작용이 발표되지 않았다. 위장장애 같은 부작용이 있을 수는 있다.[335] 와파린과 같은 항응고제의 치료효과를 낮출수도 있지만 의사의 적절한 모니터링 하에 복용하면 문제 없을 것이다.[336~337]
복용량	하루 200~400mg

글루타민GLUTAMINE

무엇?	체내 합성이 가능하고 음식으로도 섭취가 가능한 아미노산
효능	근육손실 방지 및 근육피로 회복, 상처 회복, 염증성 대장질환 치료, 항암화학치료 부작용 치료
작용 메커니즘	글루타민이 근육과 조직 회복에 필요한 질소와 탄소를 공급한다. 우리 몸에서 암모니아 찌꺼기를 제거해주기도 한다.
연구결과	항암화학치료나 방사선 치료를 받고 있는 두경부암 환자들에게 10g의 글루타민을 하루에 세번씩 복용하게 하였더니 글루타민을 복용하지 않은 환자들보다 피부염 발생율이 현저히 낮은 것으로 나타났다.[338] 방사선 치료를 받는 총 234명의 두경부암 환자들을 포함한 5개의 임상실험을 메타분석한 결과 글루타민을 복용한 환자들이 구내 점막염 발생율과 증상 중증도가 글루타민을 복용하지 않은 환자들보다 낮게 나타났다.[339] 방사선 치료를 받는 폐암 환자들이 글루타민을 복용했을 때 염증지수와 방사선 치료로 인한 독성지수가 현저히 낮았고 이는 체중감소도 줄이고 식도의 움직임을 원할하게 도왔다.[340] "영양과 암Nutrition and Cancer" 저널에 실린 한 논문은 글루타민 보조제의 안전성과 효능을 연구한 13개의 임상실험들을 분석했다. 흉부 및 호흡소화기계암aerodigestive cancers을 상대로 한 13개의 임상실험들 중 12개가 글루타민이 점막염과 식도염의 중증도를 감소시키고 장 흡수력, 체중감소 예방에도 좋은 영향을 미친다고 밝혔다.[341] 유방절제수술 후 방사선 치료를 받은 여성들에게 15g의 글루타민 복용을 방사선 치료 일주일 전에 시작하여 방사선 치료 완료 일주일 후까지 지속하게 하였더니 글루타민을 복용하지 않은 여성들에 비하여 현저히 낮은 피부염 발생율을 보였다.[342]
안전성	부작용 없이 안전하다. 진행형 암의 경우 글루타민을 장기간 복용하는게 적절한 지에 대한 논란이 있는데, 이는 통합암 전문의와 상의하길 바란다.
복용량	하루에 총 15~30g을 나눠서 복용한다.

비타민 C

무엇?	체내에서 생성되지 않아 꼭 음식으로 섭취해야 하는 필수 영양소
효능	건강한 면역체계 유지와 감염 예방 및 치료에 효과적이다. 항산화제로 세포들을 산화손상으로 부터 보호한다. 암 환자들에게 면역력 강화를 위해 쓰이기도 하고 항암효과를 위해선 비타민 C 정맥주사가 쓰인다.[343]
작용 메커니즘	비타민 C가 백혈구의 생성과 기능을 향상시킨다.[344] 활성산소로 인한 세포 손상을 줄인다.[345]
연구결과	비타민 C의 암예방 효과에 관한 연구들은 대부분 비타민 C가 풍부한 식품 섭취에 대한 연구들이다.[346~349] 13개의 임상실험 데이터에 따르면 음식과 건강보조제를 통한 비타민 C 섭취가 대장암 발생율을 소량 감소 시키는 걸로 나타났다.[350] 미국에서 여성들의 건강을 위해 대규모로 진행된 "Women's Health Initiative" 연구 결과를 보면 음식과 건강보조제를 통한 비타민 C 섭취가 미만성 B세포 림프종 diffuse B-cell Lymphoma의 발생율을 줄인다고 알려져 있다.[351]
안전성	너무 많이 섭취할 경우 설사를 유발할 수 있다. 칼슘옥살레이트 요로 결석 병력이 있는 사람들은 섭취에 주의를 요망한다.[352]
복용량	하루 1000~10000mg

알로에 ALOE(ALOE BARBADENSIS, ALOE VERA)

무엇?	알로에 베라 식물은 피부에 바르는 겔, 로션 타입으로 피부에 바를 수 있기도 하고 액체나 캡슐 형태로 경구복용도 가능하다.
효능	피부에 바르는 경우 화상, 상처, 감염 등 여러가지 피부질환을 치료하는데 쓰인다. 내복약으로 복용할 경우 면역력 향상, 암 관련 부작용 치료와 소화장애 치료에 쓰인다.
작용 메커니즘	알로에는 면역력 향상과 항암 효과를 가진 여러 성분들을 포함하고 있다.[353~356] 유전체 표현을 통해 암세포의 증식을 막고 암세포 자연사를 촉진하는 성분도 포함하고 있다.[357]
연구결과	240명의 전이된 고형암을 가진 환자들이 무작위로 반은 항암화학치료와 함께 알로에 아보레센스Aloe arborescens를 복용하는 그룹으로, 반은 항암화학치료만 받는 그룹으로 나뉘었다. 10mL의 알로에 추출물을 하루에 3번씩 복용하였다. 결과는 알로에를 복용한 그룹이 암 크기가 줄어들고 3년 생존율도 훨씬 높았다.[358] 방사선 치료 부작용으로 인한 점막염으로 고생하는 환자들을 대상으로 한 연구에서 알로에 베라 구강 청결제가 처방약인 벤지다민 구강 청결제 만큼 효과가 좋은걸로 밝혀졌다.[359]
안전성	내복용으로 판매되는 알로에 제품들은 설사를 유발하는 유액 부분이 제거된 상태로 나온다. 알로에 추출물은 너무 고용량만 아니면 부작용 없이 매우 안전하다.
복용량	면역력 향상을 위해 10mL의 알로에 추출물을 하루에 3번씩 복용하거나 통합암 전문의의 처방대로 복용한다. 구강 청결제로도 사용할 수 있고 피부에 바르는 겔 또는 로션으로도 사용 가능하다.

옥살아세트산OXALOACETATE(OAA)

무엇?	세포 에너지 대사에 굉장히 중요한 물질로써 오렌지, 사과, 바나나, 완두콩, 시금치에 소량 함유되어 있다.
효능	뇌진탕 같은 외상성 뇌손상 치료, 교모세포종glioblastoma같은 중추신경계 암치료에 쓰인다.
작용 메커니즘	염증을 유발하고 암을 키우는 글루타민산염을 제거하고 뇌세포의 생화학적 기능을 향상시킨다.
연구결과	옥살아세트산이 글루타민산염을 뇌 포함 신경계 뿐만 아니라 몸 곳곳에서 찾아서 제거해준다. 이 같은 메커니즘이 외상성 뇌손상 치료에 효과적이라는 것은 많은 연구들을 통해서 입증 되었는데, 암치료에서도 같은 이치다. 글루타민산염은 암을 키우는 것으로 알려져 있다. 동물실험들에 의하면 뇌 안에 옥살아세트산이 존재하고, 글루타민산염이 감소하면 항암에 도움이 되는 환경이 만들어 진다고 알려져 있다.[360~368] Dr. 앤더슨은 뇌종양 포함 다른 암 치료의 일환으로 옥살아세트산을 사용한 경험이 있다. 그의 임상 경험상, 대사치료 요법과 병행하여 사용하면 더욱더 치료효과를 극대화 할수 있다. 큰 스케일의 인간을 대상으로 한 옥살아세트산 임상실험은 아직 존재하지 않는다.[369]
안전성	부작용 없이 매우 안전하다.
복용량	**일반적으로 하루 300mg.** **단기적으로 뇌종양 치료를 위해선 하루에 1500mg까지 쓰기도 한다.**

Poly-MVA

무엇?	미네랄, 비타민, 아미노산이 블렌드 된 건강보조제. 팔라듐, 알파리포산, 비타민 B1, B2, B12, 포르밀메티오닌, 아세틸시스테인(NAC), 몰리브데넘, 로듐, 류테니움을 함유하고 있다.
효능	암 보완치료. 심혈관 질환, 신경퇴행성질환,[370] 당뇨 치료 및 미토콘드리아 (세포 에너지) 보호,[371] 방사선 노출로 부터 세포 보호,[372] 피로감 감소
작용 메커니즘	정상세포에서는 미토콘드리아로 하여금 더 많은 에너지를 생성하게 하고 암세포 에서는 무산소성 대사를 방해하여 암세포를 약하게 만든다.[373]
연구결과	통합 암치료 전문의인 Dr. 제임스 폴사이트James Forsythe는 Poly-MVA에 대한 연구를 많이 한 의사로 유명하다. 천명이 넘는 Poly-MVA환자들의 데이터를 가지고 있다. Dr. 폴사이트의 연구들 중에 212 명의 4기암 환자들을 26개월 동안 관찰한 연구가 있다. 두 그룹들로 나뉘어져, 한 그룹은 Poly-MVA와 저용량 항암화학치료를 병행했고, 다른 한 그룹은 항암화학치료는 고사하고 Poly-MVA 치료만 하였다. 두 그룹 다 처음엔 Poly-MVA를 정맥주사로 투여했으며 그 후에 6~8개월동안은 경구투여 하였고, 그 이후엔 복용량을 낮춰서 복용 유지하였다. Poly-MVA와 저용량 항암화학치료를 병행한 그룹은 종양이 61% 치료에 반응하였고 Poly-MVA만 받은 그룹은 39% 반응하였다. 두 그룹 모두 환자들이 기력이 향상됐다고 보고했다. 흥미롭게도 두 그룹 모두 6년 생존율이 32%였는데, 4기암 생존율은 평균 2.1%에 불과하다.[374~375] Dr. 폴사이트의 또 다른 연구 중에 500명의 Poly-MVA 치료 환자들을 40개월 동안 관찰한 결과 암 생존자가 59%인 걸로 나타났다.[376] 그 중 가장 치료결과가 좋았던 암은 전립선암, 유방암, 폐암, 두경부암, 대장암, 혈액암이었다.[377] "환경적 병리학, 독성학과 암 저널Journal of Environmental Pathology, Toxicology, and Oncology"에 실린 한 연구 논문은 Poly-MVA가 방사선치료의 항암 효과를 극대화 하였으며 방사선치료로 인한 DNA손상과 혈소판 감소를 줄이는데 효과적이었다고 밝혔다.[378] "방사선 연구Radiation Research" 저널의 한 논문은 실험쥐를 통해 Poly-MVA가 방사선의 염증을 일으키고 미토콘드리아를 손상하게 하는 부작용을 감소시킨다고 밝혀냈다.[379]

안전성	팔라듐은 여러 동위원소들이 있는데 그 중 6개는 안정적이고 25개는 방사성이 있다. 팔라듐은 전립선암 씨드 삽입 (브라키테라피 과정 중 하나)에 사용되기도 하고 치과 치료에 사용되기도 한다.[380] Poly-MVA에 사용되는 팔라듐의 경우 리포산에 영구적으로 붙어있기 때문에 우리 신체안에 있을때 무해하고 나갈때도 전혀 변하지 않은 상태로 그대로 나가기 때문에 안전하다.
복용량	**진행중인 암 치료의 목적이라면 하루에 4~8 티스푼이 일반적인 복용량이다.**

운지버섯/구름버섯 Turkey Tail/Trametes Versicolor/Coriolus Versicolor

무엇?	약이 되는 버섯들 중 전세계에서 가장 많이 연구된 버섯이다. 중국과 일본에서 오랫동안 면역력 증강을 위해 약재로 쓰여왔다. 중국산은 PSP라고 줄여쓰이고, 일본산은 PSK라 한다.
효능	면역력 향상 및 암예방과 암치료
작용 메커니즘	운지버섯은 베타글루칸이라는 면역세포들을 자극하는 물질을 지니고 있다. 중탕법으로 얻은 운지버섯 추출물은 백혈구의 활동과 항체(IgG, IgM) 반응도 향상시키는 걸로 알려져 있다.[389] 암세포 자살, 암세포 증식 차단, TNF-alpha와 IL-8유전자 표현도 현저히 증가시키는 걸로 많은 연구들을 통해 입증되었다. 운지버섯 추출물은 NK세포(자연살상세포)의 활동도 증가시킨다.[390~395]
연구결과	400개가 넘는 연구실험들이 운지버섯 추출물의 면역력 강화를 통한 항암효과를 입증했다.[396] 운지버섯 추출물의 항암 보조치료제로써의 효능을 연구한 인간을 대상으로 한 임상 실험이 몇개 존재한다. 그 중 한 연구에서는 185명의 방사선 치료를 받고있는 폐암 환자들 중 반은 플라시보를, 나머지 반은 운지버섯 추출물(PSK)를 복용하게 하였다. 전반적으로 운지버섯 추출물을 복용한 그룹이 치료 결과가 훨씬 좋았으며 폐암 1~2기 환자들 중 5년 생존율은 39% 였으며, 3기 환자들은 22%였다. 플라시보 그룹의 1~2기 환자들의 5년 생존율은 16%, 3기 환자들은 5%에 불과했다. 70세 이상의 폐암 환자들 중 PSK를 복용한 환자들은 방사선치료만 받은 환자들에 비해 생존율이 대체적으로 높았다.[397] 대장암 환자들을 대상으로 한 이중맹검 연구에서는 명의 환자들을 무작위로 반으로 나눠 한 그룹(56명)은 수술 후에 PSK를 복용하게 하고 나머지 그룹 (55명)은 플라시보를 주었다. 암관해의 결과를 얻은 환자들이 PSK 복용 그룹에 두배나 많았으며 그들의 "백혈구 활동은 월등히 높았다"라고 밝혔다.[398] PSK는 위암에도 효과가 입증되었다. 렌셋The Lancet 저널에 실린 한 연구는 수술 후 항암치료를 받은 262명의 위암 환자들을 대상으로 PSK의 효능을 실험하였다. PSK와 항암화학치료를 병행한 환자들은 5년 생존율이 73%인데 비해 항암화학치료만 한 환자들은 60%에 그쳤다. 수술과 항암화학치료로 인해 면역력이 많이 떨어져있던 환자들에게 PSK는 면역력을 복구하는 효과를 내었다고 발표했다.[399, 400]

연구결과	158명의 식도암 환자들을 대상으로 한 연구에서는 수술과 방사선 치료 후 환자들을 4개의 그룹으로 나눠 실험하였다. 항암화학치료만 받은 그룹, 항암화학치료와 PSK 복용을 병행한 그룹, 항암화학치료 없이 PSK만 복용한 그룹, 그리고 아무 항암치료도 받지 않은 그룹이다. 이 연구 결과에 따르면, 하루에 3g씩 PSK 복용을 수술 후에 바로 시작해 3개월 동안 꾸준히 복용한 환자들은 5년 생존율이 월등히 좋은것으로 나타났다.[401] 운지버섯 추출물(PSP, PSK)이 유방암 환자들의 암관해 생존율과 전체 생존율을 높인다는 연구 결과들도 있다. 914명의 유방암 환자들 중 항암화학치료 중에 3g의 PSK를 매일 복용한 에스트로겐 수용체 음성, 2a기, 림프절 전이 없는(ER negative, stage IIA) 환자들은 생존기간이 훨씬 길었다.[402] 수술을 마친 376명의 에스트로겐 수용체 음성, 2기 유방암 환자들을 대상으로 항암화학치료제(5-FU)의 효능과PSK의 항암 효능(하루에 3g씩 복용)을 비교했더니 두 그룹 모두 재발 없이 5년 생존율이 같았다.[403] HLA-B40 항원(종양특유항원)을 지닌 유방암 환자들은 PSK를 한달동안 하루에 3g씩, 일년에 두번 복용한 결과, 10년동안 100% 생존율을 보였다. HLA-B40 항원이 없는 환자들의 생존율은 50%였다.[404] 227명의 혈관 침범된 그리고/또는 림프절로 전이된 유방암 환자들에게 항암화학치료 중에 보조요법으로 PSK를 하루에 3g씩 28일동안 복용하게 하였는데 PSK가 예후를 좋게했다고 결론 지었다.[405] 상하이 대학교에서 진행한 650명의 표준항암치료를 받고 있는 암 환자들을 대상으로 한 연구에서 운지버섯추출물Coriolus/PSP를 복용한 환자들은 플라시보 처방 그룹에 비하여 표준항암치료 부작용이 훨씬 덜 한걸로 밝혀졌다.[406, 407]
안전성	부작용 없이 안전하다.
복용량	하루에 3g씩

토코트리에놀Tocotrienol

무엇?	비타민 E에 함유되어 있는 자연 항산화제 성분으로 아나토 콩annatto beans, 팜유, 쌀겨유에 풍부하다.
효능	고콜레스테롤혈증 치료, 신경계 질환 개선, 암예방
작용 메커니즘	토코트리에놀은 방사선 치료에 의한 부작용 으로부터 세포들을 보호한다. 암과 관련이 깊은 NF-kB 단백질과 다른 염증 생화학표지를 감소시켜 항염작용도 한다. 암세포 자살, 세포 증식 차단, 신생혈관 생성 차단 기능도 있다. 암 유전자 발현은 차단하면서 종양억제유전자의 발현은 증가시킨다.[381] 델타와 감마 형태가 항암작용이 가장 뛰어난 걸로 알려져 있다.
연구결과	델타와 감마 토코트리에놀의 항암효과는 유방암 배양세포실험들(in vitro)과 동물실험들을 통해 입증됐다. 양성유방종양 환자들의 지방세포에 토코트리에놀 농도가 악성유방종양 환자들에 비해 약 65% 높은 걸로 나타났다. 더 중요한 사실은, 타목시펜 (20mg)을 복용하는 240명의 에스트로겐에 민감한 유방암 환자들이 400mg의 토코트리에놀을 5년 동안 같이 복용했더니 타목시펜만 복용한 환자들에 비해 사망율이 70% 감소했다. 타목시펜과 토코트리에놀을 같이 복용한 환자들은 재발율도 20% 낮았다.[382~385] 동물실험에서 델타 토코트리에놀이 췌장암의 진행과 전이를 더디게 하는게 입증되었다.[386] 또 다른 연구에서는 토코트리에놀이 항암화학치료제 젬시타빈의 효과를 향상시켜 췌장암의 성장을 막고 생존율을 높인다고 입증했다.[387]
안전성	부작용 없이 매우 안전하다.[388]
복용량	하루에 400mg 이상의 델타토코트리에놀 복용이 일반적으로 권장되지만 다른 형태나 복용량은 당신의 통합 암 치료 전문의와 상의하길 바란다.

비타민 D CHOLECALCIFEROL

무엇?	지용성비타민 중 하나로 연어, 청어, 정어리, 대구간유cod liver oil, 버터, 계란 노른자, 말린 포고버섯에 풍부하다. 햇빛 노출 시 피부에서 생성된다.
효능	골다공증과 구루병 예방/치료로 가장 많이 알려져 있다. 최근 십여년간 비타민 D가 우리 몸안의 많은 생물적 작용에 관여하고 있으며 심혈관질환, 호흡계 질환, 혈당 조절, 관절건강, 인지능력, 근육건강에도 큰 역할을 하고 정상적인 세포 증식과 면역력 향상에 도움이 된다고 입증됐다.[408]
작용 메커니즘	간에서 음식, 햇빛을 통해 흡수한 비타민 D를 25-hydroxyvitamin D(25OHD)로 변환한다. 그 다음에 신장에서 1,25-dihydroxyvitamin D3(칼시트리올)로 활성화 된다. 활성화된 형태의 비타민 D는 여러가지 항암효과가 있다. 암세포 증식 차단, 암세포 사멸 촉진, 면역세포 기능 증가, 신생혈관 생성 차단, 프로스타글란딘 감소 (염증 감소), 항산화 작용, 손상된 DNA 복구, 종양성장인자 방해, 암 생성 유전자발현 차단 등이 대표적이다. 활성화된 형태의 비타민 D는 효소작용으로 나눠져 더 많은 세포들과 조직들에 항암효과를 널리 전달할 수 있다.[410]
연구결과	인구조사 결과 비타민 D 결핍증은 암발생 위험율을 높인다.[411, 412] 790명의 유방암을 앓았던 여성들의 75.6%가 비타민 D 혈중 농도가 낮았던 것으로 밝혀졌다. 한 리뷰 논문은 비타민 D 혈중 농도가 낮은 폐경 후 여성들이 유방암 발병율이 더 높다고 밝혀냈다. 유방암 병력이 있는 여성들에게 비타민 D 혈중농도는 생존율/생존기간과 밀접한 관계가 있는 것으로 나타났다.[413~416] 임상종양학 저널Journal of Clinical Oncology에 기재된 리뷰 논문 포함 많은 임상 실험들이 높은 비타민 D 섭취와 혈중 농도가 대장암 발생 위험율을 줄인다고 입증했다. 또 다른 리뷰논문은 혈중 비타민 D 농도가 정상수치였던 환자들은 낮았던 환자들보다 암 생존율이 높았다고 밝혔다.[417, 418] 미국에서 저위험군 전립선암 환자들 44명에게 하루에 4000 IU의 비타민D를 복용하게 하였더니, 55%(24명)이 조직검사 결과가 나아졌으며, 11%(5명)은 변화가 없었고, 나머지 34%(15명)은 조직검사 결과가 더 악화되었다.[419]

연구결과	국립암연구 저널Journal of the National Cancer Institute 논문은 혈중 비타민 D 농도가 높은 환자들은 낮은 환자들에 비해 치명적인 전립선암에 걸릴 확률이 반 이상 적었다고 발표했다.[420] 영국의학저널British Medical Journal에 실린 한 연구는 호르몬 치료를 받고 있는 전립선암 환자 들 중 혈중 비타민 D 농도가 중간 이상 높을 경우 예후가 현저히 좋은 것으로 발표했다.[421]
안전성	혈중 비타민 D 농도가 정상범위 안에 있다면 부작용은 거의 없다. 오랜 기간동안 과다 섭취 경우 혈중 칼슘 농도가 증가해서 골다공증, 요로결석, 장기의 석회화의 위험이 있다.[422] 하루에 10000 IU 미만으로 섭취하면 이런 과다복용 부작용은 극히 드물다.[423]
복용량	**비타민 D에는 비타민 D2와 비타민 D3 두가지 형태가 있다. D3가 우리가 음식, 햇볕을 통해 얻을 수 있는 형태다. 그러므로 D3가 특히 암 환자들에게 더 선호되는 보조제의 형태이기도 하다. 일반적으로 하루에 식전 또는 식후 2000~5000IU 복용하는 것을 권장한다. 복용량의 환자의 혈중 비타민 D 농도에 따라 달라진다.** **최신 연구에 의하면 암예방을 위해서는 혈중 비타민 D(25OHD)가 최소 40ng/mL는 되야된다고 알려져 있다.[424~425]**

CHAPTER 7

INTRAVENOUS AND INJECTION THERAPIES

정맥주사와 그 외의 주사요법들

우리가 환자들로 부터 가장 많이 받는 질문 중 하나가 "**약으로 복용할 수 있는걸 왜 꼭 주사로 맞아야 합니까?**"다. "**그게 그렇게 효과가 더 좋습니까?**"라고 묻는다. 둘 다 훌륭한 질문이다. 의사들은 어느 약제가 여러 투여 방법이 있다면 "**어떤 루트가 가장 효과적일까? 어떤 상황에서 한 방법이 다른 방법보다 더 효과적일까?**" 라는 질문을 스스로 하고 결정을 내린다. 보편적인 투여 방법들에는 경구(PO), 혀 밑(SL), 항문(PR), 흡입(흡입기, 네뷸라이져, 분무기 등을 통해), 주사 요법들이 있다. 주사 요법에는 근육주사(IM), 피하주사(SQ), 피내주사(ID), 정맥주사(IV)가 있다.

주사요법의 첫 번째 장점은 흡수도에 따라 효능이 많이 사라질 수 있는 위장을 건너뛰고 최대한 많은 양의 약제를 혈액을 통해 최종 목적지인 세포까지 경구투여에 비하면 빠르게 전달할 수 있다는 것이다. 예를 들면, 비타민 C 정맥주사 후 소변 내 비타민 C의 농도는 경구복용 가능 최고치 복용량보다 140배가 많은것으로 알려졌다.[1]

소화기 기능은 약물치료, 만성질병, 항암치료 등으로 인해서 떨어질수 있다. 이 경우, 정맥주사가 떨어진 소화 흡수 능력과 상관없이 필요한 약물 또는 영양제를 공급할 수 있다. 주사요법이 경구요법보다 더 효과적인 세 가지 이유를 다음과 같이 정리해 보았다.

혈액과 세포조직 안에서 더 약의 효능이 좋을 때

여러 약들이 주사 요법으로 투여 되었을 때 효능이 더 좋다. 가장 좋은 예로, 커큐민은 소화 흡수가 매우 떨어진다. 엄격한 약제 기준에 맞게 정맥주사제로 조제된 커큐민은 100% 세포들로 전달되고 최대치의 효능을 낸다. 경구투여로는 불가능한 일이다.

경구투여 가능한 복용량보다 더 많이 투여해야 할 경우

비타민 C의 경우 일정 복용량 이상으로는 더 이상 흡수 되지 않고 장에 머물다 설사를 일으킨다. 정맥주사로는 경구투여로 흡수될 수 있는 양의 몇 배 이상으로 투여 가능하므로 암세포와 싸우는데 효과적이다.

위장이 손상되고 위장 질환이 있을 경우

셀리악병 같은 만성소화장애가 있는 경우나 항암치료로 인해 위장이 많이 손상됐을 경우에는 음식이나 건강보조제로 섭취하는 영양소가 잘 흡수되지 않는 경우가 많다. 만성질환 환자들과 암 환자들은 이런 필수 영양소들이 건강을 회복하고 병마와 싸우는데 매우 중요하다. 우리의 임상 경험으론 필수 비타민들과 미네랄들 및 글루타치온 같은 항산화제와 수분을 정맥주사로 보충해 주는 것이 죽어가는 환자도 살리고 항암치료를 다시 견딜수 있도록 회복 시키는데 중요한 역할을 한다.

정맥주사를 포함한 주사 요법들은 통합 암 치료에 오래도록 쓰여왔다. 커큐민 정맥주사 같은 경우 처음 사용됐던 1937년으로 거슬러 올라간다.[2] Dr. 앤더슨이 지난 25년간 통합 암 치료에 쓰이는 정맥주사제들의 연구들을 통해 발견한 노하우들을 지금 공개하겠다.(Dr. 앤더슨은 미국에서 통합 암 치료에 쓰이는 정맥주사제 분야 최고의 권위자들 중 한명이다.)

산화요법OXIDATIVE THERAPIES

산화제를 통해 암세포와 싸우고 세포 조직을 치유하는 요법들을 일컫는다.

고용량 비타민 C 정맥주사 요법

가장 많이 알려져 있으면서도 가장 논란이 많이 되는 주사 요법 중 하나다. 고용량 비타민 C 정맥주사가 처음으로 대중적으로 알려지게 된 건 의사인 프레드릭 클레너Frederick Klenner가 자신의 병원에서 1940~1984년 동안 고용량 비타민 C 정맥주사 요법으로 치료한 사례들을 케이스 스터디로 논문을 발표 하면서이다.[3~5] 라이너스 폴링Linus Pauling과 얼윈 스톤Irwin Stone이 영감을 받아 비타민 C[6]에 대한 연구를 이어갔다. Dr. 클래너는 Dr. 앤더슨에게 멘토 역할을 했다. 훗날에 의사인 렌던 스미스Lendon Smith를 통해 두 가지의 책이 출간되었고 그로 인해 Dr. 클래너가 남긴 업적이 사라지지 않고 두고두고 남겨지게 되었다.[7,8]

고용량 비타민 C 정맥주사는 통합 암 치료에서 매우 흔한 치료법이다. 저용량 요법도 쓰이지만 고용량 요법은 특별한 효능이 있다.

고용량 비타민 C는 과산화수소를 위한 프로드러그(Pro-drug: 투여 후에 생체 내에서 약물 작용 물질로 변하거나, 다른 물질을 약물 작용하게 만드는 효과) 역할을 하고 또 여러 메커니즘을 통해 정상세포들은 더 강하게 하고 암세포들은 약하게 하는 역할을 한다.[9~11] 과산화수소를 위한 프로드러그 효과는 경구 투여로는 불가능하다. 경구 투여로는 과산화수소 메커니즘에 필요한 만큼의 비타민 C를 우리 장이 흡수할 수 없기 때문이다.[12,13]

고용량 비타민 C는 강한 항염효과도 가지고 있다. 많은 만성질환 같이, 암도 만성염증이 비정상적인 세포증식을 초래해 만들어진 병이다. 미국 캔자스주에 리오단 클리닉Riordan Clinic의 연구에 따르면 고용량 비타민 C 정맥주사를 지속적으로 맞았을 경우 혈중염증인자 CRP가 75%가량 줄어드는 걸로 밝혀졌다.[14] 아직 초기 단계지만 고용량 비타민 C 정맥주사가 암억제유전인자를 활성화 시킨다는 연구 결과도 있다.

또한, 고용량 비타민 C 정맥주사는 암세포가 살기 힘든 산소가 가득한 환경을 만들어 신생혈관생성 차단 효과도 있다고 밝혀졌다.[16]

효능만큼 중요한 것이 안전성이다. 고용량 비타민 C 정맥주사는 금기만 잘 지키면 매우 안전한 치료법이다. 5만번의 고용량 비타민 C 정맥주사 치료사례를 리뷰해 놓은 2010년의 논문에서 오직 5번의 심각한 부작용 사례만이 보고되었다.[17] Dr. 앤더슨이 더 자세히 분석해 본 결과, 그 5번의 부작용도 치료 전에 환자의 상태를 좀 더 꼼꼼히 확인하였다면 충분히 피할 수 있었던 이상반응 이었다. 고용량 비타민 C 정맥주사를 받기 전에 환자의 G6PD 레벨을 꼭 측정해야 한다. G6PD는 생체 내 효소 중 하나로써, 유전적으로 결핍일 경우, 과산화수소를 몸 속에서 제대로 처리하지 못한다. 고용량 비타민 C 정맥주사 치료 시작 전이나 치료 중에 신장기능과 혈중 미네랄 레벨을 체크하는 것은 매우 중요하다. 고용량 비타민 C 정맥주사요법 트레이닝을 제대로 받은 의사라면 안전성을 위해 고용량 비타민 C 정맥주사 치료 시작 전에 어떤 것들을 체크해야 할지 잘 알고 있을 것이다. 또 많이 받는 중요한 질문 중 하나가 **"항암치료를 받는 중인데, 고용량 비타민 C 정맥주사 같이 맞아도 될까요?"**다. 고용량 비타민 C 정맥주사를 언제 어떻게 항암치료제와 같이 사용하느냐에 대한 혼란스러운 정보들이 많아 Dr. 앤더슨이 이 분야에 존재하는 모든 데이터를 분석해 리뷰를 해놓았다.[18] 최근에 출간된 논문에 데이터들이 어떤 방향을 제시하는지에 대해 잘 정리해놓은 구절을 인용하겠다: **"아스코르브산염**ascorbate**에 관한 임상연구가 현존하는 항암치료제 연구에 추가되어야 한다. 아스코르브산염(비타민 C)이 과산화수소의 프로드러그 역할을 하는 메커니즘은 다른 약제들과는 뚜렷하게 다르다. 그러므로, 아스코르브산염은 다른 약제들과 같이 쓰였을 때 시너지 효과 또는 최소 추가적 효과를 기대할 수 있다. 이와 같은 시너지 또는 추가적인 효과는 여러 종류의 암, 결핵, 중한 박테리아 감염, 간염, HIV치료에도 도움이 될 수 있다. 아스코르브산염이 항암화학치료제에 보탬이 되는 역할을 한다는 데이터들이 계속 나오고 있다."**[19]

2008년에 발표한 리뷰 논문에서 지금 현존하는 모든 항암치료제와 아스코르브산염이 같이 쓰였을 때의 효능을 정리해 놓았는데, 결론은 아스코르브산염이 항암치료제의 효과를 해치지 않았고, 때론 항암치료제의 효과를 더 향상시켰다는 것이다. 하나의 예외가 보르테조밉 bortezomib[20]이라는 항암제였는데, 이후에 나온 연구 결과들이 보르테조밉 조차도 고용량 비타민 C가 시너지 효과를 낸다고 밝혀냈다.[21]

2012년에 발표된 연구 논문은 갓 암진단을 받은 60명의 환자들에게 표준 항암치료와 함께 고용량 비타민 C 정맥주사를 일주일에 2번씩 4주 동안 맞게 했다. 피로감, 통증, 불면증, 변비 등에 있어서 삶의 질이 월등히 높아졌다.

항암치료나 방사선 치료를 받고 있지 않는 39명의 말기암 환자들에게 고용량 비타민 C 정맥주사와 경구 투여를 한 결과 피로감, 통증, 메스꺼움/구토, 식욕감퇴가 훨씬 나아졌다. 신체적, 정신적, 인지 기능면에서도 모두 높은 점수를 기록했다.

고용량 비타민 C 정맥주사와 암 환자의 삶의 질에 관한 2014년에 나온 리뷰 논문은 **"고용량 비타민 C 정맥주사가 피로감, 불면증, 식욕감퇴, 메스꺼움, 통증과 같은 여러 암 관련, 항암치료 관련 증상들을 완화시켜준다. 신체적, 인지적, 정신적, 사회적 기능과 전반적 건강도 모두 향상되는 것이 관찰되었다."**라고 결론 지었다.

Dr. 앤더슨이 미국국립보건원NIH에서 의뢰받아 실행한 표준 항암치료와 고용량 비타민 C 정맥주사의 조합에 관한 연구에서 긍정적인 효과만이 발견되었다. 이 연구는 Dr. 앤더슨이 정맥주사 최고권위자로 정맥주사 클리닉을 총괄하던 베스티어 대하 통합 암 연구 센터에서 진행되었다. 연구대상은 4기암 환자들로 고용량 비타민 C 정맥주사와 다른 정맥주사 치료도 받았다. 이 책에 담겨있는 임상적 발견들이 이때 얻어진 경험을 토대로 한 것이 많다. 베스티어 대학 통합 암 연구 센터에서 고용량 비타민 C 정맥주사 치료를 받은 4기 대장암, 폐암, 유방암 환자들과 3기 난소암 환자들의 3년 생존율을 미국 국립암연구소가 SEER 프로그램을 통해 발표한 통계보다 월등히 높은 생존율이었다.[26,27]

아르테수네이트 (Artesunate)

개똥쑥Artemisia 추출물로 만든 약제들은 말라리아 치료제로 더 많이 알려져 있다. 아르테수네이트는 개똥쑥 추출물 약제중에서도 정맥주사용으로 특별히 제조한 약제의 이름이다. 아르테수네이트의 약학적 메커니즘과 안전성은 이미 실험을 통해 입증되어 있다. 암에 대한 아르테수네이트의 효능에 관한 연구들도 최근에 활발히 이뤄지고 있고 효능과 안전성이 입증되고 있다. 4000번 이상의 아르테수네이트 정맥주사 치료 케이스가 있는 우리의 임상경험을 미루어봐도 아르테수네이트는 진행형 암 환자들에게 사용하기에 안전하다.

성인의 경우, 아르테수네이트 정맥주사는 일반적 투약 정량을 벗어나지 않는다면 부작용 확률이 매우 적다.[28,29] 동물을 대상으로 한 실험들, 인간을 대상으로 한 임상실험들에서 보여진 부작용은 오일 베이스의 개똥쑥 추출물 주사제에 의한 것이었고, 아르테수네이트는 물을 베이스로 한 수용성이므로 부작용이 거의 없다.[30,31]

소아 환자들을 대상으로 한 아르테수네이트 정맥주사의 안전성을 테스트 하는 실험에서도 비슷한 결과가 나왔다. 200명이 넘는 소아 환자들을 대상으로 한 연구들에서 적정량을 벗어나지 않을 경우 성인의 경우와 같이 부작용이 거의 없는 것으로 밝혀졌다. 이 연구 결과를 토대로 세계보건기구WHO가 소아 말라리아 환자들에게 아르테수네이트 정맥주사를 권장하게 되었다. Dr. 앤더슨도 몇백명의 소아 환자들에게 아르테수네이트 정맥주사 치료(때론 고용량 비타민 C 정맥주사와 같이) 하였는데 부작용이 없었다.

인간 췌장암 세포를 동물에 주입시켜 아르테미시닌의 항암 효과를 관찰한 한 실험에서 아르테미시닌artemisinin이 젬시타빈과 비슷한 정도로 종양이 줄어드는 효과를 냈다고 밝혔다. 아르테수네이트의 항암 효과는 여러 세포실험in vitro, 동물실험, 인간임상실험들을 통해 입증되었다. 직접적 암세포 파괴, 암세포 자살 유도, 신생혈관 생성 차단등의 메커니즘을 통해서라고 알려져 있다.[36~42] 아르테미시닌은 항염효과와 면역계를 진정시키는 효과도 있는것으로 알려져 있다. 이는 암 전이를 막는데 도움이 될 수 있다.[43~46]

아르테수네이트 정맥주사치료를 받는 중에는 철분과 구리 레벨을 계속 체크해줘야한다. 아르테수네이트의 메커니즘 중 하나가 철분과 구리를 이용해 산화제를 만드는 것이다. 경구 투여용 개똥쑥 추출물 약제들(Artemisia 또는 artemisinin)의 경우 정맥주사 투여시 보다 철분 고갈이 더 많이 발견된다. 경구투여, 정맥투여 시 둘 다 철분 및 혈액세포 레벨을 계속 모니터링 해줘야 한다.

아르테수네이트와 고용량 비타민 C 정맥주사의 병용 사용

아르테수네이트 정맥주사와 고용량 비타민 C 정맥주사를 같이 사용하는 방법은 Dr. 앤더슨이 통합 암 치료 연구를 하던 때에 독일 암 전문의들을 통해 처음 접했다. 처음엔 이 두가지 치료제가 둘 다 산화제이기 때문에 시너지 효과를 낸다고 생각했다. 물론 사실이지만, Dr. 앤더슨은 두 치료제의 면역 효과도 시너지 효과에 힌몫했다고 생각했다. 동합 암 치료를 받고 있던 40명의 4기 유방암 환자들 중 아르테수네이트와 고용량 비타민 C 정맥주사 요법을 기존통합 암 치료에 추가한 그룹과 추가하지 않은 그룹을 비교했을때, 추가한 그룹의 1년 생존율은 16%, 2년 생존율은 22%, 3년 생존율은 11% 높은 걸로 나타났다.

과산화수소(hydrogen peroxide)

과산화수소(H_2O_2) 정맥주사제는 흥미로우면서도 주의가 요망되는 치료제이다. 우리가 아는 과산화수소는 상처 소독에 쓰이는데 이게 어떻게 정맥주사제로 쓰인단 말인가. 당연히 정맥주사제용으로는 멸균 상태에서 방부제나 안정제 없이 저농도의 과산화수소로 특수 제조된다. 이는 정맥주사용 식염수에 더 희석되어 아주 느린 속도로 정맥투여된다. 작용 메커니즘은 고용량 비타민 C 정맥주사 요법과 같다.[48]

그렇다면 왜 고용량 비타민 C 정맥주사 대신 과산화수소 정맥주사요법을 쓰는가? 고용량 비타민 C는 조직과 세포 레벨에서 과산화수소를 만들어 내서 암세포와 종양을 약하게 만든다. 이런 직접적인 효과 외에도 아주 소량의 면역전달화학물질을 만들어 낸다. 반면, 과산화수소 정맥주사는 세포에 과산화수소를 직접적으로 전달하는 것이 아니라 면역전달화학물질들을 만들어 혈액을 통해 온 몸에 전달해서 온몸의 면역세포들을 활성화 시켜 암세포들과 싸우게 한다. 둘의 메커니즘이 다르기 때문에 의사들이 이 두 치료법을 번갈아 가며 사용하기도 있다.

오존(Ozone)

오존(O_3)은 산소(O_2)의 친척이다. 오존은 산소와 같이 환경에, 우리가 마시는 공기에, 자연스럽게 존재하는 물질이지만, 불안정하여 언제든 산소로 변할수 있다.

임상실험에서 피부에 바르는 오존이나 항문을 통해 투여하는 오존이 방사선 치료를 받는 전립선 암 환자들의 부작용을 감소시키는데 매우 효과적임이 입증되었고 안전성 또한 입증되었다.[51]

오존도 앞에 설명한 과산화수소 정맥주사와 같이 자칫 잘못 사용하면 위험할 수 있는 정맥주사 치료제로써 오존 정맥주사 요법은 정식 연수 받은 의사에게 치료를 받는게 중요하다. 오존이 불안정하여 하나의 산소 분자를 내어주고 안정된 산소가 되고 싶어하는 성질때문에 과산화수소와 비슷한 메커니즘을 통해 효과를 낸다. 한 연구는 오존이 면역력에 긍정적인 효과를 내는 메커니즘을 10개 이상 규명해 놓았다.[52]

방사선 치료와 항암화학치료를 받고 있는 암 환자들에게 오존 정맥주사 요법을 추가했더니 항암화학치료 효과를 향상시킬뿐 아니라 항암치료 부작용도 줄였고 이는 전반적으로 환자들의 삶의 질도 높이는데 기여했다. 동물실험에서도 같은 결과가 나왔다.[54] 오존의 안전성도 연구들을 통해 인간에게 독성과 부작용이 없다고 입증됐다. 오존이 방사선 치료의 효과를 상승시키고 부작용을 줄인다는 연구들도 많이 나와있다.[56]

오존치료법은 다른 치료법들과 병행했을 때 더 큰 효과를 볼 수 있는데 우리의 임상 경험에 의하면 그 중 단연 으뜸은 오존과 자외선 요법의 시너지 효과 였다.[57]

자외선 혈액 요법(Ultraviolet Blood Therapy)

자외선 혈액 요법 또는 자외선 혈액 조사법(UVBI)은 의학계에서 오래도록 사용되어져 왔다. UVBI의 효능은 세포의 산소 공급을 향상시키고 면역력을 낮추는 항암 치료를 받고 있는 환자들에게 감염 확률을 감소시키는게 대표적이다.[58,59]

자외선 요법이 생소하기에 환자들은 "혈액을 자외선에 노출시키는게 어떻게 항암효과가 있다는 말입니까?"라고 자주 묻는다. 암은 저산소 환경에서 활성화하며 암세포들만의 특별한 생물학적 시스템을 구축한다. 이는 나중에 항암치료제 내성 현상을 일으키는데 한몫하기도 한다. 나중에 소개될 고압산소요법과 같이 UVBI는 세포조직에 산소 공급을 증가시켜 암세포들이 증식할 수 있는 환경을 파괴하고 항암치료제에 대한 내성도 줄일 수 있는 것이다.

생물학적, 대사적, 식물성 추출물 요법

면역력을 향상시켜 항암효과를 내는 자연물질들이 정맥주사제로 쓰이는 요법들을 소개할 것이다.

글리시리진(Glycyrrhizin)

글리시리진 또는 글리시리진산(GA)은 감초의 주 성분이다. 암치료에 가능성이 무궁무진한 성분이다. 임상실험에서 정맥주사 치료제로서의 안전성이 입증됐으며 만성 바이러스 감염 질환에도 효과적인걸로 나타났다.[61,62] Dr. 앤더슨의 10여 년간의 임상 경험에서도 표준 투여량과 투여 가이드라인을 잘 따른다면 부작용은 전혀 없었다. 우리는 글리시리진산을 정맥주사제로 암 환자들에게 투여한 결과 낮은 감염률, 삶의 질 향상, 적은 피로감 등 긍정적인 효과를 보았다.

전립선암세포를 이용한 한 실험에서 글리시리진산이 전립선암 세포 증식을 막고 그나마 존재하던 전립선암 세포들을 약화 시키는 효과를 보였다. 실험 결과가 매우 좋아서 논문은 "글리시리진이 전립선 암 치료제로서의 가능성이 있다"라고 결론 지었다.

모든 정맥주사치료제들과 같이, 안전성이 매우 중요하므로, 꼭 글리시리진 정맥주사치료법에 대해 정식으로 연수를 받은 의사에게서 치료 받길 권한다.[64]

글리시리진 정맥주사법의 가장 흔한 부작용은 혈압이 높아지는 것이다.[65] 우리의 임상경험으로는 저용량 투여 시 문제 될게 없지만 글리시리진 정맥주사치료 전, 중간, 후에 꼭 혈압을 체크하며 모니터링 하기를 추천한다.

글루타치온(Glutathione (GSH))

항산화물질은 우리 몸 안에서 프리라디컬 사냥꾼이다. 프리라디컬은 우리 몸에 해로우며 항산화제가 프리라디컬을 없애줌으로 인해서 우리 몸 안에서 밸런스가 맞춰진다. 글루타치온 (GSH)이 이 항산화-프리라디컬 밸런스를 유지하는 데 기여한다. 혈장(혈액의 액상부분), 세포 내부, 세포의 지방막에서 일어나는 항산화 작용은 비타민 C, 글루타치온, 토코페롤(비타민E)에 의한 것이다. 그러므로 글루타치온이 암치료에 중요한 요소라는것은 어쩌면 당연한 사실이다.

글루타치온은 경구 투여용으로도 많이 쓰이며 전구체와 보조인자가 같이 포함되어 있는 제품들도 많이 있다. 정맥주사로 투여 됐을 경우 몸안의 세포에 의해 바로 사용될 수 있는 장점이 있다.

많은 연구들이 항암화학치료, 방사선 치료, 수술을 한 암 환자들의 글루타치온 레벨이 낮다는 결과를 발표했다. 글루타치온 레벨이 낮다는 것은 그만큼 항산화-프리라디컬 (산화환원)의 밸런스 유지가 힘들다는 얘기고 그 결과 세포 손상과 여러 건강문제들을 초래할 수 있다.

글루타치온 정맥주사 요법은 많은 실험들에서도 안전성이 입증되었고 우리의 임상 경험에서도 매우 안전하고 치료 효과가 좋은 주사제이다.

안전성에 있어서 자주 받는 질문은 "**글루타치온이 다른 항암요법들의 효과를 해칠수 있나요?**"다. 물론 케이스마다 다를수도 있겠지만, 대체적으로 "**걱정할 정도는 아니다**"라고 말하고 싶다. 정맥주사 투여 타이밍과 글루타치온이 다른 항암치료제들과 어떻게 조화를 이루는지에 따라 시너지 효과를 낼수도, 반대되는 효과를 낼 수도 있다. 한때 글루타치온이 플래티넘 항암제와 같은 산화 효과에 기반한 항암제들과는 상극이라고 생각했었다. 메커니즘을 따지면 당연히 이해가 되는 바이다. 하지만 두 연구결과와 우리의 임상 경험을 보면, 글루타치온과 항암화학제가 같은 날 같이 투여됐을때 오직 시너지 효과만이 관찰되었다. 플래티넘 항암제가 아닌 다른 산화성 항암제나 치료법들을 사용시에는 글루타치온을 12~24시간 정도 전, 후에 투여한다. 정맥주사로 투여 시, 글루타치온은 세포로 인해 매우 빨리 사용되므로 혈액에 오래 머물지 않는다. Dr. 앤더슨은 글루타치온 뿐만 아니라 다른 정맥주사치료제들의 투여 타이밍을 가이드 라인으로 정리한 논문을 발표했다.[72]

디메틸술폭시드(DMSO; dimethyl sulfoxide)

DMSO는 꽤 널리 알려진 대체요법 중 하나이다. 관절통에 효과가 있고 피부에 바르면 빠르게 스며들어 관절의 통증을 완화시킨다. 미국 오레곤주의 의과대학 연구원이자 의사였던 스탠리 제이콥Stanley Jacob이 처음으로 DMSO를 약으로 사용하였다. DMSO의 면역 효과, 치유 효과, 뇌와 다른 조직으로의 약물 전달 효과는 과학적으로 이미 입증되어있다.

우리는 지난 십여년 동안 DMSO를 정맥주사로 통증과 염증을 줄이고 다른 약제들을 뇌 포함 신경계에 잘 전달되도록 하는 목적으로 많이 사용해왔다.

최근에는 DMSO와 마그네슘, 중탄산나트륨을 함께 투여하면 통증을 줄이고 삶의 질을 높이는 완화치료에도 효과적인 것으로 알려졌다.

DMSO는 통증완화, 항염, 효과적인 약물 전달에 탁월하고, 새로운 연구들은 DMSO가 직접적으로 암세포들과 싸우는 물질일 가능성도 제시하고 있다.

게르마늄(Germanium sesquioxide (GS)

게르마늄은 암과 만성질환 치료에 효과적이다. 아시아 국가들과 러시아에서는 게르마늄 연구가 몇 십년간 진행되어 왔고 미국에서도 게르마늄 정맥주사요법이 20년동안 지속되고 있다. 연구결과로 밝혀진 메커니즘은 IFN-gamma 및 NK세포 활성화를 통한 면역력 향상과 암성장 억제다. 우리의 임상 경험에서도 게르마늄은 적량에서 벗어나지 않는 한 안전한 치료제고 다른 정맥주사 치료제들과 같이 사용되었을때 시너지가 좋은 약제이다.

커큐민(Curcumin)

커큐민 정맥주사는 보조 치료의 한 부분으로 매우 효과가 좋은 치료이다. 경구투여로도 효과는 있지만 흡수율이 낮아 최대치의 효과를 얻기 힘들다.

커큐민 정맥주사에 대한 40개가 넘는 의학 논문 리뷰와 5000번 이상의 사용한 우리의 임상경험의 결과에 따르면 커큐민 정맥주사는 획기적인 항암치료제가 될 수 있는 정도의 효과를 보였다. 약물로 개발된 커큐민 정맥주사제(특허를 받기 위해

화학적 구조를 바꿔 제조하여 커큐민과는 엄밀히 다르다)는 현재 미국 식약청에서 항암치료제로 승인이 나서 임상실험 단계에 있다.[80, 81]

커큐민 정맥주사제의 한 가지 단점이 있다면 커큐민이 수용성이 아니기 때문에 정맥주사 치료제로 만들려면 특수한 조제 과정을 거쳐야 한다는 것이다.

여러 형태가 있지만 현재로써는 에멀젼 형태의 커큐민이 고용량 투여(Dr. 앤더슨의 말기 전이 암 환자들 치료 프로토콜) 목적의 정맥주사제로써 가장 안정적이고 안전한 형태로 알려져 있다.

고용량 투여 시 일시적으로 간 수치가 높아질 수 있지만 장기적으로 보면 간 보호와 간기능 향상에 오히려 도움이 된다.[83,84] 신장도 마찬가지다.[85~91] Dr. 앤더슨은 신장기능이 저하된 환자들에게 커큐민 정맥주사 투여 후 신장기능이 회복 되는걸 많이 경험하였다. 커큐민의 항암 효과는 이미 많은 연구로써 입증되어 있고 메커니즘에 대한 연구도 많지만 그건 빙산의 일각일 정도로 커큐민은 수 많은 항암 및 치유 능력을 지녔다고 믿어진다.[92~99]

Dr. 앤더슨은 커큐민 정맥주사를 통해 표준항암치료 및 다른 어떤 통합 암 치료법도 전혀 반응이 없었던 6명의 4기 암 환자들 중 5명의(스캔으로 컨펌된) 암 크기를 감소시키고 안정병변의 상태로 만든 성공케이스가 있다. 이후에도 커큐민 정맥주사의 놀라운 항암효과는 환자들에게서 계속 관찰되었다. 커큐민을 특히 고용량에도 안전한 정맥주사치료제로 만들기 까지는 아직도 풀어야 할 숙제가 조금 있지만 항암 정맥주사 치료법 중 가장 유망한 약제임엔 틀림없다.

실리마린(Silymarin)

실리마린은 경구투여용이다. 정맥주사제로 쓰일때는 대부분 실리비닌silibinin 형태로 이용한다. 실리비닌은 건강보조제로 잘 알려진 밀크씨슬의 구성원이다. 우리의 임상경험으론 실리비닌 정맥주사는 암 환자들 치료에 시너지 효과를 낸다. 실리마린이 간 건강에 좋다는 것은 이미 잘 알려져 있다. 최근 연구 결과들을 보면 암세포를 죽이는데도 직접 관여하고 면역력도 증강시키는 걸로 알려져 있다.[100~103]

커큐민처럼 실리비닌도 정맥주사 치료제로써 항암치료에 어마어마한 포텐셜을 가지고 있다고 생각한다. 또한 커큐민처럼 안전한 정맥주사 치료제로 제조하는 것도 쉽지만은 않지만 불가능하지도 않다. 우리의 임상경험을 미루어 보면 실리비닌 정맥주사치료는 커큐민이나 글리시리진 같은 주사제들과 같이 사용했을때 효능이 가장 극대화 되리라 예상한다.

레스베라트롤(Resveratrol)

레스베라트롤은 식물이 스트레스를 받았거나 공격을 받았을때 생성되는 물질이다. 유행했던 계기는 레드 와인의 성분으로 강력한 항산화제라고 알려졌을 때 이후이다. 레스베라트롤의 한 종류인 트랜스-레스베라트롤은 항산화 뿐만 아니라, 항염, 항암, 항당뇨, 안티에이징, 심혈관보호, 신경계 보호에도 탁월한 것으로 알려져 있다.[104] 이론적으로는 레스베라트롤은 경구투여로도 잘 흡수되어야 하나, 특히 암 환자를 대상으로한 연구 결과에서 만족할 만한 치료 효과를 얻지 못했다. 커큐민 같이 레스베라트롤은 훌륭한 항암효과가 있지만, 그 효과를 얻기 위한 적절한 복용량을 경구투여로 정하기가 쉽지 않다. 이같은 이유로, 레스베라트롤 정맥주사 요법이 암 환자들에게 더 도움이 될 수 있다. 연구를 통해 알려진 항암 메커니즘은 면역력 향상과 산화-항산화 밸러스 유지를 통해서다.[108, 109] 임상적으로 레스베라트롤 정맥주사요법은 적합한 제품을 생산하는게 힘들어 잘 실행되지 못하고 있지만, 연구 실험들에서는 효능과 안전성이 입증되었다.[110, 111]

커큐민, 실리비닌, 레스베라트롤 같은 식물성 추출물들은 같이 사용되었을 때 시너지 효과를 낸다. 최근 발표된 논문에서 전립선암에 걸린 동물에 레스베라트롤과 커큐민을 같이 사용하였을 때 하나만 사용했을 때보다 종양 사이즈가 줄어들었고, 암 생성과정 중 하나인 글루타민 대사를 방해했으며, 암 발생과 관련있는 4개의 대표적인 유전체 프로모터tumor promotor 부위를 조절하는 효과를 냈다고 규명했다.[112]

퀘르세틴(Quercetin)

퀘르세틴은 식물에서 생성되는 플라보노이드 성분이다. 식물과 과일에 많이 포함되어 있으며 히스타민의 분비를 억제시켜 천식, 인후염, 편도선염 및 알레르기를 치료하는 데 쓰인다. 퀘르세틴은 경구투여보다는 정맥주사요법으로 사용 시 생체

활용성bioavailability을 높이고 강력한 항암효과가 있다고 과학적으로 입증되었다. 퀘르세틴의 항암 메커니즘은 여러가지가 있지만 티로신인산화 효소 차단과 종양 성장 억제가 대표적이다. 인간을 대상으로 한 임상실험에서 경구투여, 정맥주사 투여 모두 안전성이 입증되었다.[113~116]

Dr. 앤더슨은 퀘르세틴 정맥주사를 환자들에게 투여한 연구에서 퀘르세틴 정맥주사가 부작용없이 안전했으며 암 진행을 멈추게 하거나 암을 축소시키는 긍정적인 효과도 볼 수 있음을 인지하였다. 퀘르세틴 정맥주사는 다른 항암치료제들과의 시너지 효과를 내는 가능성 높은 또 다른 후보이다.

미슬토(Mistletoe)

미슬토(겨우살이)는 크리스마스 장식에 많이 쓰이는 장식으로 미슬토라는 단어를 들으면 사람들은 크리스마스 부터 떠올린다. 암 치료제로는 20년 정도 전부터 널리 쓰이기 시작했으며 처음 쓰이기 시작한건 몇십 년 전으로 거슬러 올라간다. 두 가지 투여 방법이 있는데 인슐린 주사와 같은 방법인 피하주사(SQ)와 정맥주사(IV)다. 둘 다 저마다의 효능이 있고 당신의 주치의가 당신에게 가장 알맞은 투여방법을 찾아줄 것이다. 미슬토의 종류가 다양하고 그에 따른 효능과 쓰임새가 다르지만 그것은 미슬토에 대한 교육을 정식으로 받은 의사에게 문의하고 이 책에서는 심플하게 종류를 구분하지 않고 **"미슬토"**라고 통일하겠다.

가장 많이 연구된 미슬토의 대표적인 항암 효과는 삶의 질 향상과 암세포와 싸우는 면역력 향상이다. 암치료 자연요법natural cancer therapy 중에 가장 많은 연구논문을 가지고 있는 치료법이다. 2600개 이상의 논문이 있고 그중 250개는 최근 데이터를 포함하고 있다.

미슬토의 항암 메커니즘은 면역력 향상을 이용한 암세포 사멸 촉진과 삶의 질 향상이다. 삶의 질 향상의 예로는 항암화학치료와 방사선 치료의 부작용을 줄이고 암 관련 피로감에 영향을 미치는 염증 기폭제를 감소시키는 효과가 있다.[118]

미슬토는 암 면역치료로 분류된다. 몸 자체의 면역력을 이용하여 여러 항암효과를 나타내기 때문이다. 그 중 가장 중요한 메커니즘은 암세포를 죽이고 재발을 막는 NK 세포 활성화다.[119] 또한 미슬토는 암세포가 살수 없는 환경을 만드는데도 효과적이라고 알려져있다.[120]

미슬토가 항암화학치료제들과 반응하여 효과를 감소시키지 않을까 하는 우려가 있다. 미슬토와 여러 항암화학치료제의 상호작용을 여러 종류의 암세포에 실험한 결과 미슬토가 **"항암화학치료제의 효과에 전혀 영향을 미치지 않았다"**고 결론 지었다. 또한 **"고용량의 미슬토는 항암화학치료제를 도와 암세포를 추가적으로 차단하는 효과를 보였다"**라고 발표했다. 미슬토와 항암화학치료제들을 동시에 사용해도 전혀 안전성과 효능에 문제가 없다고 발표했다.[121]

최근에 나온 리뷰 논문에서 미슬토 요법이 대부분의 암 환자들에게(85%) 큰 부작용없이 긍정적인 암치료 효과를 낸다고 보고하였다.[122] 1985~2002년 사이에 3324명의 암 환자를 관찰한 메타분석 논문에 의하면 미슬토는 긍정적인 암치료 효과를 보였다.[123] 또 다른 리뷰 논문에 의하면 **"미슬토가 암으로 인해 망가진 면역체계를 바로잡아준다"** 라고 발표했고 미슬토 요법에 대해 **"표준항암치료를 대신할 순 없지만 환자의 삶의 질과 수명을 늘리는데는 효과적으로 보인다"**라고 결론 지었다.[124]

살리시늄(Salicinium)

살리시늄은 유니크한 내츄럴 항암 물질로써 두가지 항암 메커니즘을 가지고 있다. 젖산 생성과 나갈라아제nagalase; alpha-N-acetylgalactosaminidase 효소를 차단함으로써 한가지 약제로 두개의 매우 강력한 발암 메커니즘을 차단할 수 있다.

살리시늄이 일석이조의 효과를 낼 수 있는 이유는 암세포에는 존재하지만 정상세포에는 거의 존재하지 않는 효소 베타글루코시다제Beta-Glucosidase 때문이다.[126~128] 고용량 비타민 C 정맥주사처럼 이 효소는 살리시늄이 정상세포는 가만두고 암세포만 손상시킬 수 있게 한다. 살리시늄은 복합당질glycome로써 당을 좋아하는 암세포가 바로 흡수한다. 베타글루코시다제가 당질 부분을 살리시늄에서 떼어내고 나머지 부분이 NAD+ 효소에 붙어서 젖산 생성과 나갈라아제 효소의 활동를 차단한다. 그 결과, 암세포 생성에 불을 붙이는 젖산이 감소하고 Gc-MAF 활성화를 통해 대식세포가 암세포를 잡아먹게 한다.

우리의 임상경험으론 살리시눔은 많이 진행된 암의 경우에도 매우 안전하다. 식이요법과 함께 대사성 암치료의 일환으로 쓰일때 가장 효과적이라 생각한다.

GC-MAF(Macrophage-activationg factor)

현재 미국에서는 주사제로 구할 수 없지만, 다른 나라에선 Gc-MAF (대식세포 활성화제제)가 암과 만성질환 치료에 오래도록 사용되어 왔다.

나갈라아제 효소가 Gc 단백질이 Gc-MAF가 되는 것을 막음으로써 대식세포와 면역체계가 암세포를 죽이지 못하게 만든다.[129] 면역세포들이 암세포를 알아보지 못하게 만들기 때문이다. Gc-MAF를 투여해줌으로써 면역세포들이 암세포를 알아보고 죽이게 만드는 이치다.

Dr. 앤더슨의 정맥주사 임상경험으론 Gc-MAF는 매우 안전하다. Gc-MAF가 면역세포들을 이용해 항암 효과를 내기 때문에 면역력을 강화시키는 산화치료와 병행하면 더욱 시너지가 좋다.

아미그달린(Amygdalin)

레트릴Laetrile 또는 비타민 B17 이라고도 알려져 있는 아미그달린은 통합 암 치료 분야에서 매우 길고 헷갈리는 역사를 가지고 있다. 암세포에 존재하는 베타글루코시다제가 아미그달린을 세포에게 독이 되는 시안화수소hydrogen cyanide로 변환시킨다. 정상세포에는 베타글루코시다제가 없기 때문에 아미그달린으로 인해 시안화수소가 만들어 지지 않아 암세포들만 죽고 정상세포들은 영향을 받지 않는다.[130]

아미그달린에 대한 연구가 몇개 있는데 그 중에서도 가장 유명한건 1982년에 출간된 **"아미그달린은 독성이 있는 약제로써 암치료에 전혀 효과가 없다"**라고 결론 내린 논문이다. 이 결론은 오래도록 미국과 캐나다에서 사실로 믿어져 왔다.

하지만 최근 논문들 에서는 1982년 논문이 아미그달린의 독성을 터무니 없이 부풀려 애기했을 뿐 아니라 아미그달린은 80년도에 알았던 것 보다 훨씬 더 많은 항암 메커니즘을 가지고 있다고 발표하였다. 시안화수소를 통해 암세포를 죽이는 것 이외에도 암세포 자살과 신생혈관 생성 차단에도 관여하는 걸로 나타났다.

아미그달린 사용이 가능한 해외에서 Dr. 앤더슨은 통합 암 치료의 일환으로 아미그달린을 써본 결과 몇몇 빠르게 진행하는 암의 진전을 느리게 하거나 멈추는 효과를 본 적이 있다. 그러나 아미그달린 하나만 유일한 암치료제로 사용하지 않았다. Dr. 앤더슨 포함 여러 통합종양학 의사들은 아미그달린이 암치료에 효과적이라고 생각하고 있다.

Poly-MVA

리포산 팔라듐 복합체Pd-LA; lipoic acid-palladium complex 또는 리포산 미네랄 복합체LAMC; lipoic acid mineral complex라고도 알려져 있는 Poly-MVA는 경구투여제와 주사제로 나오는 암치료 보조제다. Poly-MVA는 폴리머(중합체)로 세포 안으로 들어가 미토콘드리아에서 에너지를 생성한다. 정상세포에서는 에너지를 생성하지만, 암세포에서는 세포를 약하게 만드는 대사작용을 한다. 고용량 비타민 C 요법이나 바로 다음 챕터에 설명될 DCA와 마찬가지로 정상세포냐 암세포냐에 따라 효능이 틀리다.[133~135]

알파리포산 같은 프리라디컬 사냥꾼이랑은 또 틀리다. 프리라디컬을 사냥할 자유 리포산이나 팔라듐이 없기 때문이다. Poly-MVA는 리포산과 팔라듐이 비가역적으로 붙어있는 지용성과 수용성을 둘 다 가지고 있어 미토콘드리아까지 들어갈 수 있다.

팔라듐이 함유되어 있어 사람들이 안전성에 대해 걱정하는데, 팔라듐이 자유롭게 몸 안에서 돌아다닌다면 문제가 되겠지만 아까도 말했듯이 팔라듐이 리포산에 붙어서 떨어지지 않기 때문에 팔라듐은 계속해서 리포산에 붙어있는 상태로 몸 안에 들어갔다가 붙어있는 상태로 나오기 때문에 안전하다.

암 환자들을 치료할때 여러 항암 효과를 지닌 치료제를 선택하는 것이 중요하다. 앞에 소개한 고용량 비타민 C 요법과 같이 Poly-MVA도 항암효과 및 표준항암치료의 효과를 높여주며 정상세포들은 보호하는 팔방미인 같은 치료제다. Poly-MVA가 손상된 미토콘드리아 치료, 뇌와 심혈관계 보호, 당뇨 치료, 손상된 DNA 치료[139], 방사선으로 부터 세포 보호에도 효과가 탁월함이 연구로 입증되었다.[140~148]

Poly-MVA는 수의종양학에서 오래도록 쓰여왔고[149] 처음에 인간에 사용해야겠다는 아이디어도 항암효과를 입증해 낸 수많은 동물실험 연구 결과들로부터 비롯되었다. Poly-MVA가 방사선 치료 효과를 향상시키고 뇌종양 세포 사멸에 효과적이라는 연구 결과들이 있었다. 바로 다음 챕터에 Poly-MVA와 DCA 콤보 치료법을 소개할 것이고, 제 9장에서는 대사성 암치료에 Poly-MVA가 어떻게 쓰이는지 자세히 설명할 것이지만, 우리의 임상 경험상 Poly-MVA 하나 만으로도 암 환자들의 삶의 질이 많이 나아지는 것을 보았다.

다이클로로아세테이트 Dichloroacetate(DCA)

DCA는 젖산산증 치료제로 쓰여져 왔다. 젖산 생성을 차단하고, 세포 에너지대사를 젖산발효 기전에서 미토콘드리아내 전자전달계 메커니즘을 이용하게 끔 전환한다. 우리 몸의 정상세포들은 산소를 사용하여 전자전달계 메커니즘을 통해 에너지를 생성하는 반면 암세포들은 산소의 유무에 상관없이 포도당이 젖산으로 전환되는 와버그 효과를 낸다.[152] 암세포를 전자전달계 메커니즘을 이용하게끔 밀어부치는 것은 활성산소 생성을 증가시키고 산소 소비를 증가시킨다.[154]

DCA는 이러한 암세포와 정상세포의 메커니즘 차이점을 이용하여 암세포의 자살을 유발하고 암세포의 증식을 억제한다. 물론 DCA는 정상세포에는 아무 부정적 영향을 미치지 않는다.[155~157]

DCA 사용 초기에는 과다복용을 한다던지 부작용을 줄이는 보조인자를 치료에 포함하지 않았다. 예를 들어, DCA는 글루타치온을 이용하고 글루타치온에 의존한다. 글루타치온은 해독에 중요한 물질로, 글루타치온이 감소되면 그만큼 해독도 느려지고 독소에 의한 부작용도 일어날 수 있다. 결론적으로, DCA는 매우 강력한 항암제지만 투여량을 잘 지켜야 하고 대사적 산화스트레스 부산물들을 완화할 수 있는 보조인자들도 같이 이용하는게 중요하다. 어지럼증, 손발저림 같은 대부분의 DCA 부작용은 약물 치료 없이도 낫는데, 해독을 돕는 보조인자 없이 고용량 DCA가 사용됐을 때는 신경염증이 생긴다. Dr. 앤더슨은 이제까지 만 번이 넘는 DCA 치료를 했는데 보조치료도 병행한 결과 한 번도 심각한 신경염증을 본 적이 없다. 부작용이 있더라도 금방 낫고 완치가 됐다.[158~160]

최근에 DCA의 항암 효과를 입증하는 여러 연구들이 쏟아져 나왔다.[161~165] 인간을 대상으로 한 항암제 임상시험들과 각종 암에 대한 DCA의 효능을 분석한 케이스 리포트[166~175]들도 다수 있다. 현재 DCA는 표준항암화학치료제에 시너지효과를 가져다줄 보조치료제로서의 가능성을 테스트 하기 위해 임상실험 중에 있다. 우리는 DCA가 (물론 알맞은 투여량을 지키고 보조치료를 병행 했을 경우) 기능과 효능면에서 유니크하면서도 매우 강력한 항암치료제라고 믿고 있다.

Poly-MVA & DCA 콤보 치료

Dr. 앤더슨이 연구 실험을 통해 발견한 경구투여, 주사투여 두 방면에서 모두 훌륭한 병행 치료법이다. 제 9장에서 대사치료 설명과 함께 조금 더 자세히 다루어지겠지만 지금은 주사제로써 Poly-MVA와 DCA가 어떤 시너지를 내는지, 콤보 치료를 이용했던 초기 연구 데이터들을 다루겠다.

DCA의 부작용과 DCA의 항암효능 메커니즘을 기반으로 Dr. 앤더슨과 구데브 파마Gurdev Parmar는 Poly-MVA와 DCA가 같이 쓰였을 때, 가산적 항암효과와 DCA의 부작용을 줄여 안전성을 향상시킬수 있다고 생각했다. 첫 번째 단계는 배양암세포를 이용한 실험을 통해 가산적 암세포 사멸을 입증하는 거였다. Poly-MVA와 DCA 각각 암세포 사멸 효과가 있었지만 콤보로 사용하였을 때 항암에 시너지 효과가 있었으며 DCA를 조금 더 적게 사용해도 같은 양의 암세포 사멸이 있었다.[177]

Dr. 앤더슨과 그의 팀은 그동안의 경험을 바탕으로 부작용 없이 안전하게 Poly-MVA와 DCA를 정맥주사로 놓는 방법을 구축하여 임상실험에 도입했다. 표준항암치료 및 자연치료법들을 모두 실패한 진행형 암 환자들을 모집하여 결론을 보장할 수 없는, 실험적인 **"구제요법salvage therapy"** 연구에 참여 동의를 구했다. 치료는 2년간 계속되었다. 다음 페이지 표에 임상실험 결과를 정리해 놓았다. 연구 초기

환자들 N (NUMBER OF PATIENTS) = 9	암 진전 DISEASE PROGRESSION	안정 병변 STABLE DISEASE	삶의 질 향상 IMPROVED QUALITY OF LIFE	질병 퇴행 DISEASE PROGRESSION
66세 남성, 비호지킨림프종				XXX
5세 여아, 혼합급성백혈병(MLL)				XXX
71세 여성, 다발성 골수종				XXX
68세 여성, 다발성 골수종				XXX
72세 여성, 만성 림프구 백혈병(CLL)			XXX	
65세 남성, 전이된 악성흑색종	XXX			
수술 마친 교모세포종 (GBM) 3명 46세 남성, 51세 여성, 49세 여성			XXX	

때의 데이터이고 저널에 실리진 않았지만 통합종양학 컨퍼런스[178]에 한 번 소개된 적이 있다.

DCA와 Poly-MVA콤보 치료의 목적은 정상세포와는 다른 대사성을 갖고 있는 암세포의 약점을 공격하는 것이다.[179~185] 최근에도 우리는 더 업그레이드된 DCA와 Poly-MVA약제들을 이용해 이 치료법을 사용하고 있는데 꾸준히 좋은 결과를 얻고 있다. 식이요법 및 건강보조제들과 고압산소실 치료도 병행한다.

Dr. 앤더슨은 DCA 단독 사용에서는 이런 결과를 보지 못했다. DCA로 인한 부작용은 거의 없다. 부작용 때문에 치료를 그만둔 환자가 한 명도 없었다는게 증거다. 지난 20년간 DCA와 Poly-MVA 콤보 치료 발견은 통합 암 치료[178]의 가장 큰 발전 중 하나였다고 생각한다.

환자들을 힐링하고, 정상세포들을 보호하고, 항암치료를 뒷받침 해주는 정맥주사 요법들

모든 정맥요법들이 산화치료를 위한 것은 아니다. 세포조직을 힐링하고 표준 항암치료 전, 중간, 후에 환자의 상태를 돕는 정맥주사요법들을 소개하려 한다.

저용량 비타민 C 정맥주사 요법

이전 장에서는 고용량 비타민 C 정맥주사 요법에 대해 설명했다. 비타민 C는 용량에 따라 두가지 작용이 있다. 일반적으로 저용량 비타민 C 정맥주사 요법은 5~10그램 정도의 비타민 C를 의미한다. 하지만 여러 논문들을 보면 알겠지만 저용량과 고용량의 정확한 기준은 분명하지 않다.[186~188]

저용량 비타민 C 정맥주사 요법의 효능을 입증한 두개의 유명한 논문들이 있다.[189,190] 최근엔 통합 암 치료학회Society for Integrative Oncology에서 미국 병원을 대상으로 저용량 비타민 C 정맥주사 요법의 안전성을 입증한 연구 결과를 발표했다.[191] 세 연구 결과 모두 환자들의 삶의 질 향상에 저용량 비타민 C 정맥주사 요법이 탁월함을 입증했다.

저용량 비타민 C 정맥주사 요법이 항산화 효과 말고도 암과 암치료 때문에 증가한 산화 스트레스로 인한 유전자 변이도 줄이는데 효과적이라고 밝혔다. 또 다른 논문은 저용량 비타민 C 정맥주사 요법이 게르마늄과 미슬토처럼 NK세포를 활성화 시켜 암 관해 및 암 생존기간에 긍정적인 효과를 미친다고 발표했다.[193]

위에서 말한 저용량 비타민 C 정맥주사 요법과 암 환자들의 삶의 질에 관한 연구들에서는 식염수에 비타민 C만 첨가한 것이었지만 우리의 임상연구와 경험에서는 다른 주사제들을 첨가하여 치료효과를 더 상승시킬 수 있었다. 고용량 비타민 C 정맥주사의 경우 미네랄들을 추가로 넣어주고 비타민 B복합체나 글루타치온 같은 항산화제는 고용량 비타민 C의 산화효과를 방해할 수 있으므로 같이 섞지 않는다. 저용량 비타민 C 정맥주사의 경우, 다른 비타민들과 미네랄, 아미노산을 같이 섞어서 투여해주면 좀 더 폭넓은 영양 보충을 할 수 있으며, 저용량 비타민 C 정맥주사 투여 후 글루타치온 정맥 주사를 놓아주면 항산화 작용을 극대화하여 환자의 삶은 질을 더 높이고 다른 긍정적인 효과도 기대할 수 있다.

정맥주사를 통한 수분과 영양공급

Oncology Nurse Advisor라는 저명한 저널에 실린 논문에 의하면 **"영양 결핍은 암 환자들에게 있어 가장 흔한 2차적 진단이다. 환자들이 잘 먹는다고 해도 암의 대사성 차이 때문에 영양결핍이 올 수 있다."**[194] 이 논문은 우리가 생각하는 것보다 더 많은 환자들이 암 관련 체중감소, 거식증, 영양 결핍을 겪고 있다고 발표했다.[195, 196] 결론적으로 암 환자들은 모든 면에서 고갈된 상태이고 정맥주사를 통한 영양 보충은 삶의 질 향상을 넘어 수명을 늘릴 수 있다.[197~201]

암 환자들의 삶의 질을 높여주고 항암치료의 부작용을 덜어주는 **"전문화된 수분 보충과 영양 공급"** 요법이 몇년 전 부터 떠오르기 시작했다. 수분보충 방법은 간단하다. 신장과 심장기능이 정상 이라면 식염수와 링거 수액을 이용해 체액량을 증가시켜 주는 것이다. 보통 영양주사라 하면 여러 영양소를 혼합해서 만들기 때문에 오히려 약간의 탈수효과가 있다. 우리는 환자들에게 수분도 보충해 주면서 여러 비타민들과 미네랄, 아미노산 등 필수영양공급도 해주고 싶은 마음에서부터 **"전문화된 수분 보충과 영양 공급"** 정맥 주사 요법 포뮬라를 설계하였다.

우리는 이 포뮬라로 환자들을 극심한 항암치료 부작용으로 부터 살려내고, 정신기능/인지능력 향상, 통증 감소, 수명 말기에 삶의 질 향상을 보았다. 우리는 **"전문화된 수분 보충과 영양 공급"** 정맥 주사 요법이 암 환자들에게 필수 치료라고 생각한다.

방사선치료와 항암화학치료 부작용을 위한 정맥주사요법

방사선치료와 항암화학치료 부작용으로 흔히 신경, 관절, 피부, 소화기관 손상이 일어난다. 우리의 임상경험으로 보면, 방사선 치료와 항암화학치료를 받는 중에 고용량 비타민 C 정맥주사, 미슬토, 커큐민 등의 정맥주사요법을 병행하는 것이 부작용을 줄이는데 매우 효과적이었다 (곧 소개될 고압산소요법도 매우 도움이 된다). 많은 암 환자들이 방사선치료와 항암화학치료중에 부작용을 줄일 보조치료를 받지 못하고, 받는다고 해도 잔여증상들이 남을 수 있다.

방사선치료와 항암화학치료가 세포들의 미토콘드리아와 세포막 손상을 초래하여 신경세포 및 우리 몸안의 여러세포들을 망가뜨려 환자의 삶의 질을 떨어뜨린다. 이때 글루타치온이 세포들을 재활하고 손상된 신경, 소화기관, 관절, 피부 세포조직을 치유하는데 효과적이다.

전에 말한 수분 보충과 영양 공급 정맥 주사 요법 및 Poly-MVA도 세포재생 효과가 있지만, 심하게 손상된 세포조직의 경우 글루타치온을 보충해주는게 효과적이다.[202] 글루타치온은 방사선과 항암화학치료제들로 부터 세포들을 보호해 주는데, 항암치료 중 신체 내의 글루타치온 레벨이 고갈되는 걸로 알려져 있다.[203] 그러므로 글루타치온, Poly-MVA, 비타민 C 및 다른 필수 영양소들, 고압산소실 등을 이용한 보조요법은 고민할 필요없이 활용해야 된다고 생각한다.[204, 205]

Dr. 앤더슨의 연구센터에서 방사선 치료 부작용으로 고생하는 두경부암 환자들을 대상으로 글루타치온 요법의 효능을 실험하였다. 글루타치온의 효과를 극대화하기 위해서 투여 후에도 몸안에서 글루타치온의 효능을 계속 유지시킬 수 있는 보조인자들을 같이 섞어서 투여해줬다. 환자들은 이 정맥주사 요법을 일주일에 두 번씩 4주에서 8주 동안 받은 후, 일주일에 한번씩 8주, 그 후 필요에 의해 2~3개월 동안 한달에 두 번 받았다. 환자들의 신경손상 정도와 증상호전 정도는 4주에 한 번씩 평가되었다. 90%가 넘는 환자들이 신경손상에서부터 회복되었다. 신경손상이 오래 되었었을수록 더 많은 정맥주사를 받아야 했다. 이 연구결과는 특수 설계된 정맥주사 포뮬러가 환자의 삶의 질에 얼마나 큰 도움이 될 수 있는지 입증한 케이스였다.

CHAPTER 8

PROTECTION AND RECOVERY FROM SURGERY, CHEMOTHERAPY, AND RADIATION

수술, 항암화학치료, 방사선 치료 전 보호와 후 회복

사람들이 표준항암치료의 가치를 논할 때 모든 사람들이 다 동의하는 부분은 표준항암치료 중엔 부작용으로부터 보호받고 치료 후엔 회복이 필요하다는 것이다. 세가지 중요한 포인트가 있는데 첫째는 표준항암치료 전, 중간, 후에 부작용을 줄이고 빠르게 회복을 돕는것; 둘째는 항암치료 중에 정상세포들을 보호하면서 항암치료의 효과는 더하는것; 셋째는 삶의 질 향상이다.

수술, 항암화학치료, 방사선 치료가 몸에 어떤 영향을 미치는지, 보조치료가 항암치료와 어떤 상관관계가 있는지, 또 보조치료가 수술, 항암화학치료, 방사선 치료 전, 중간, 후에 어느 정도 효과적으로 회복을 돕는지 자세히 알아보겠다.

수술

우리의 동료 의사들인 Dr. 더글라스 멕케이Douglas MacKay와 Dr. 앨런 밀러Alan L. Miller에 의하면 수술부터 상처 치유까지는 다음과 같은 단계들로 나누어 진다: 절개/상처, 지혈, 염증, 증식, 재건. 우리는 이 리스트에 우리의 임상경험상 매우 중요하다고 느낀 "수술 준비" 단계를 포함시키고 싶다.

평균적으로 수술을 하러 들어가는 사람은 어느 정도 영양 결핍을 가지고 있다고 보면 된다. 한 연구 결과는 40% 가량의 환자들이 수술을 위해 입원 했을 때 이미 영양 결핍이었고 수술 후 회복기에는 더 영양소가 고갈되어 있는 것으로 나타났다. 다른 연구도 진단되지 않은 영양 결핍이 입원 하는 환자들의 50%를 육박하고, 이는 상처 치유가 잘 이뤄지지 못하게 하고 면역력도 낮추어 수술 후 수술 부위 감염율을 높인다고 밝혔다.

환자들이 영양 결핍이라고 가정한다면, 영양보조제로 영양을 보충하는게 도움이 될까? 이를 연구한 논문들이 몇개 있는데, 그 중 하나는 영양보조제를 복용한 환자들은 그렇지 않은 환자들에 비해 수술 부위 감염율이 현저히 낮았다고 밝혔다.[4~6] 우리는 수술 전에 환자들의 영양상태를 진단하고 필요에 의해 영양보조제로 부족한 영양소와 수술 회복에 필요한 영양소들을 보충해준다.

준비단계

우리는 준비단계가 가장 중요한 단계 중 하나라고 생각한다. 수술에 들어갈때 환자가 건강할수록 수술 결과도 좋다. 우리는 환자들에게 수술 4~6주 전 부터 영양가 높은 건강한 식단을 먹도록 권장한다. 충분한 단백질 섭취가 중요하므로 음식으로 충분히 섭취할수 없다면 아미노산이나 단백질 보조제를 추천한다. 수술 전 식단은 우리 몸이 수술을 잘 견딜수 있게 해주는 영양소들로 무장할수 있게 여러 색깔의 채소들과 항염성 지방을 포함하고 있다. 이때 수용성 비타민인 비타민 B와 C, 아연, 크로미움chromium, 셀레늄 같은 미네랄들, 지용성 비타민인 비타민 A, D, E, K와 필요에 따라 허브 추출물을 건강 보조제로 처방하기도 한다.

준비단계에서 명심해야 할 두가지는:

1. 만약 준비단계에서 식습관을 바꾸거나 추가적인 영양분 섭취를 하지 못했더라도 너무 걱정하지 말기를 바란다. 다음 단계들에서도 회복을 도울 수 있는 기회가 많이 있다.
2. 모든 건강보조제들은 수술 일주일 전에 복용 중단한다. 혹시나라도 건강보조제들이 혈액응고를 방해하거나 마취의 효과를 줄일수 있는 가능성을 아예 없애기 위해서다.

절개/상처

이 단계는 사실적으로 수술 과정이다. 작은 절개 상처가 날수도 있고 크게 날수도 있지만 몸이 그 상처를 치유하기 위해 필요한 것은 크게 다르지 않다. 이 단계에서 환자들은 금식을 하고 있거나 영양제를 추가적으로 복용하거나 투여하지 않기 때문에 그만큼 준비단계가 중요하다고 할수 있다.

지혈

지혈은 치유의 첫 단계이다. 인간에게 상처난 피부와 조직을 치유하는것은 자연 프로그래밍 되어있다. 지혈은 상처가 생기자마자 시작되고 여러 영양분들이 필요하다. 지혈의 초기 단계 때도 환자들은 금식을 하고 있거나 영양제를 추가적으로 복용하거나 투여하지 않기 때문에 준비단계가 그만큼 더 중요해진다.

염증과 증식 단계

염증은 나쁘다는 인식이 있지만 사실 염증은 면역반응을 유도하고 치유를 위한 신호를 보내는 중요한 역할을 하기에 염증 없이는 우리 인간들이 살아남을 수 없다. 증식단계는 세포와 조직이 회복되고 다시 자라는 단계이다. 이 두 단계는 충분한 아미노산 섭취와 비타민 A, C, 아연과 같은 영양소에 의존한다.

이 두 단계는 환자가 다시 음식 섭취를 할수 있고 영양 보조제도 경구복용 할 수 있을 때쯤 일어난다. 만약 환자가 입원해 있다면, 퇴원했을때 집에서 영양 가득한 음식을 요리할 수 있도록 식단을 짜주고 영양 보조제를 추천한다.

거의 대부분의 병원에서 입원 중에 영양 보조제를 복용하거나 건강한 식단으로 먹기 힘들다. 하지만 통합 암 치료센터들은 필요한 영양분들을 포함한 식단과 영양 보조제들을 처방하여 치유와 회복에 중요한 이 시기를 놓치지 않는다. 예를 들어, Dr. 앤더슨 소속 병원에서는 환자들이 시술을 받으면서 영양제를 정맥주사로 투여하고 회복하고 나면 바로 영양보조제를 처방한다. 또한 수술 후 회복에 최적화된 정맥주사를 투여하고, 경구 투여용 영양 보조제를 처방하며, 유기농 건강식단을 제공하여 회복 속도를 빠르게 한다.

Dr. 앤더슨의 개인적인 경험을 공유하자면, Dr. 앤더슨도 위의 병원에서 수술을 받았고 수술 후에 영양소를 충분히 공급해주는 프로토콜이 실제로 큰 차이를 만드는지 직접 실험하였다. Dr. 앤더슨은 몇년 전에도 똑같은 수술을 받았었고 수술 합병증과 통증으로 고생했었다. 놀랍게도 수술후에 받은 비타민, 미네랄, 아미노산 정맥주사와 영양 보조제들, 건강 식단 덕분에 마약성 진통제는 전혀 필요가 없었고, 수술 부위의 붓기도 거의 없었으며, 전 수술과 비교하여 회복기간이 월등히 빨랐다.

재건/리모델링

재건 단계는 피부와 조직이 다시 붙게 되는 길고 느린 과정이다. 아미노산과 다른 영양소들이 많이 필요한 시기이다. 대개 환자들은 집에서 회복하고 있는 때이며 영양에 관한 플랜을 이미 따르고 있을 시기다.

수술 2~4주 전에 시작해 수술 4~6주 후까지 이어지는 영양 플랜은 (물론 당신 주치의가 동의한다면) 대략 다음과 같다:

종합비타민과 미네랄	하루에 한 번
비타민 C, 1000mg씩	하루에 두 번
비타민 A, 5000IU	하루에 한 번 식후 복용
비타민 E, 400IU	하루에 한 번 식후 복용
아연 25~50mg + 구리 2~3mg	하루에 한 번 식후 복용

수술 후에 권장되는 영양 보조제들은 다음과 같다:

동종요법제 Arnica montana(아르니카 꽃 추출물), 30C or 200C 하루에 1~2번, 2~3일 동안 복용 (멍과 붓기 감소)
동종요법제 hypericum perforatum(세인트 존스 워트), 30C or 200C 하루에 1~2번, 2~3일 동안 복용(신경통증 감소)
브로멜린 같은 단백질 분해 효소, 500mg 브로멜린 또는 단백질 분해 효소 제품 권장량 하루에 2~3번 공복에 복용
정맥주사 요법: 영양소를 공급하는 매우 효과적인 방법으로, 포뮬라에 비타민 C, 비타민 B복합체, 아미노산과 미네랄이 포함되어 있다.
침술: 통증을 줄이고 회복속도를 빠르게 하는데 도움이 된다.

항암화학요법

항암화학요법 보조치료는 크게 세단계로 구분된다: 준비단계, 항암화학요법 중에 보조치료 단계, 그리고 회복단계다.

항암화학요법의 가장 흔한 부작용들은 다음과 같다:

- 피로감
- 근육량과 근력감소, 체중감소, 식욕부진
- 탈모
- 통증 (두통, 근육통, 관절통, 소화기관 통증, 신경통)
- 메스꺼움, 구토, 설사, 변비 등 소화기관 장애. 대부분이 점막에 염증이 생겨서 또는 탈수에 의해서 증상이 나타나는 경우가 많다.
- 골수, 혈액세포들, 면역세포들에 문제가 생기는 경우
- 신경계 장애 (청력감소, 시력감소, 균형감 감소) 및 인지 장애 (항암제 치료 후의 뇌기능chemo brain)
- 성기능 장애

당신의 암 전문의도 이러한 부작용들이 일어날 걸 미리 알고 있으며 증상 완화를 위해 구토약, 진통제 등을 같이 처방한다. 우리의 임상경험으로는 항암화학요법 부작용 치료가 통합종양학이 치료 효과도 더 좋게 하고 환자의 삶의 질도 높여 가장 도움이 될 수 있는 부분 중 하나라고 생각한다.

이론적으로 통합 암 치료가 항암화학요법 시작 전, 중간, 후에 도움이 될 수 있다는 것은 쉽게 납득이 간다. 지난 20년동안 북미 지역에서는 아주 느리게나마 점차 통합 암 치료가 받아들여지고 있다. 이렇게 느렸던 이유는 암 전문의들이 통합 암 치료가 항암화학요법제의 효과를 감소 시킬수 있는 가능성과 통합 암 치료의 효과를 입증하는 연구들이 부족했기 때문이다.

첫 번째, 영양치료를 포함한 통합 암 치료가 항암화학요법제의 효과를 방해할 수 있다는 믿음은 지난 20여년간 둘간의 상호작용에 관한 연구가 없었기 때문에 부정적인 가정이 정설로 받아들여진 경우이다. 특히 암 전문의들이 가장 우려했던 보조 암치료요법이 항암제 전후에 사용하는 비타민 C 정맥주사였다. 거의 모든 암 전문의들이 이론적인 이유를 들며 항암제 치료 전, 중간, 후에 맞는 비타민 C 정맥주사를 반대했다. Dr. 앤더슨이 미국국립보건원의 의뢰를 받아 연구를 하던 때에도 매일 암 전문의들을 설득해야 했고 급기야 1년에 걸쳐 현존하는 항암화학요법제들과 비타민 C 정맥주사에 관한 안전성 연구들을 정리한 30페이지짜리 논문을 발표하였다. 이 과정에서 Dr. 앤더슨 조차도 항암화학요법제들과 비타민 C 정맥주사에 관한 긍정적인 결과를 보인 연구들이 많이 존재한다는 사실에 놀랐다. 비타민 C 정맥주사가 3개를 제외한 모든 항암제들의 효능을 더 높이는것으로 나타났다. 3개도 전혀 부정적인 상관관계가 있었던 것은 아니고 단지 항암제와 비타민 C 투여 간에 1~2일 간격을 둬야 한다는 것이었다. 여러 연구에서 비타민 C 정맥주사는 항암화학요법 중에서도 안전하고 효과가 있으며, 항암제의 효능을 더 높이고, 표준항암치료 중 환자들의 삶의 질을 높이는데 도움이 된다는 결론을 얻었다. 미국국립보건원 펀딩 연구의 일원이었던 한 암 전문의는Dr. 앤더슨의 30페이지 짜리 요약논문을 본 후 이메일을 보내어 이렇게 얘기했단다: **"환자들에게 비타민 C 정맥주사 치료를 하려면 그에 대한 연구결과들을 먼저 보여달라고 했을땐 이렇게 많은 연구들이 있는지도 몰랐고 이 정도의 긍정적인 연구결과일진 상상도 못했습니다. 이젠 제 환자들이 비타민 C 정맥주사 치료를 원하면 그것을 정당화 하는데 도움이 됐습니다."** 여기에서는 비타민 C 정맥주사 하나만 자세히 설명했지만 커큐민, 멜라토닌, 날트렉손과 같은 다른 보조항암효법들도 마찬가지다.

두번째, 통합 암 치료의 효과를 입증하는 연구들이 부족하다는 인식도 사실 없어지고 있는 추세다. 앞에서 말했듯이 비타민 C 정맥주사가 통합 암 치료의 한 부분으로 쓰였을 때 말기 암 환자들의 삶의 질을 높였다는 연구결과가 있다. 진행형 췌장암 환자들을 대상으로 한 리뷰논문은 통합 암 치료가 안전한은 물론 환자들의 삶의 질을 높이는데도 효과적이었다고 밝혔다. 또 다른 5개의 리뷰 논문이 통합 암 치료의 안전성과 효능을 입증하였다.

항암화학치료 중에 치료효과는 극대화 하면서 정상세포들은 보호하기 위해 할 수 있는 일들을 준비단계, 항암치료단계, 회복단계로 나눠서 살펴보겠다.

준비

수술 준비 단계처럼 항암화학 치료전이 몸을 최대한 건강하게 만드는 중요한 시간이 될 수 있다. 건강식을 하면서 영양보조제로 부족한 영양소를 보충하고 다른 불균형들이 있었으면 바로 잡는다. 이 시기에 우리는 환자들과 항암화학치료 중에 치료 효과를 높이고 부작용은 낮추는 보조요법 플랜을 상의한다. 환자들이 이 단계를 놓쳐도 (환자들이 항암화학치료 시작 후에 우리를 찾아오는 경우) 우린 다음 단계들부터도 도움을 줄 수 있다.

항암 치료 중 보조요법

우린 지난 20여년 동안 항암화학 치료 전, 중간, 후에 보조요법을 실행해왔는데 오직 긍정적인 효과만 보았다.

한 가지 주의할 점은 통합 암 치료 의사를 고를 때 통합의학뿐만 아니라 항암제를 약학적으로 이해하고 항암 과정을 잘 이해하는 의사를 고르길 바란다. 항암치료 자체가 고위험군의 치료고 부작용도 심각할 수 있으므로 모든 상황에 잘 대처할 수 있는 통합의학 의사를 만나는 게 중요하다. 보조요법은 당신이 받는 항암제에 따라 다를 수 있으며 당신에게 알맞는 맞춤법 치료가 설계된다.

회복

이 시기가 환자들이 제일 많이 우리를 찾아오는 시기다. 항암치료가 모두 끝난 후 부작용을 치료하고 싶어서다. 여기서 또 분명히 말하고 싶은건, 보조요법들을 최대한 일찍 시작하는게 가장 좋지만, 회복 기간에 시작해도 효과를 볼 수 있다는 것이다. 한 가지 장점이라면, 회복기간에 보조요법을 시작하면 당신의 암주치의도 반색할 것이라는 것이다. 항암치료가 이미 끝났기에 항암제와 반응할 일이 없고 당신의 암주치의도 부작용이 감소하길 바라기 때문이다.

회복기간에 보조요법은 크게 두가지 목적이 있다: 부작용 줄이기와 재발을 막기위한 암줄기세포 및 종양미세환경tumor microenvironment activation 관리다.

방사선 치료

이온화 방사선은 암세포의 DNA를 손상시켜서 암세포를 사멸시킨다. 이온화 방사선이 우리가 흔히 말하는 항암 방사선치료의 가장 일반적인 치료이다. 골수이식을 제외하곤 대부분 암 이외 부위의 손상을 최소화 하기 위해서 종양이나 종양 주변을 집중적으로 치료한다. 전이로 인해 통증이 심할 경우 완화요법으로 사용되기도 한다. 전립선암에 쓰이는 브라키테라피brachytherapy처럼 방사선 물질을 가진 기기를 몸 안에 주입시켜 근접치료를 하는 방법도 있다.

그 외의 방사선 치료로는 속중성자요법fast neutron therapy, 양성자 치료, 감마나이프 등이 있다. 다 다른 메커니즘과 다른 타겟을 가지고 있고 그에 따른 부작용도 다를 수 있지만, 일반적으로는 모든 방사선 치료 부작용들은 비슷비슷하다.

흔한 부작용으로 피로감, 피부 손상, 방사선치료 근접 부위에 나타나는 증상들이다. 예를 들어, 복부 방사선 치료는 소화장애 증상들과 복부장기유착, 머리에 쬐는 방사선은 구강내 염증이나 치과적 문제들을 야기할수 있다. 드물지만 화상처럼 보이는 피부발진을 일으키는 방사선회귀radiation recall도 있을 수 있다. 방사선치료 중이나 후에 항암화학제를 투여했을때 일어날 수 있으며 방사선 치료 몇일 또는 몇년 후에도 나타날 수 있다.

방사선 회귀 치료로 스테로이드 크림 처방이 많이 쓰인다. 스테로이드를 대체하는 우리의 통합의학적 치료법 중 하나는 알로에베라, 카모마일, 칼렌듈라(금잔화), 강황을 연고/크림으로 바르는 것이다. 우리의 경험상 방사선치료에 의한 화상과 점막염에 매우 효과적인 치료제는 마누카꿀이다. 마누카꿀의 효능은 항감염, 항염, 항산화, 상처치유 및 영양도 풍부하다. 위에 말한 허브들로 티를 만들어 마누카꿀을 첨가하여 마시는 것도 좋은 방법이다.

방사선 치료 시작 전 준비단계에서 할수 있는 보조 요법들은 방사선 치료중이나 치료후와는 종종 다르다. 보조요법의 목표는 정상세포들을 보호하고, 방사선 치료 효과를 증대하고, 회복을 빨리 해주는 것이다. 종양의 크기를 줄이기 위한 방사선 치료인지 완화요법으로의 방사선 치료인지에 따라 또 다를 수도 있다. 보조요법으로 어떤 것을 사용할지는 환자의 증례, 타이밍, 방사선 치료 타입을 다 고려해 당신의 통합암 전문의와 같이 결정할 사안이다.

방사선종양전문의들의 경우 보조요법을 방사선 치료 전이나 후에 하는건 상관하지 않지만 치료중에 하는건 방사선치료 위치와 타입에 따라 아예 보조요법 사용을 반대하던지, 통합암 전문의와 상의 하에 동의하는 경우가 있다. 소극적인 자세를 취하는 이유는 보조요법이 방사선 치료의 효과를 저하 시킬수 있다고 생각하기 때문이다.

식이요법은 방사선치료의 효과를 향상시키고 내성을 키우는데 도움이 된다고 하여 요즘 뜨고 있는 보조요법이다. 케토제닉 식이요법과 간헐적 단식이 대표적이다. 한 리뷰 논문에 발표된 방사선 치료의 효과를 증대시키는 5가지 방법을 소개하겠다. 메커니즘에 관한 설명이라 너무 테크니컬 할 수도 있지만 식이요법이 어떻게 정상세포들은 보호하고 암세포들을 치료에 더 잘 반응하게 하는지 정확히 전달하기 위해 논문을 직접적으로 인용하겠다:

> “(1) 손상된 DNA 복구가 정상세포에서만 이루어지게 하고 (2) 인슐린과 IGF-1 경로에서 부터 이어지는 PI3K-Akt-mTORC1 경로를 통한 암세포 증진을 억제하고, (3) 정상세포들의 방사능 저항성을 높이고, (4) HIF-1α를 조절하여 암세포를 먹여살리는 혈관들의 정상화 (5) 케톤체를 이용해 정상세포의 방사능 저항성은 키우고 혐기성 해당작용을 타겟하여 암세포의 저항성은 낮춘다.”

방사선 치료중에 보조요법을 받기로 결정했다면, 목적이 부작용을 최소화 하는 것이기 때문에 방사선 치료로 부터의 부작용이 생기는 즉시 당신의 통합암 전문의와 상의하여 최대한 빨리 치료를 시작하는 것이 좋다.

방사선 치료 전과 후의 보조요법의 목적은 방사선 치료를 잘 버틸 수 있게 몸을 만들어 주고 후에 회복을 돕는것이다.

앞에서 언급한 식이요법과 식물성 추출물을 이용하는 것 외에 매우 효과적인 치료법은 정맥주사요법이다. 우리는 정상세포를 보호하고, 회복을 원활하게 하고, 환자들의 삶의 질을 높이기 위해 정맥주사 요법을 방사선 치료 전, 중간, 후 모든 단계에서 사용한다. 방사선 치료 전엔 주로 영양주사, 수분보충주사, 또는 비타민 C 주사요법을 사용한다. 방사선 치료 중엔 정맥주사 포뮬라와 타이밍에 좀 더 주의를 기울여야 하겠지만 완화요법으로 방사선 치료를 받고 있다면 우리의 경험상 정맥주사가 치료결과를 더 좋게 하고 환자의 삶의 질도 향상시켰다.

방사선 치료를 끝마친 후, 환자들이 정맥주사를 요청하는 경우가 많다. 식이요법과 영양보조제들을 이미 복용하고 있는데도 부작용이 계속 남아있기 때문에 조금 더 쎈 치료를 원하기 때문이다. Dr. 앤더슨이 미국국립보건원이 펀딩한 연구를 할때 표준항암치료를 모두 끝마치고 암관해 상태에 있지만 아직도 극심한 부작용 증상에 시달리고 있는 환자들에게 정맥주사 요법을 사용했다. 가장 흔한 경우는 방사선에 의해 피부에 화상을 입고 그 밑에 있는 조직까지 손상돼 기능성 문제가 생기고 신경손상까지 된 케이스였다. 이러한 부작용은 방사선 치료가 끝난 몇 개월 내지는 10년이 지난후에도 나타날수 있다. 시간이 많이 지나면 그땐 치료가 용이하지 않을 수도 있으니 방사선 치료 시작 전에 보조요법들을 사용해 부작용을 최소화하는 것도 좋은 방법이다.

"방사선치료 후 회복" 정맥주사 포뮬라는 우리 몸의 가장 강력한 항산화제이자 해독물질인 글루타치온과 그의 보조인자들을 공급해주는게 핵심이다. 글루타치온만 썼을 경우엔 신경손상이나 다른 방사선 치료 부작용을 치료하는데 한계가 있었다. 그래서 다시 생화학으로 돌아가 글루타치온에 대해 연구한 결과 글루타치온이 제대로 기능을 하기 위해선 많은 보조인자들이 필요하다는 것을 발견하고 비로소 균형잡힌 완전체의 포뮬라를 만들게 되었다. 이 포뮬라는 방사선 치료 후 신경손상이 생긴 환자들에게 쓰여졌고 신경복구와 회복을 촉진시키는데 효과적이었다.

방사선 치료가 끝난 후 일주일에 두번, 8주 동안 정맥주사를 받게 했고 그 이후엔 일주일에 한번씩 4주동안 정맥주사요법을 유지했다. 그후 신경손상이 50% 이상 호전되었을 경우는 글루타치온 경구투여로 바꾸었고, 50% 미만일 경우에는 추가적으로 8주 동안 정맥주사를 이어갔다. 이 방법으로 우린 많은 환자들의 신경 손상을 치료할 수 있었다. 신경 손상이 오래된 경우나 방사선 치료가 끝난 몇 년 후에 발생한 신경손상 증상인 경우에 방사선 치료 후 일년 안에 정맥주사 치료를 받은 환자들에 비교해 효과가 드라마틱하진 않았다.

논문으로 출간되지 않은 연구 결과들은 학회에서 발표되거나 의사들을 위한 레퍼런스로 정리되어 공유했다. "**방사선치료 후 회복**" 정맥주사 포뮬라 안에는 비타민 C, 칼슘, 마그네슘, 아연, 셀레늄, 비타민 B복합체가 들어있고 그 다음에 글루타치온을 주사한다. 대부분의 환자들이 거의 모든 신경 기능을 회복하는걸 보았다. 최선의 결과를 위해서 우리는 정맥주사요법을 방사선 치료가 끝난 후 1년 안에 받기를 권한다.

항암치료 후: 암 전이, 종양미세환경, 암줄기세포의 활성화

표준항암치료는 직접적, 단기적 부작용 뿐만 아니라 장기적으로 영향을 미치는 부작용들도 있을 수 있다. 그 중 가장 문제가 되는 것이 남아있는 암세포들을 더 강하게 만들고 암이 재발하고 전이할수 있는 환경을 만드는 것이다. 물론 표준항암치료가 암세포를 죽여 암관해 상태를 이루지만, 그만큼 재발도 흔하다. 암줄기세포와 종양미세환경이 재발에 영향을 미친다고 알려져 있다.

표준항암치료가 결국엔 암세포들을 더 강하게 만들어 암을 재발시킨다는 얘기는 절망적이지 않을 수 없다. 한 논문에 의하면 "**표준항암치료가 일부 암세포들을 사멸 시키지만 남겨진 암세포들을 더 강하게 만드는 환경을 조성하기도 한다. 종양미세환경은 암줄기세포를 더 강하게 하고 암의 재발하고 전이할 수 있는 환경을 만든다**" 라고 밝혔다. 하지만 좋은 소식이 하나 있다면 암줄기세포와 종양미세환경을 바꿀수 있는 방법들도 많다는 것이다.

환자들이 항암치료 후에 어떻게 하면 다시 아프지 않고 잘 살수 있는지 묻는다. 이같은 이차적 예방은 제 9장에서 자세히 소개되겠지만, 여기서는 암줄기세포와 종양미세환경을 진정시켜 암 재발을 막을수 있는 기본적인 방법 몇가지를 소개하겠다.

식이요법이 첫 번째 방법이다. 항암치료 중 또는 후에 간헐적 단식이 효과적으로 나타났다. 아니면 단식을 주기적으로 하는 것이 암줄기세포와 그 주변 환경을 덜 자극하여 암 생성의 가능성을 낮춘다고 알려져 있다. 케토제닉 다이어트 (종종 칼로리 제한 또는 간헐적 단식과 병행하여)도 좋은 방법이다. 식이요법은 제 5장에서 자세히 다뤄졌는데 여기서 다시 한번 강조하고 싶은 점은 암예방과 치료에 효과적인 식이요법은 재발 예방에도 효과적이라는 것이다.

또 다른 효과적인 요법은 비타민 C와 커큐민을 이용하는 것이다. 식이요법을 하면서 비타민 C와 커큐민를 영양보조제로 장기적으로 복용하면 암줄기세포와 종양미세환경의 활동을 잠잠하게 하여 암재발을 막을수 있다.[33~36]

표준항암치료 후에 회복과 재발예방 단계는 통합 암 치료에서 매우 중요한 단계다. 예방은 의학에서 가장 오래된 교리 중 하나로써 항암치료 부작용을 예방하고 암재발을 예방하는 것이 우리에겐 큰 책임중에 하나다. 현실적으로 우리가 예방할수 없는 것들도 존재하므로, 그에 맞는 치료와 회복 전략도 준비해 놓아야 한다. 어떻게 회복하고, 치유하고, 예방하냐는 당신의 암과의 동행을 결정 지을것이다.

CHAPTER 9

COMMON CANCERS AND INTEGRATIVE APPROACHES

흔한 암들의 통합치료법

이 장에서는 흔한 암들의 발병 빈도, 기수에 따른 차이점, 그리고 암 진행 정도에 따른 치료법들을 알아보겠다. 우리의 목표는 우리가 환자들을 위해 개인 맞춤 암 치료법을 설계할 때 우리의 머리에서 생가하고 있는 사고 과정을 보여주는 것이다. 진행형 암 치료 시 건강의 근본도 고려하고 몸 전체가 암과 싸우고 건강과 밸런스를 되찾을 수 있게 하는 방법을 찾는 과정도 알려줄 것이다. 이와 더불어, 완치 이후에 매우 중요한 **"이차적 예방"** 또는 암의 재발을 막을 수 있는 방법들도 살펴볼 것이다.

여러 종류의 암들은 인구 전체를 봤을 때 빈도가 다르게 나타난다. 북미나 영국 같은 경우, 가장 많이 발생하는 4대암은 유방암, 폐암, 전립선암과 대장암이다.[1, 2] 이 장에서 이 암들을 어떻게 우리가 치료하는지 자세히 다룰거지만 그 전에 통합 암 치료법을 설계하는데 어떤 요소들이 중요한지 배경을 알아봐야 한다.

치료법들을 설명하는데 있어서 환자 개개인의 상태에 따라 어떻게 수정하는지에 관한 이야기도 빼놓을 수 없다.

가장 먼저 던지는 질문은 **"이 암은 표준항암치료를 받았을 때 생존율이 어느 정도인가"**다. 만약 생존율이 높다면, 표준항암치료를 받으면서 통합 암 치료를 적절히 추가하는 것이 좋다. 반대로 생존율이 낮다면, 표준항암치료의 부작용들, 삶의 질 저하 및 다른 부정적 영향들과 희박한 완치의 가능성을 모두 고려해야 한다.

암 종류와 생존율 이외에도 또 중요한 포인트는 암이 몇기까지 발전했는지, 또 그 기수의 생존율은 어떤지다. 보편적으로 같은 암이더라도 기수가 낮을수록 생존율은 높다. 생존율이 높은 낮은 기수의 암의 경우 표준항암치료를 주된 치료로 하되 통합 암 치료로 적절히 병행하는 것을 추천한다. 기수가 높고 생존율이 낮은 암의 경우 표준항암치료가 완치보다는 부작용을 일으킬 확률이 훨씬 높으므로 통합 암 치료를 조금 강하게 주된 치료로 사용하는 쪽으로 생각이 기운다.

환자들과 그들의 가족들에게서 자주 받는 질문중 하나가 **"만약 중간에 속한다면 가장 적합한 치료법은 뭔가요?"**다. 암의 종류, 기수, 생존율, 환자의 바램을 생각하는 사고 과정은 같지만 환자가 항암치료를 견뎌낼 수 있는지, 면역 기능은 어떤지, 전체적인 건강 상태는 어떤지 더 미세하게 고려해 조율해야 한다. 나이, 병력, 암의 위치도 고려해야 할 요소들이다. 환자가 최선의 선택을 할 수 있도록 올바른 전문 지식을 줄 수 있는 의사들의 역할도 크지만 최종 결정은 그 누구도 대신 해줄 수 없는 언제나 환자 자신과 가족들의 몫이다.

다음은 생존율을 요약한 두개의 차트들이다:

1년, 5년 10년 암 생존율

암 종류	1년 생존율	5년 생존율	10년 생존율
유방암	96	87	78
폐암	32	10	5
전립선암	94	85	84
대장암	76	59	57
고환암	99	98	98
호지킨 림프종	91	85	80
백혈병	69	52	46
췌장암	21	3	1
뇌종양	40	19	13
난소암	72	46	35

유방암 병기에 따른 생존율[4]

유방암 병기	5년 생존율
0/I	100
II	93
III	72
IV	22

통합 암 치료는 어떻게 보면 매우 특화되어 있지만, 모든 암에 적용될 수 있는 기본 핵심 부분들도 존재한다. 그 기둥들엔 식이요법, 영양, 신진대사, 면역력, 정신적/심리적 요소들, 신체, 치료 부작용들 그리고 삶의 질이 있다.

주요 암들을 위한 구체적인 치료법들

유방암, 폐암, 전립선암, 그리고 대장암이 북미에서 가장 많이 발생하는 암이지만, 우리가 여기에 공유할 치료법들은 다른암들에도 적용 가능하다. 특정암들에만 해당되는 치료법들은 각 섹션 맨 뒤에 추가하겠다. 우리의 의도는 우리가 거의 모든 암에 널리, 자주 사용하는 치료제들을 먼저 소개하여 여러분들에게 시작점을 제공하는 것이다. 몇몇 영양보조제들은 거의 모든 암에 사용되는 것을 알수있을 것이다. 많은 연구들을 통해 입증된, 그리고 우리의 임상경험에서도 아주 좋은 성과를 본 영양보조제들이다.

이제부터 피부암을 제외한 가장 흔히 걸리는 암들과 그에 해당하는 암 치료법들을 나열한다. 이 치료법들은 암의 기수, 환자 상태 및 여러 가지 요소들을 고려해 언제나 수정된다는 것을 명심해 주길 바란다. (모든 통계는 미국 암학회에서 인용해왔다.)[5]

유방암

미국에서 8명 중의 한 명의 여성은 일생 동안 유방암 진단을 한 번은 받을 것이라는 통계가 얘기해주듯이, 유방암은 여성에게 가장 흔히 생기는 암이다. 나이 불문, 암에 의한 죽음 중에 2위다. 남성 유방암은 매우 드물지만, 매년 약 2500명의 남성들이 유방암 진단을 받고 그중 약 460명은 사망한다. 유방암 생존자들을 많이 볼 수 있는데 미국만 해도 3백만 명이 넘는 유방암 생존자들이 있다.

유방암은 수용체에 따라 흔히 분류되는데; 에스트로겐 수용체 양성, 프로게스테론 수용체 양성, HER-2 양성, 삼중음성, 삼중양성 들이 수용체에 따라 다르게 진단되는 유방암의 종류를 일컫는 말들이다. 조직 검사나 수술 중 떼어낸 조직의 검사를 통해 내려진 이러한 진단들은 암이 얼마나 빨리 자랄지, 호르몬엔 반응할지 등 여러 요소들을 알아내는 데 도움이 된다.

유방암세포들은 에스트로겐 호르몬 수용체와 프로게스테론 호르몬 수용체를 하나씩, 둘 다, 또는 아예 안 가지고 있을 수도 있다. 만약 에스트로겐 호르몬 수용체를 가지고 있다면, 에스트로겐 호르몬제를 이용해 수용체들을 막고 호르몬 레벨을 낮출 수 있는 치료법을 쓴다.

약 5명의 유방암 환자들 중 한 명은 사람 상피세포증식인자 수용체 2형(HER-2)이라는 단백질이 높은 수치로 나타난다. 이를 HER-2 양성 유방암이라 한다. HER-2는 성장을 촉진하는 단백질로써 암세포들을 더 빠르게 자라게 한다. 헤르셉틴Herceptin이란 항암치료제가 HER-2 양성 유방암에 자주 쓰인다.

삼중양성 유방암은 에스트로겐, 프로게스테론, HER-2를 모두 가진, 세 가지 모두에 양성인 종류다. 삼중음성 유방암은 에스트로겐, 프로게스테론, HER-2를 모두 안 가진, 세 가지 모두 음성인 종류다. 이 종류의 유방암이 호르몬 양성인 암 종류보다 빨리 커지고 퍼진다고 알려져 있다. 위에 말한 호르몬 치료나 HER2 항암치료제는 이 암 종류에는 효과가 없고 다른 항암치료제들을 써야 한다.

처음에 조직검사를 통해 한가지 종류의 암으로 진단 받았다가 시간이 지나면서 다른 종류들의 암도 추가로 생기는 경우도 있다.

치료

식이요법	제 5장에서 소개된 유방암에 좋은 음식들과 더불어, 케일, 컬리플라워, 방울양배추, 브로콜리, 콜라비, 순무(터닙), 양배추, 청경채, 콜라다 그린, 겨자잎 등의 유기농 십자화과 채소와 겨자류 채소들을 많이 섭취해야 한다. 면역력 향상에 좋은 여러 종류의 버섯들도 매일 섭취하길 권장한다. 식물성 단백질과 지방질이나 촉진제, 항생제를 먹이지 않은 동물성 단백질/지방질 섭취로 영양적으로 균형잡힌 식단으로 식사한다.
영양 보조제	• 디인돌리메탄DIM 하루에 300mg 또는 인돌-3-카비놀(I3C) 300~400mg가 십자화과/겨자류 채소들 섭취와 더불어 건강한 호르몬 대사를 돕는다. • 버섯추출물: 암과 싸우는 면역력을 높이기 위해 잎새버섯maitake과 운지버섯Coriolus이 제일 많이 쓰이지만 여러 버섯들을 포함한 종합버섯추출물 제품들도 훌륭하다. 진행형 유방암의 경우, 운지버섯 추출물 하루에 3000~9000mg 또는 잎새버섯 추출물 하루에 35~70mg 복용을 권장한다. 면역력을 높이는 다른 요법들도 병행 중이라면 적은 복용량도 충분할수 있다. • 발효밀배아추출물(항암화학치료와 병행했을때 효과 입증) 하루에 9g(그램)씩 • 토코트리에놀: 타목시펜 치료 중에 하루에 400mg 복용이 암 사망율과 재발율을 낮춘다 • 변형시트러스펙틴MCP: 5g(그램)씩 하루에 세번 • 요오드: 하루에 500mcg~12.5mg 복용이 에스트로겐 수용체를 블록할수 있다. • **대부분의 암치료에 적용될 수 있는 "기본"** – 커큐민 1000~2000mg씩 하루에 2~3회 복용 – 멜라토닌 취침전에 5~20mg복용 – 저용량 날트렉손LDN 2~4.5mg 일주일에 4번 아침에 복용(의사처방 필요) – 베르베린 250mg씩 하루에 2회 복용 – 비타민 D 하루에 5000IU 씩 식후에 복용 (혈중 비타민D 농도 최소 50ng/mL를 목표로 복용량을 조절) – 비타민 K2(MK-4) 50mg씩 하루에 1~2회 복용 – CBD: 25~50mg씩 하루에 2~3회 복용 – 프로바이오틱스/유산균: 하루에 200억 마리 이상(CFU)

주사요법	• 아르테수네이트 정맥주사 바로 후에 고용량 비타민C (50~100g) 정맥주사 • 미슬토 • 커큐민 또는 퀘르세틴 • 오존
그 외 치료법들	• 간헐적 단식 • Tetrathiomolybdate(TM)을 이용한 구리 킬레이션 (의사 처방 필요) • 비타민 A(레티닐 팔미테이트) 하루에 5000~10000 IU복용 • Poly-MVA: 2~4 티스푼씩 하루에 2회 복용 • THC (합법적이라면) • 발열요법

예방

유방암 완전관해 판정 후 재발 예방은 매우 중요하다. 식이요법을 유지하고, 암치료 중 복용했던 건강보조제들을(대부분 복용량을 낮춰서) 지속 복용하며, 건강한 생활습관(심신치료, 운동 등등)을 유지하는 것이 키포인트다. 야채를 많이 섭취하고, 유기농으로(화학물질이나 촉진제, 항생제 등 호르몬 이상을 일으킬 수 있는 물질을 피하여) 먹고, 저탄수화물 식단을 먹는 것이 좋다. 요오드가 많이 함유된 음식들과 미소, 두부, 낫또, 템페 같이 발효된 콩 음식들이 유방암 예방에 효과적인 걸로 연구를 통해 알려져 있다.

소화기능을 정상화하고, 해독, 호르몬 밸러스, 잠복해 있는 감염(항암치료 후 흔하게 나타난다)을 치료하는 것도 몸안의 다른 장기들을 최대한 건강하게 하는 방법이다.

신체활동은 유방암 사망율을 40% 정도 줄인다. 최소 30분 중간 강도의 운동을 일주일에 최소 5일, 또는 75분의 강도 높은 운동(근력강화 운동 포함)을 일주일에 2~3번 하는걸 권장한다.

폐암

폐암은 발생율이 높은 암이며, 세포 종류에 따라 크게 두가지로 나뉜다. 비소세포폐암 NSCLC이 모든 폐암의 80~85%를 차지하고 소세포암SCLC이 발생율은 적지만 암이 더 빨리 자라고 퍼져서 더 치명적이다. 비소세포폐암 중에서도 여러 종류의 비소세포로 이뤄진 암이 있을 수 있다. 다른 장기의 암이 폐에 전이되는 경우도 흔한데, 그것은 엄연히 폐암이 아니라 전이된 다른 장기의 암이다.

치료법

<table>
<tr><td>식이요법</td><td>폐암도 많이 진행된 후에 발견되는 경우가 많기 때문에 조금 더 공격적인 접근이 필요하다. 간헐적 단식(12~16시간 공복, 12~8시간 음식섭취)과 저탄수화물(곡물과 탄수화물이 많은 채소 금지) 식단, 그리고 되도록이면 유기농으로 채소를 많이 섭취하는게 도움이 된다. 한단계 업그레이드를 원한다면, 당신 주치의의 동의하에 케토제닉 다이어트를 추천한다.</td></tr>
<tr><td>영양 보조제</td><td>• 아르테미시닌: 일주일에 3번, 하루에 2번 공복에 200~400mg 복용. 만약 리포좀 형태를 사용한다면 일주일에 3번, 하루에 한번 150~200mg 복용
• EPA와 DHA가 골고루 들어있는 어유. 하루에 2500mg EPA 복용이 항암화학치료 효능을 높였다고 알려져 있다.
• 황기뿌리: 하루에 두번 1000~1500mg씩 복용
• 대부분의 암치료에 적용될 수 있는 “기본”
– 커큐민 1000~2000mg씩 하루에 2~3회 복용
– 멜라토닌 취침 전에 5~20mg복용
– 저용량 날트렉손 2~4.5mg 일주일에 4번 아침에 복용(의사처방 필요)
– 베르베린 250mg씩 하루에 2회 복용
– 비타민 D 하루에 5000IU씩 식후에 복용(혈중 비타민D 농도 최소 50ng/mL를 목표로 복용량을 조절)
– 비타민 K2(MK-4) 50mg씩 하루에 1~2회 복용
– CBD: 25~50mg씩 하루에 2~3회 복용</td></tr>
</table>

주사요법	• 고용량 비타민 C (50~100g) 정맥주사 • 미슬토 • 커큐민 또는 퀘르세틴 • 오존
그 외 치료법들	• 간헐적 단식 • 테트라티오몰리브데이트(Tetrathiomolybdate; TM)을 이용한 구리 킬레이션(의사 처방 필요) • 비타민 A(레티닐 팔미테이트) 하루에 5000~10000 IU복용 • Poly-MVA: 2~4 티스푼씩 하루에 2회 복용 • 테트라히드로칸나비놀(THC) (합법적이라면; 대마초 주성분) • 발열요법

예방

- 최대한 오가닉, 화학물질들로부터 "깨끗한" 음식과 물 섭취, 환경독소 지우기
- 운동과 심신치료
- 저탄수화물, 설탕 섭취 최소화
- 금연
- 지중해식 식사요법: 폐암발생 위험이 가장 적게 연관되어 있다.
- 녹차 또는 녹차 추출물

전립선암

전립선암은 남성에게 가장 흔한 암이다. 7명중 한명은 사는 동안 한번은 걸린다. 65세 이상의 높은 연령층에서 대부분 발생하며, 40대 전에 진단은 드물다. 평균 진단 나이는 66세다. 전립선암은 미국남성 사망이유 3위에 랭크 되었는데 1, 2위는 폐암과 대장암이다. 대략 39명중 1명이 전립선 때문에 사망하게 된다.

전립선 암이 심각한 경우도 있지만 거의 대부분의 전립선암 환자들은 암 때문에 사망하지 않는다. 미국에서 언젠가 전립선암 진단을 받은30억여명의 남성들은 아직도 살아있다. 가장 생존율이 높고 치료 가능한 암 중 하나라고 생각한다.

치료

식이요법	지중해식이 전이되지 않은 전립선암 환자들의 생존율을 높이고 전립선암 예방에도 도움이 된다고 알려져 있다. 제 5장에서 소개된 전립선암에 좋은 음식들과 더불어 케일, 컬리플라워, 방울양배추, 브로콜리, 콜라비, 순무 (터닙), 양배추, 청경채, 콜라다 그린, 겨자잎 등의 유기농 십자화과 채소와 겨자류 채소들을 많이 섭취해야 한다. 전립선 항암 치료 효과를 더하고 면역력 향상에 좋은 여러 종류의 버섯들도 매일 섭취하길 권장한다. 라이코핀이 함유된 음식들이 전립선암 예방을 돕는다. 토마토 소스나 쥬스처럼 토마토가 포함된 음식들이 대표적이다. 식물성 단백질과 지방질이나 촉진제, 항생제를 먹이지 않은 동물성 단백질/지방질 섭취로 영양적으로 균형잡힌 식단을 먹는다.
영양보조제	• 변형시트러스펙틴 (MCP): 5g (그램)씩 하루에 세번 • 녹차추출물: 400mg씩 하루에 2~3번 • 영지버섯: 1000mg씩 하루에 2~3번 • 보스웰리아 (Boswellia Serrata): 1500mg씩 하루에 2~3번 • 석류추출물: 500mg씩 하루에 1~2번 • 포도씨 추출물: 150mg씩 하루에 2번 • 브로콜리씨앗 추출물: 100mg씩 하루에 2~3번 • 레스베라트롤: 500mg씩 하루에 2번

영양보조제	• **대부분의 암치료에 적용될 수 있는 "기본"** – 커큐민 1000~2000mg씩 하루에 2~3회 복용 – 멜라토닌 취침 전에 5~20mg복용 – 저용량 날트렉손 2~4.5mg 일주일에 4번 아침에 복용(의사처방 필요) – 베르베린 250mg씩 하루에 2회 복용 – 비타민 D 하루에 5000 IU씩 식후에 복용(혈중 비타민D 농도 최소 50ng/mL를 목표로 복용량을 조절) – 비타민 K2(MK–4) 50mg씩 하루에 1~2회 복용 – CBD: 25~50mg씩 하루에 2~3회 복용
주사요법	• 아르테수네이트Artesunate와 고용량 비타민 C (50~100그램) 정맥주사 • 미슬토 • 오존
그 외 치료법들	• 모든 암과 같이 운동은 필수다. 몸이 허락하는 만큼 일주일에 5번 운동하길 권장한다 • 발열요법 • 식이요법

예방

붉은 육류와 유제품을 아예 먹지 않거나 최소화하는 식물성 식단을 권장한다. 몇몇 연구들은 약 235mL의 석류주스나 석류 추출물이 PSA의 증가를 느리게 한다고 밝혔다.

일주일에 3시간 이상의 경보같은 강도 높은 신체활동이 전립선암 사망율을 61% 낮춘다고 보고됐다.

대장암/직장암

일년에 새롭게 대장암/직장암 진단을 받는 사람들의 수는 약 10만명의 남녀 중 40명이고, 대장암으로 사망하는 사람들의 수는 약 10만명의 남녀 중 15명이다. 약 4.3%의 남녀가 사는 동안 언젠간 대장암/직장암 진단을 받는다는 통계다. 2014년 통계에 의하면 미국에선 130만명의 대장암/직장암 환자들이 생존하고 있다.

1기의 5년 생존율은 90%에 달하고 4기의 5년 생존율은 14%라는 통계가 입증하듯 대장암과 직장암의 생존율에는 조기진단이 매우 중요하다.

치료

식이요법	만약 수술을 했다면, 소화기관이 다 회복될때 까지는 수술 후 회복에 특화된 식사법을 따라야 한다. 회복된 후에는 먹는 음식이 매우 중요하며 소화가 안되는 음식들이 생길 수 있으므로 그에 맞춰 식단을 조절해야 할 수도 있다. 십자화과 채소들은 소화 시키기 힘들수도 있지만 소화효소들과 유산균을 같이 복용하면 좀 낫다. 양배추와 양파 같은 프리바이오틱이 많이 함유된 음식들과 식이섬유가 풍부한 채소 섭취가 중요하다. 제 5장에 소개된 대장암, 직장암에 좋은 음식들 외에도 케일, 컬리플라워, 방울양배추, 브로콜리, 콜라비, 순무(터닙), 양배추, 청경채, 콜라다 그린, 겨자잎 등의 유기농 십자화과 채소들을 많이 섭취해야 한다. 대장암/직장암 항암 치료 효과를 더하고 면역력 향상에 좋은 여러 종류의 버섯들도 매일 섭취하길 권장한다. 식물성 단백질과 지방질이나 촉진제, 항생제를 먹이지 않은 동물성 단백질/지방질 섭취로 영양적으로 균형잡힌 식단을 먹는다.
영양 보조제	• 소화계 암, 특히 대장암/직장암의 경우, 소화계 세포에까지 잘 전달될 수 있는 경구복용제들이 치료효과를 좌우한다. – 아르테미시닌: 공복에 200~400mg씩 하루에 두번, 일주일에 세번 복용 – 발효밀배아추출물: 하루에 9g(그램)씩 – 강황뿌리: 1000mg씩 하루에 세번 – 퀘르세틴: 500mg씩 하루에 두번 – DIM: 75mg~150mg씩 하루에 1~2번

영양 보조제	• **대부분의 암치료에 적용될 수 있는 "기본"** – 커큐민 1000~2000mg씩 하루에 2~3회 복용 – 멜라토닌 취침전에 5~20mg복용 – 저용량 날트렉손 2~4.5mg 일주일에 4번 아침에 복용(의사처방 필요) – 베르베린 250mg씩 하루에 2회 복용 – 비타민 D 하루에 5000IU 씩 식후에 복용(혈중 비타민D 농도 최소 50ng/mL를 목표로 복용량을 조절) – 비타민 K2(MK–4) 50mg씩 하루에 1~2회 복용 – CBD: 25~50mg씩 하루에 2~3회 복용
주사요법	• 아르테수네이트Artesunate와 고용량 비타민 C (50~100그램) 정맥주사 • 미슬토 • 오존
그 외 치료법들	• 모든 암과 마찬가지지만 특히 대장암/직장암에선 소화기관을 치유하고 최상의 컨디션으로 유지시켜주는 것이 중요하다. 마이크로바이옴 (나쁜 세균들은 제거하고 좋은 유산균은 보충해주며)을 건강하게 유지하는 것이 필수다. • 간헐적 단식 • Tetrathiomolybdate(TM)을 이용한 구리 킬레이션(의사 처방 필요) • Poly–MVA: 2~4 티스푼 씩 하루에 2번 • THC(합법적이라면): CBD와 같이 의사의 처방에 따라 복용 • 발열요법

예방

충분한 비타민 D와 비타민 K 섭취가 매우 중요하다. 마이크로바이옴을 건강하게 유지하는 것 역시 매우 중요하다. 소화기관이 독소를 맞이하는 첫 번째 장기기 때문에, 회복기에 화학성분 없는 유기농 식단 섭취와 해독이 매우 중요한 단계다. 녹차나 녹차 추출물이 대장암/직장암 예방에 탁월하다.

신장암과 방광암

매년 6만 4천개의 새로운 신장암 케이스가 발생하고, 남성 발병율이 여성에 비해 두배다. 매년 약 만4천4백명이 신장암으로 사망한다. 신장암 환자들의 평균 나이는 64세로 고령의 환자들이 대부분이며 45세 이하는 발병이 드물다. 신장암은 남녀 통틀어 10대 암 중 하나다.

방광암은 매년 약 8만개의 새로운 케이스가 발생하고, 약 만 7천명이 사망한다. 남성 발병율이 여성에 비해 3배다. 여성의 방광암 발생율과 사망율은 최근 조금 줄어들고 있는 추세다. 남성의 방광암 발생율도 줄어드는 추세고 사망율은 변함없다. 방광암은 미국에서 새로운 암 진단 중 5%를 차지한다. 남성에겐 가장 흔한 암 중 4번째고 여성에겐 덜 흔한 암이다.

신장암과 방광암은 엄연히 다른 암이지만, 우리 경험상 두 암은 비슷한 통합치료법을 가지고 있다.

치료

식이요법	식물성 식단을 권장하며 신장기능이 많이 떨어진 환자들에겐 영양사와 상담하여 특별식을 먹어야 한다
영양보조제	• EGCG(녹차추출물): 200~400mg씩 하루에 두번 • 토코페롤/토코트리에놀: 하루에150~250mg • 밀크씨슬: 250mg씩 하루에 두번

영양보조제	**• 대부분의 암치료에 적용될 수 있는 "기본"** – 커큐민 1000~2000mg씩 하루에 2~3회 복용 – 멜라토닌 취침 전에 5~20mg복용 – 저용량 날트렉손 2~4.5mg 일주일에 4번 아침에 복용(의사처방 필요) – 베르베린 250mg씩 하루에 2회 복용 – 비타민 D 하루에 5000IU 씩 식후에 복용(혈중 비타민D 농도 최소 50ng/mL를 목표로 복용량을 조절) – 비타민 K2(MK–4) 50mg씩 하루에 1~2회 복용 – CBD: 25~50mg씩 하루에 2~3회 복용
주사요법	• 아르테수네이트Artesunate와 고용량 비타민 C (50~100그램) 정맥주사 • 미슬토 • Poly–MVA
그 외 치료법들	• 발열요법 • 간헐적 단식 • Tetrathiomolybdate (TM)을 이용한 구리 킬레이션 (의사 처방 필요) • 비타민 A (레티닐 팔미테이트) 하루에 5000~10000 IU복용 • Poly–MVA: 2~4티스푼 씩 하루에 2번 • THC (합법적이라면): CBD와 같이 의사의 처방에 따라 복용

예방

다른 암들도 마찬가지지만, 신장암과 방광암의 경우는 특히 환경독소를 피하는 것이 매우 중요하다. 정수된 물, 유기농 음식 섭취 등으로 독소에 노출되지 않는 것이 우선시 되야 한다.

뇌종양

뇌에 생기는 암이 여러 종류가 있지만 그 중 가장 공격적이고 예후가 좋지 않은 게 고등급 교모세포종GBM 타입의 별아교세포종astrocytoma이다. GBM이 전체 뇌종양의 15% 정도를 차지하고, 별아교세포종의 60~75%를 차지한다. 나이가 들수록 발생율이 높아지고, 남성 발병율이 여성보다 높으며, 소아 발병은 아예 없진 않지만 매우 드물다.

표준항암치료를 받으면 역형성 별아교세포종anaplastic astrocytoma의 평균 생존 기간은 2~3년이다. 빠르게 진행되는 GBM의 경우 테모졸로미드Temodar과 방사선 치료를 받았을때, 평균 생존 기간이 약 15개월 이었고, 2년 생존율은 30%였다. 하지만 2009년에 발표된 한 연구에 의하면 약 10%의 GBM 환자들이 5년 이상 살 수 있다고 한다. 3~4등급이라도 소아의 경우 성인보다 예후가 좋으며, 5년 생존율이 약 25%로 나타났다. GBM에 여러가지 생존 요소들이 존재하지만 그중 하나는 MGMT 라는 유전자다. 메틸화를 통해 MGMT 유전자를 차단하는 것이 생존기간을 늘리는데 도움이 된다고 알려져 있다.

치료

GBM은 매우 빨리 진행되며 예후가 안 좋은 암인만큼 치료법들을 하나씩 시작하기 보다 되도록 빨리 모든 치료법들을 총동원하는 것이 최선이다.

식이요법	• 거의 대부분의 암에도 적용되지만, 초 저탄수화물식이 GBM 치료에 필수다. • 고 식이섬유 섭취와 채소를 바탕으로 한 저탄수화물식에 MCT 오일(하루에 4~8 큰술) 추가복용 • 유기농 음식들과 정수된 물 • 케토제닉 다이어트 • 가능하다면 매일 간헐적 단식 (16시간동안은 물만 먹고 8시간은 음식 섭취)
영양 보조제	• 산화대사를 촉진시키고 젖산대사를 막는 목적으로 – Poly-MVA: 하루에 총 8 티스푼을 나눠서 복용, 일주일에 4~5번 복용 – 보스웰리아 (방사선 치료 중 뇌 안에 부종을 줄이는데 탁월): 하루에 4200mg – 옥살아세트산 100~300mg씩 하루에 2번 – 베르베린: 250~500mg씩 식후 하루에 2번

영양 보조제	• 대사요법과 시너지 효과를 내고 직접적으로 뇌종양의 활동에 관여하는 목적으로 – CoQ10: 100~200mg씩 하루에 두번 – 비타민 A(레티닐 팔미테이트) 하루에 5000 IU복용 – 보스웰리아: 250~500mg씩 하루에 식후 3번 – 케톤 보조제: 케톤소금 2.5~10 그램을 드링크로 만들어 마신다. • 대부분의 암치료에 적용될 수 있는 "기본" – 커큐민 1000~2000mg씩 하루에 2~3회 복용 – 멜라토닌 취침 전에 5~20mg복용 – 저용량 날트렉손 2~4.5mg 일주일에 4번 아침에 복용(의사처방 필요) – 베르베린 250mg씩 하루에 2회 복용 – 비타민 D 하루에 5000IU 씩 식후에 복용(혈중 비타민 D 농도 최소 50ng/mL를 목표로 복용량을 조절) – 비타민 K2(MK-4) 50mg씩 하루에 1~2회 복용 – CBD: 25~50mg씩 하루에 2~3회 복용 • 주사요법 – Poly-MVA + DCA 프로토콜 – 커큐민과 퀘르세틴 • 그 외의 치료법 – 고압산소실: 일주일에 2~3번 정도 시도해본다. – CBD에 THC 추가 (합법이라면)
주사요법	• Poly-MVA + DCA 프로토콜 • 커큐민과 퀘르세틴
그 외 치료법들	• 고압산소요법실: 일주일에 2~3번 정도 시도해본다 • CBD에 THC 추가 (합법이라면)

예방

- 화학물질들과 환경독소를 최소화한 식품과 물 섭취
- 운동과 심신치료
- 설탕섭취를 최소화한 저탄수화물식

악성흑색종

악성흑생종은 피부암의 1%도 안되는 비율을 차지하지만, 피부암 사망율의 대부분을 차지한다. 평균 한 시간에 한 명씩 악성흑색종으로 사망한다. 통계적으로 2017년에 8만7천개의 새로운 악성흑생종 케이스가 생기고 9천 7백명이 이 암으로 사망한다.

모든 암과 마찬가지로 조기진단으로 암을 빨리 발견하는게 좋은 결과와 직결한다. 미국에서는 조기발견될 경우 5년 생존율이 98%에 달한다. 림프구까지 전이된 경우 생존율이 62%로 떨어지고, 다른 장기까지 전이된 경우에 생존율은 18%다.

암이 몇기든 상관없이 대개 수술로 암부분을 절제하고 몇몇 케이스는 항암화학치료와 다른 치료법을 병행한다. 악성흑생종은 초기건 말기건 무조건 시간 낭비하지 말고 바로 공격적으로 치료해야 한다.

치료

식이요법	악성흑생종은 매우 진행이 빠른 암이므로 치료도 공격적인 방법을 쓰는게 맞다. 간헐적 단식 (12~16시간 칼로리가 없는 액체 섭취 후에 12~8시간 동안 음식 섭취)와 많은 채소 섭취, 유기농 음식, (곡물과 탄수화물 함유가 많은 채소는 피하는) 저탄수화물식이 도움이 된다. 암주치의가 허락할 경우 우리는 한단계 높은 식이요법으로 케토제닉 다이어트를 권장한다.
영양보조제	• 발효밀 배아추출물: 하루에 9g(그램)씩 • 변형시트러스펙틴 (MCP): 1~2g (그램)씩 하루에 세번 • Poly-MVA 2~4티스푼씩 하루에 두번 • 비타민 A (레티닐 팔미테이트) 하루에 10000~15000 IU복용 • CoQ10: 200mg씩 하루에 두번 • 갑상선약: TSH 레벨을 0.5~1로 유지하기 위해 필요한 양을 처방받아 복용한다.

영양보조제	• **대부분의 암치료에 적용될 수 있는 "기본"** – 커큐민 1000~2000mg씩 하루에 2~3회 복용 – 멜라토닌 취침 전에 5~20mg복용 – 저용량 날트렉손 2~4.5mg 일주일에 4번 아침에 복용(의사처방 필요) – 베르베린 250mg씩 하루에 2회 복용 – 비타민 D 하루에 5000IU 씩 식후에 복용(혈중 비타민D 농도 최소 50ng/mL를 목표로 복용량을 조절) – 비타민 K2(MK–4) 50mg씩 하루에 1~2회 복용 – CBD : 25~50mg씩 하루에 2~3회 복용
주사요법	• 미슬토 정맥주사 또는 피하지방주사 • Poly–MVA 정맥주사 • 고용량 비타민 C 정맥주사 • 커큐민 또는 퀘르세틴 정맥주사 • 오존 정맥주사
그 외 치료법들	• 간헐적 단식 • Tetrathiomolybdate(TM)을 이용한 구리 킬레이션(의사 처방 필요) • THC(합법적이라면) : CBD와 같이 의사의 처방에 따라 복용 • 발열요법 • 아젤라산(흔한 바르는 피부병 치료제지만, 경구복용 또는 정맥주사 투여시 악성흑생종에 효과가 있는것으로 알려졌다. 연구실험용 외엔 임상용으로는 현재 판매되지 않고 있다)

예방

- 화학물질들과 환경독소를 최소화한 식품과 물 섭취
- 운동과 심신치료
- 설탕섭취는 최소화한 저탄수화물식
- 영양보조제를 섭취해서라도 적절한 비타민 D레벨 유지

백혈병과 림프종(Leukemia and lymphoma)

백혈병과 림프종은 둘 다 혈액암으로 분류되지만 특징과 암 진행속도에 따라 세부적으로 여러 종류로 분류된다. 몇몇은 느리게 진행되어 생존율도 높지만 몇몇은 빠르게 진행하여 사망율이 높다. 물론 환자상태, 암 진행속도, 개개인의 케이스에 따라 치료방식이 다르지만, 우리의 임상 경험 상으로는 혈액암들은 비슷한 통합 암 치료법에 반응한다.

치료

식이요법	우리가 치료한 모든 암을 통털어 혈액암이 저탄수화물식에 가장 효과적이다. 진행이 빠른 암일수록 환자가 가능하다면 우린 케토제닉 다이어트를 바로 추천한다. 치료 초기엔 케토제닉 다이어트와 간헐적 단식을 병행한다(12~16시간 칼로리가 없는 액체 섭취 후에 12~8시간 동안 음식 섭취). 진행이 느린 편의 암이라면 최소 12시간의 간헐적 단식 (필요하에 시간 조정 가능)과 함께 채소를 많이 섭취하고, 유기농 식단, 저탄수화물식을 먼저 권유한다.
영양보조제	• 아르테미시닌: 200~400mg씩 공복에 하루에 두번, 일주일에 3일 복용 (만약 리포솜 형태라면, 하루에150~200mg, 일주일에 3일 복용) • Poly-MVA: 2~4 티스푼씩 하루에 두번 • EGCG(녹차추출물): 400~2000mg 씩 하루에 두번 • 토코페롤/토코트리에놀: 하루에 150~250 mg • 운지버섯: 1000 mg씩 하루에 2~3번 • 오메가-3 하루에 2000 mg. 항암치료에 도움이 될 수 있다.

영양보조제	• **대부분의 암치료에 적용될 수 있는 "기본"** – 커큐민 1000~2000mg씩 하루에 2~3회 복용 – 멜라토닌 취침 전에 5~20mg복용 – 저용량 날트렉손 2~4.5mg 일주일에 4번 아침에 복용(의사처방 필요) – 베르베린 250mg씩 하루에 2회 복용 – 비타민 D 하루에 5000IU 씩 식후에 복용(혈중 비타민 D 농도 최소 50ng/mL를 목표로 복용량을 조절) – 비타민 K2(MK-4) 50mg씩 하루에 1~2회 복용 – CBD: 25~50mg씩 하루에 2~3회 복용
주사요법	• Poly-MVA + DCA 정맥주사 프로토콜 • 미슬토 • 커큐민 또는 퀘르세틴 정맥주사
그 외 치료법들	• 고압산소실 일주일에 한두번 • THC (합법이라면) • 발열요법

예방

- 화학물질들과 환경독소를 최소화한 식품과 물 섭취
- 운동과 심신치료
- 설탕섭취는 최소화한 저탄수화물식

간암

간은 가장 전이가 많이 되는 장기지만, 간으로 전이된 암 치료법과 원발성 간암은 치료법이 틀리다. 간암 치료에 있어서 한가지 좋은 점은 우리가 경구투여와 정맥주사투여하는 모든 약들이 간을 통해서 분해되므로 간에 빨리 전달될 확률이 높아 간 치료와 보호에 용이하다

치료

식이요법	원발성 간암 (간으로 전이된 암은 해당 안됨)은 케토제닉 다이어트를 하면 안되는 아주 소수의 암 중 하나다. 간헐적 단식을 추천하는 편이다. 제 5장에 소개된 간암에 좋은 음식들과 더불어 케일, 컬리플라워, 방울양배추, 브로콜리, 콜라비, 순무 (터닙), 양배추, 청경채, 콜라다 그린, 겨자잎 등의 유기농 십자화과 채소와 겨자류 채소들을 많이 섭취해야 한다. 간암 항암 치료 효과를 더하고 면역력 향상에 좋은 여러 종류의 버섯들도 매일 섭취하길 권장한다. 식물성 단백질과 지방질이나 촉진제, 항생제를 먹이지 않은 동물성 단백질/지방질 섭취로 영양적으로 균형잡힌 식단을 먹는다.
영양 보조제	• 버섯추출물. 잎새버섯과 운지버섯이 가장 많이 사용된다. 운지버섯의 경우 하루에3000~9000mg, 잎새버섯은 하루에 35~70 mg이 권장 복용량이다. 만약 다른 치료법들도 많이 병행하고 있다면 대부분 위 복용량보다 적게 사용해도 괜찮다. • 버섯균사체(AHCC): 2000~3000mg씩 하루에 한두번 • 아르테미시닌: 200~400mg씩 공복에 하루에 두번, 일주일에 3일 복용 (만약 리포솜 형태라면, 하루에 150~200mg, 일주일에 3일 복용) • 발효밀배아추출물 (항암화학치료와 병행했을때 효과 입증) 하루에 9g(그램)씩 • 글루타치온 향상요법: 셀레늄(매일 200mcg), 아연(매일 식후에 10~20mg), 메틸화된 비타민 B 복합체, Poly-MVA(2~4 티스푼씩 하루에 두번) 또는 알파리포산(300mg씩 하루에 한두번), 실리마린(밀크씨슬) 400~500mg 하루에 두 번, 환원된 글루타치온(reduced glutathione) 하루에 500mg 복용 • **대부분의 암치료에 적용될 수 있는 "기본"** – 커큐민 1000~2000mg씩 하루에 2~3회 복용 – 멜라토닌 취침전에 5~20mg복용 – 저용량 날트렉손) 2~4.5mg 일주일에 4번 아침에 복용 (의사처방 필요)

영양 보조제	– 베르베린 250mg씩 하루에 2회 복용 – 비타민 D 하루에 5000IU 씩 식후에 복용(혈중 비타민D 농도 최소 50ng/mL를 목표로 복용량을 조절) – 비타민 K2(MK–4) 50mg씩 하루에 1~2회 복용 – CBD: 25~50mg씩 하루에 2~3회 복용 – 프로바이오틱스/유산균: 하루에 200억 마리 이상 (CFU)
주사요법	• 아르테수네이트와 고용량 비타민 C(50~100그램) 정맥주사 • 미슬토 • 커큐민 또는 퀘르세틴 정맥주사 • 오존
그 외 치료법들	• 간헐적 단식 • Tetrathiomolybdate(TM)을 이용한 구리 킬레이션(의사 처방 필요) • 비타민 A(레티닐 팔미테이트) 하루에 5000~10000 IU복용 • THC(합법적이라면): CBD와 같이 의사의 처방에 따라 복용 • 발열요법

예방

암의 관해 후에 예방이 굉장히 중요하다. 관해 유지를 위해서 식이요법, 건강보조제 복용(위에 언급된 보조제들을 조금 적은 복용량으로), 그리고 생활습관개선(심신치료, 운동 등등)이 꼭 필요하다. 채소를 많이 섭취하고, 되도록이면 유기농식, 저탄수화물식을 하는게 중요하다.

당신의 통합암의사와 함께 소화기능과 해독기능을 최적화하고 호르몬 밸런스를 맞추고 잠복감염(항암치료 후 흔히 발생)이 없도록 하는게 몸안의 모든 장기들이 잘 일할수 있게 하여 예방에 도움이 된다.

갑상선암

초기에 발견된다면 표준항암치료 효과가 아주 좋은 암 중 하나다. 케이스에 따라 완치가 95%인 경우도 있다. 그러므로 우리는 표준항암치료를 먼저 끝마치고 항암치료후의 회복과 이차적 예방을 목적으로 통합 암 치료를 권유한다.

치료

식이요법	수술 후 방사성요오드치료를 받는 환자의 경우, 방사성요오드치료 1~2주 전부터 1~2일 후까지 저요오드식을 권장한다. 요오드 함유 소금, 바다소금, 해산물, 유제품, 계란 (특히 노른자), 요오드 첨가된 빵, 초콜렛, 콩, 요오드가 들어간 건강보조제 등의 섭취를 피해야 한다. 이 시기가 지난 후에는 식물성 식단이나 지중해식을 권장한다.
영양보조제	• **요오드**: 몇 연구결과들에 의하면 갑상선 항암치료 후 요오드를 보조제로 보충해주는 것이 빠른 회복과 갑상선 호르몬에 도움이 된다고 한다. 재발 예방을 위한 요오드 보조제 복용량은 하루에 200~500mcg 정도면 충분하다. 때때로 더 많은 양이 필요한 경우가 있지만 그건 의사와 상담 후 결정하고 의사의 모니터링이 필요하다 • **캐모마일**: 허브티로 널리 알려진 캐모마일이 갑상선암에 효과가 있는 것으로 작은 연구실험을 통해 입증됐다. 캐모마일 차의 정기적 섭취와 낮은 갑상선암 및 다른 갑상선 질환 발병율의 상관관계를 밝혀냈다. 이 연구결과는 갑상선 예방에 더 초점을 두었지만 갑상선암 치료 중에 또 후에 회복하는데도 적용이 된다. 캐모마일 티는 쉽게 구할수 있고 심신안정 효과도 있으며 하루 종일 조금씩 마실 수 있다는 장점이 있다.
그 외의 치료법	• **치과치료**: 치아, 잇몸, 편도, 이비인후 부분의 감염을 비롯한 구강 건강을 지키는것이 매우 중요하다. 아말감으로 부터 새어나오는 중금속 노출이 있는지도 검사 해야한다. 갑상선이 구강, 이비인후 부분과 밀접히 관계가 있는 이유는 림프배출구(우리 몸의 내재되어 있는 세균과 독소를 배출하는 시스템)를 공유하고 있기 때문이다. 염증을 유발하는 세균이나 독소가 적을수록 이 부분의 면역체계에도 부담이 덜하여 갑상선 조직의 회복과 갑상선암 예방에 도움이 된다. 통합의학과 자연주의 치과 치료를 지향하는 치과에서 치료받기를 권장한다.

그 외의 치료법	• 해독과 회복: 수술과 방사성요오드치료 후에 해독과 회복이 중요하다. • 글루타치온 향상요법: 셀레늄(매일 200mcg), 아연(매일 식후에 10~20mg), 메틸화된 비타민 B 복합체, Poly-MVA(2~4 티스푼씩 하루에 두번) 또는 알파리포산(300mg씩 하루에 한두번), 실리마린(밀크씨슬) 400~500mg 하루에 두번, 환원된 글루타치온(reduced glutathione) 하루에 500mg 복용 • **대부분의 암치료에 적용될 수 있는 "기본"** – 커큐민 1000~2000mg씩 하루에 2~3회 복용 – 멜라토닌 취침 전에 5~20mg복용 – 저용량 날트렉손(LDN) 2~4.5mg 일주일에 4번 아침에 복용(의사처방 필요) – 베르베린 250mg씩 하루에 2회 복용 – 비타민 D 하루에 5000IU 씩 식후에 복용(혈중 비타민D 농도 최소 50ng/mL를 목표로 복용량을 조절) – 비타민 K2(MK-4) 50mg씩 하루에 1~2회 복용 – CBD: 25~50mg씩 하루에 2~3회 복용 – 프로바이오틱스/유산균: 하루에 200억 마리 이상(CFU)
주사요법	• 아르테수네이트와 고용량 비타민 C(50~100그램) 정맥주사 • 미슬토 • 커큐민 또는 퀘르세틴 정맥주사 • 오존

췌장암

췌장암은 말기에 발견되는 경우가 많아 암의 진행도 빠르고 그에 따라 치료법도 공격적이며 포괄적이어야 한다 (뇌종양과 비슷하게).

우리의 경험으로는 췌장암은 원발성 간암과 비슷한 점이 많다. 그러므로 치료법도 원발성 간암 치료법과 같지만 다음과 같은 차이점이 있다:

- 퀘르세틴: 강력한 플라보노이드로 버섯과 커큐민과 비슷하지만 퀘르세틴만의 특유의 면역력 향상 효과가 있다. 1000mg을 하루에 세번 식후 복용하는 것이 췌장암 치료에 흔히 쓰인다.
- 단백질 분해효소: 개개인에 따라 필요량이 다를 수 있고 다소 복합적 요소들을 고려해야 하는 치료법이므로 복용전 당신의 통합암의사와 상의 하길 바란다
- 커큐민: 원발성 간암 치료법에도 언급되었지만, 췌장암의 경우 커큐민은 #1 치료제라는 것을 강조하고 싶다. 복용량은 간암과 같이 1000~2000mg씩 하루에 2~3번이다.
- 델타-토코트리에놀: 하루에 400mg 복용

난소암

난소암은 초기엔 증상이 거의 없어 많이 진행된 후에 발견되는 경우가 많다. 우리의 임상경험과 연구결과들을 종합했을때, 우리가 권장하는 치료방법은 유방암과 같다. 한가지 더할게 있다면:

고용량 비타민 C 정맥주사(표준항암치료 전, 중간, 후)

고용량 비타민 C 정맥주사를 거의 모든 암치료에 추천하지만, 난소암의 경우 표준항암치료와 병행했을 때 치료효과를 높인다는 연구결과가 유독 많다. 이는 우리의 임상경험과도 일치한다. 한가지 더하자면, 우리는 아르테스테이트 정맥주사도 같이 쓰는데 한 연구결과를 보면 아르테스테이트가 고용량 비타민 C와 시너지 효과를 낸다고 알려졌다. 일반적인 투여량은 50~100g 비타민 C이며 우리가 난소암 환자들에게 가장 먼저 시작하는 치료법 중 하나이다.

CHAPTER 10

OTHER ALTERNATIVE THERAPIES FOR CANCER

그 밖의 암을 위한 대체요법들

지난 10년간 우리는 암을 위한 대체요법, 통합의학요법, 보완요법의 성장을 지켜봤고 이 책이 출간될 때면 더 많은 치료법들이 시도되고 있을 것이다. 앞에 설명한 치료법들 외에 우리의 임상 경험상 환자들에게 도움이 되었던 **"대체"** 치료법들을 이 장에서 소개하려 한다.

사실 우리가 여기에 설명할 대체 치료법들이 다른 나라에서는 전혀 대체요법이 아닌 흔히 쓰여지는 치료법일 수도 있다는 걸 먼저 알려주고 싶다. 우리가 살고 있는 북미에선 대체요법이라고 간주 되는, 북미에서 표준치료가 아닌 다른 치료법들에 우린 **"대체 치료법"**이란 단어를 사용한다고 분명히 밝힌다.

통합 암 치료의 첫째 목표는 암 환자들을 먼저 생각하고 암 환자들의 치료 효과를 더 좋게 할수 있도록 암치료의 지평을 넓히는 것이다. 표준암치료는 암치료에 중요한 부분을 차지하지만 부족함이 있다. 현 표준암치료의 효능을 보고한 논문을 인용하자면:

> "유럽의약품청EMA으로부터 2009~2013년 사이 승인된 암 치료제들에 대한 종합적 평가를 보면 거의 대부분의 항암제들이 생존율과 삶의 질에 어떤 영향을 미치는지 입증이 되지 않은 상태에서 유통되기 시작했다. 약 3년 후에도 여전히 그 항암제들이 수명을 연장시킨다던지 삶의 질을 높인다는 증거는 없었다. 플라시보나 기존 항암제와 효능을 비교했을 때도 차이는 미미했다."

통합 암 치료 의사로써 환자가 최고의 결과를 얻을 수 있도록 계속해서 새로운 치료법을 찾고 테스트 하는 것은 매우 중요하다. 물론 새로운 치료법의 안전성, 환자 반응, 그리고 임상 결과를 모두 고려해 신중하게 선택해야만 한다. 하지만 암 환자들에겐 모든 암 치료법들이 입증되고 승인이 나기까지 기다릴 수 있는 시간이 없다. 그런면에서 암 환자들은 자신이 믿고 의지하는 통합암 전문의와 같이 자신에게 알맞는 치료법을 찾아야 한다.

여러 치료법을 동시에 사용해야 하는 또 다른 이유는 암 환자의 모든면을 다 커버하는 포괄적이면서도 능률적인 치료를 제공해야 하기 때문이다. 이를 가장 잘 설명한 자연의학적 종양학Naturopathic Oncology학회의 창립자이자 자연의학 암 전문의의 말을 인용해보겠다:

"내 주관적인 의견은 자연의학적 종양학은 암세포를 직접적으로 죽이는데는 별로 효과적이지 않다. 자연의학적 종양학이 빛을 발하는 부분은 암세포를 사멸하게 만드는 데에 있다.

고형암이던 혈액암이던 자연의학의사의 포커스는 암을 가진 사람 또는 암을 둘러싸고 있는 기질stroma이다. 암세포는 정상세포에서 부터 비롯되기 때문에 사실상 정상세포와 선천적으로 다르지 않고, 암세포도 처음엔 몸안의 다른 세포들과 똑같은 유전자 코드를 갖고 태어났다. 암세포가 되기 위해선, 정상세포의 손상이 치유되지 않은 상태에서 몸 안에서 계속 생존해야 한다. 여기서 자연의학적 종양학은 중요한 질문을 던진다: "암세포가 생존할 수 있는 환경은 과연 어떤 것일까?"

이 질문을 염두에 두고 자연의학암 전문의는 적합한 치료 플랜을 설계한다. 이는 자연의학암 전문의와 기존암 전문의를 차별화 시키고, 자연의학암 전문의로 하여금 통합적인 치료법을 설계하게 한다. 테크놀로지가 많이 발전함으로 인해 의학계에도 많은 발전이 있었지만 아직도 의학계는 복잡한 인간 신체의 극히 일부분만을 인지하고 있다고 생각한다. 인간의 전체를 보지 않고서야 아무리 세련됐다 하더라도 불완전 할수 밖에 없다. 암은 개개인의 신체의 미스테리를 풀어가며 맞춤치료가 필수다."

댄 루빈(Dan Rubin, ND, FABNO)

우리의 임상 경험에선 앞으로 설명할 치료법들이 환자들에게 도움이 되는 경우를 많이 보았다. 그중엔 미국 밖의 국가들에서만 시술 가능한 치료법들도 있고 미국에서 허용된 치료법들도 있다.

해독요법

암은 몸 안의 독소로 인해 직접적으로 자극을 받거나(담배 흡연 같은 발암물질) 미토콘드리아 기능장애, 항산화물질의 불균형 등 이차적인 독소 피해 같은 간접적 영향을 받을 수도 있다. 항암 치료도 몸에 독소를 쌓이게 하는데 어떤 경우는 구토, 탈모, 심장 질환 등의 부작용 증상으로 나타나고 다른 경우는 플라티넘 독성이나 글루타치온 고갈 등의 직접적인 영향을 초래한다.[2~4] 암 환자들에 해독을 고려할땐 타이밍과 어떤 식으로 해독을 할 것인지 (몸 전체 또는 특정 독소) 결정하는게 중요하다. 이때 고려할 사항들은 타이밍 (현재 항암치료 중인지), 이제까지 받은 항암치료의 종류와 독성의 정도, 환자의 건강상태 (해독을 견딜수 있는지), 그리고 과거에 독소에 얼마나 노출이 되었었는지 등이다.

타이밍

환자가 항암화학치료, 수술, 방사선 치료, 강도 높은 자연요법 등을 받고 있다면 해독이 몸에 더 무리를 주는 건 아닌지 생각해봐야 한다. 우리가 치료하는 암 환자들은 이미 식단 개선, 충분한 수분 섭취, 정수물과 유기농 식품과 섭취로 독소 최소화하기, 운동, 정신 건강 챙기기 등을 통해 이미 기본적인 해독을 하고 있다. 그러므로 어떤 항암치료를 받고 있던지간에 이미 자연적으로 몸에서 독소를 빼내는데 도움이 되는 식이요법과 생활습관개선을 실행하고 있는 것이다. 종종 항암화학요법, 수술, 방사선 치료중에는 이미 몸이 스트레스를 많이 받고 있어 해독이 더 무리가 될 수 있다. 이럴때는 해독을 모든 항암치료가 끝난 후 시작하는게 적합하다.

항암치료 종류에 따른 독성

플라티넘 항암화학제 치료를 받았나요? 미토콘드리아를 손상시키는 방사선 치료나 항암화학제 치료를 받았나요? 또 한 가지 고려할 중요한 포인트는 해독작용을 돕고 독소로부터 세포들을 보호하는 항산화 시스템이 제 역할을 하고 있는지 살펴보는 것이다. 표준항암치료는 항산화 시스템에 무리를 주는 걸로 유명하기에 해독도 중요하지만 항산화 시스템의 복구와 균형을 다시 잡아주는 것이 중요하다.

환자 건강 상태

환자가 안전하게 해독요법을 마칠 수 있는지 시작 전에 꼼꼼히 평가해야 한다. 해독요법을 시작하기 전에 환자의 에너지와 컨디션을 끌어 올리는게 중요하다. 암이 진행되고 있을때 몸에 더 무리가 가게 하는걸 예방한다. 몇몇 환자들은 독소가 암을 키우는 원인이 될 수 있다는 점을 우려해 왜 항암치료가 끝날 때까지 기다려야 하는지 이해하지 못하는 경우가 있는데 우리의 치료법이 이미 가벼운 해독법이 포함되어 있고 비타민 C나 커큐민 정맥주사 같은 몇몇 자연항암치료법들은 해독에도 탁월하다고 안심시킨다.[5~9]

과거 독소 노출

우리가 먹는 음식과 사는 환경에 널린 많은 중금속과 화학 독성물질들이 발암물질이기에 암 환자들 중 많은 사람들이 독소가 많이 쌓인 상태다. 그러므로 우린 치료 계획을 세울 때 어느 정도의 해독 요법을 포함시키고 다른 치료법을 고려할 때도 해독작용에 도움이 되는지 염두에 둔다. 만약 독소가 아주 많이 쌓인 경우 라면 땀을 빼고, 간과 신장을 건강하게 하여 해독을 원활하게 하고, 킬레이션 요법을 통해 중금속 해독을 실시한다.

"암을 해독할 순 없다" 라는 말이 있지만 우리 생각은 그렇다고 독소가 암 생성에 미치는 영향을 무시 할수도 없다. 그러므로 적절한 타이밍과 알맞은 해독방법을 찾는게 가장 좋은 항암효과를 내는데 중요하다.

전기요법Electrotherapies

전기가 발명된 후부터 의학계에서는 전기요법을 사용하기 시작했다. 과거에 실행되었던 전기요법을 보면 이상하고 위험하게까지 느껴질 것이다. 다른 모든 의료기술과 같이 전기요법도 현대에서 많이 발전하였다. 항암치료를 돕는 전기요법은 3가지 카테고리로 분류된다: 부작용 치료, 삶의질 향상, 그리고 직접적인 항암치료.[14]

우리가 흔히 전기요법을 사용하는 목적은 유방암으로 인한 림프부종을 저강도, 저주파 전기요법을 이용해 치료하는 것이다. 한 연구에서 전기요법과 수동 림프마사지를 병행했을 때, 수동 림프마사지만 할 때보다 통증과 부종을 더 많이 감소시키는 것으로 나타났다. 또 다른 연구결과에 의하면 림프마사지 없이 전기요법 만으로는 부종이 나아지지 않았지만 삶의 질을 향상하는 데는 효과적이었다고 밝혔다.[15~19]

삶의 질 향상을 위한 치료법으로는 전기요법, 물치료법, 재활의학 등이 있는데 이 경우 전기요법은 통증완화, 근육이완, 면역력 강화의 목적으로 쓰인다.

전기요법의 직접적인 항암 효과는 잘 알려지지 않았지만 최근 다시 각광받고 있는 분야다. 종양과 종양 주변에 직접 전기요법을 사용하는 치료법으로써 최근에 북미, 유럽, 아시아로 확산되고 있는 추세다. 한 연구실험의 결론을 따오자면: **"저레벨 직류를 이용한 전기요법은 효과적인 항암치료법으로서의 가능성이 보인다. 안성맞춤 전극을 찾아 수학적인 접근을 통해 종양의 위치, 깊이, 모양, 사이즈를 빠르게 파악하여 더 높은 항암효과를 얻을 수 있게 도와 임상종양학에 자리매김할 수 있을 거라 생각한다."**[13] 곧 전기요법이 항암치료에 보편화될 날이 멀지 않았다 생각한다.

수 치료법Hydrotherapy

물을 이용한 치료법은 굉장히 역사가 깊은 오래된 자연치유법이다. 수 치료법이라는 단어 하나에 매우 다양한 치료방법들이 포함되어 있다. 수 치료법만 전문으로 하는 클리닉들도 있다. 유럽에 가면 많이 볼 수 있다. 많은 연구들이 수 치료법의 효능을 입증했고 의사들도 임상경험으로 이미 효능을 체험했을 것이다.[14]

수 치료법은 온도차이를 이용해 면역력을 강화시키고 혈관건강 및 다른 신체물리작용에 영향을 미친다. 우리 몸의 자연치유능력을 끌어올리고 건강 유지 및 회복, 삶의 질 향상에 탁월하다.[15~19]

수 치료법을 제대로 공부한 의사는 당신의 몸 상태와 치료목적에 맞는 수 치료법을 찾아 줄수 있다. 집에서도 간단히 사용할 수 있는데 집에서 매일 물 치료를 했을 경우 삶의 질 향상, 면역력 강화, 자기관리에도 탁월한 효능이 있지만 항암효과도 뛰어나다.

고압산소요법Hyperbaric oxygen therapy (HBOT)

고압산소요법HBOT은 고압의 산소를 이용해 혈액 중 액체 부분인 혈장(플라즈마)를 산소로 포화시키는 요법이다. 이로 인해 고농도의 산소가 세포조직에 전달되고 다양한 면역반응을 일으켜 세포손상 복구를 돕는다. 일반적 산소 공급으로는 이런 효과를 볼 수 없기에 이 치료법은 항암치료에 중요한 도구다.

고압산소요법이 암 환자들에게 금기시 된다고 들은 사람도 있을 것이다. 이는 산소가 암세포를 키운다는 아주 오래전 학설에 기반한 것으로 최근엔 그 반대 효과가 난다는 사실이 입증되었다. 연구 결과를 보면 고압산소요법이 항암효과를 향상시키고 항암 부작용 치료에도 탁월하다고 밝혀졌다. 고압산소요법과 표준항암치료의 시너지 효과에 대한 연구도 시작되고 있다.[23]

Dr. 앤더슨은 외래센터와 병원에서 고압산소요법을 환자들에게 사용한 결과 항암치료와 회복에 얼마나 효과가 있는지를 직접 체험했다. 고압산소요법은 특별한 트레이닝을 요하는 특수요법으로 꼭 수련과정을 마친 의사에게 치료받길 권한다.

고열요법Hyperthermia

항암면역증강법의 보조치료로 고열요법을 사용하는 것은 이미 많은 연구를 통해 그 효과를 인정 받았다. 고열요법의 항암면역반응 향상 효과는 과학적으로 이미 입증되었다.[24] 고열요법은 면역체계를 통한 항암효과 외에도 암세포들이 방사선치료와 항암화학치료에 더 잘 반응 하도록 돕는 역할도 한다.[25]

Dr. 앤더슨은 병원과 외래센터에서 고열요법을 사용하여 매우 좋은 결과를 보았다. 현재 북미 지역에서 사용되고 있는 고열요법의 효능에 관한 최상의 설명을 위해 자연의학종양학 의사이자 고열요법 전문가인 Dr. 구데브 파마Gurdev Parmar의 말을 인용하겠다:

"나는 2010년 6월부터 고형암의 부분적 고열치료LRHT를 위해 온코썸Oncotherm 기계를 사용해 왔다. 현재까지 우리 클리닉에서 25개가 넘는 다양한 고형암을 치료한 만 오천번 이상의 치료 케이스가 있는데 그중 오직 5번만 얕은 화상과 4번의 피하섬유증(경미한 부작용)이 관찰됐다. 우리 클리닉에선 몸 전체에 발열을 일으키는 Heckel HT2000이라는 기계도 이용하고 있다. 고열요법의 작용 메커니즘은 열을 이용한 세포독성 유발, 약물 전달을 용이하게 하는 혈관확장, 방사선치료 효과를 높이는 산소공급, 종양의 백신역할을 하는 열충격단백질 유도가 있다. 온코썸 기계는 암백신 치료제로 승인되면서 미국에서 특허를 받았다. 이미지 스캔으로는 발견되지 않는 암세포들까지 캐치하여 환자들의 면역력을 이용해 암세포를 인지하고, 사멸시키고, 면역 기억을 형성해 암 재발을 막는다.

우리 클리닉에서 고열치료를 받은 환자들의 데이터를 모아 처음 5년은 후향성 연구, 다음 5년은 전향적 연구를 한 결과, 고열치료를 받은 환자들이 표준항암치료만 받은 환자들보다 생존율이 월등히 높았다. 내가 고열치료를 사용하기 전과 비교해도 고열치료를 시작하고 치료한 암 환자들의 생존율과 삶의 질이 훨씬 높은 걸 느꼈다. 이 연구 결과가 내가 알기로는 북미에선 유일한 암치료법으로써의 고열치료 효능에 관한 연구 자료다. 우리는 고열치료의 효능을 더 널리 알리기 위해 큰 규모의 전향적 연구를 계획하고 있다."

우리의 임상 경험도 Dr. 파마와 같다. 우리는 고열요법이 통합 암 치료에 훌륭한 추가요법이라 생각한다.

항암면역증강법 Immunotherapies

항암면역증강법이란 암 환자의 면역 시스템을 암과 잘 싸울 수 있도록 바꾸거나 향상시키는 모든 방법들을 총체적으로 일컫는 말로써 고압산소요법, 수 치료법, 고열 요법, 암 백신, 바이러스 요법도 모두 포함한다. 항암면역증강법은 가장 오래된 암 치료법들 중 하나다. 1891년에 처음으로 윌리엄 B. 콜리 박사가 수술이 불가능한 암 환자에게 연쇄상구균을 주사했다. 박테리아 주사로 감염을 일으키는 것이 악성 종양의 크기를 줄이는데 효과적일 것이라 가정하고 감행한 치료였는데 결과적으로 그의 가설이 옳았다. Dr. 콜리는 뉴욕시 메모리얼 병원에서 골종양 센터장을 지내고 있었고 천명이 넘는 암 환자들에게 박테리아 주사요법을 사용했다. 이 치료법은 **"콜리 박사의 독소치료법"**으로 불렸고, 콜리 박사는 **"항암면역증강법의 아버지"**로 불리운다.[26]

콜리 박사의 업적 이후에도 항암면역증강법은 계속 발전해 최근엔 악성흑색종, 신장암, 전립선암, 폐암 치료에 촉망받는 치료법으로 각광받고 있다.[27]

암 백신 개발이 항암면역증강법에서 가장 활성화 된 분야 중 하나다. 암 백신은 직접적으로 암을 없애는 작용을 하기 때문에 질병을 예방하는 기존백신과는 메커니즘이 다르다.[28]

또 하나의 각광받는 항암면역증강법 분야는 바이러스를 이용한 항암면역증강이다. 콜리 박사가 박테리아를 이용한 것과 비슷하게 바이러스는 암과 싸우기 위한 면역증강의 또다른 수단이다. 대표적인 예로는 현재 유럽과 멕시코에서 사용되고 있는 "릭비어Rigvir" 바이러스 치료제다. 효과는 아직 뚜렷하게 입증되지 않았다. 다른 암 치료법들도 마찬가지지만, 완치법이라기 보단 삶의 질 향상, 종양줄기세포의 활동 저하, 다른 항암요법들과 시너지 효과를 내는 정도를 기대할 수 있다. 아직 초기 단계지만, 바이러스요법은 장래가 촉망한 항암면역증강법이라고 생각된다.

인슐린 강화요법Insulin Potentiation Therapy: IPT

인슐린 강화요법이란 인슐린 주사와 저용량 항암화학치료를 병행하는 치료법이다. 인슐린이 항암화학제의 효능을 증대시킨다는 논리를 바탕으로 항암화학제를 저용량만 사용하는 방법이다. 75~90% 정도 감소된 용량의 항암화학제를 투여하게 되고 이에 따라 부작용도 현저히 감소한다. 소수의 의사들만이 미국에서 인슐린 강화요법을 사용하고 있다.

학술 검토된 저널에 실린 인슐린 강화요법에 관한 두 가지의 임상연구를 찾을 수 있었다. 둘 중 규모가 더 큰 임상실험에서 항암화학요법, 호르몬 요법을 모두 실패한 30명의 전이된 유방암 환자들에게 인슐린 강화요법을 실행했다. 10명씩 세 그룹으로 나눠졌는데: 첫 번째 그룹은 메토트렉세이트라는 항암제 치료를 받았고, 두 번째 그룹은 인슐린 치료만 받았으며, 세번째 그룹은 메토트렉세이트와 인슐린치료를 둘 다 받았다. 그 결과 암 진행이 세번째 그룹에서는 덜 관찰되었으며 평균 종양 크기도 현저히 작았다.[31]

심신치료

모든 사람이 신체와 마음은 연결되어 있으며 건강과 치유에도 영향을 미친다는 것을 안다. 하지만 우리의 임상 경험에 비추어보면 심신의 상호작용이 환자들로 하여금 오해를 불러 일으키고 혼란을 줄 수도 있다. 구체적인 예를 들자면 심신치료에 대해 설명할 때 환자들이 때때로 **"정신건강 때문에 내가 암에 걸렸다는 말입니까?"** 내지는 **"정신치료로 암을 고칠수 있을까요?"** 라고 묻거나 **"난 과학자인데 암은 정신으로 컨트롤 되는 병이 아니라고요!"** 라는 말을 하곤 한다.

Dr. 앤더슨이 참여한 미국국립암연구원에서 펀딩을 받은 암 임상연구는 통합 암 치료 중에 심신치료가 포함되어 있었다. 모든 연구 참여자들에게 심신치료를 제공했지만 모든 사람들이 활용하진 않았다. 심신치료를 받은 연구 참여자들을 보면 의사와 심리치료자들과 자신이 꾹꾹 눌러두었던 묵은 상처와 감정적 문제들에 대해 소통하기 시작했다. 죽음에 가까운 말기암 환자들이 특히 심리상담치료를 통해 감정적, 정신적 치유를 얻고 가족들과의 관계와 죽음에 관해 훨씬 더 평온해지는 것을 볼 수 있었다. 암과 열심히 싸우는 중의 환자들도 심리상담치료를 통해 감정적 문제를 많이 해결함으로써 통증 완화, 기력 회복, 행복감 증가, 가족관계 회복 등의 효과가 있었다.

연구로 입증된 심신치료의 대표적인 두 가지 효능은 삶의 질 향상과 면역력 향상을 통한 항암효과 증가다.

암 환자들의 삶의 질 향상을 위한 심신치료 가이드가 존재한다. 심신치료가 통증, 불안증, 불면증, 호르몬 관련 일과성 열감, 항암치료 부작용인 메스꺼움 감소와 기분 전환에 효과적이라는 연구 결과가 많이 나와있다. 암치료에 사용되는 심신치료법에는 이완기법, 바이오피드백, 명상, 최면요법, 요가, 그림치료, 음악치료, 태극권, 기공 등이 있고 모두 스트레스를 줄이고 삶의 질을 높이는데 탁월한 효과가 입증됐다. 기도를 심신치료의 한 방법으로 이용하는 환자들도 많이 봤다. 최근 한 연구에 따르면 기도가 항암치료 중 혈압을 낮추고 불안증을 해소하는데 탁월한 것으로 나타났다. 우리의 임상 경험에서도 자기 마음을 챙길 줄 알고, 암 치료 과정에 적극 참여하며, 심신치료의 도움을 자발적으로 구한 환자들은 삶의 질이 좋았다.

심신치료가 삶의 질 향상 외에 다른 어떤 암 치료 효과를 내는지도 연구되고 있는데 정신치료가 스트레스를 줄여 생존율에도 긍정적인 영향을 미친다고 알려져 있다. 심리사회적요소들을 감안해 암 환자들의 스트레스 해소와 사회적 지원을 도모해 암 진전을 막는데 사용하면 좋을듯 하다. 심신치료는 암 환자들로 하여금 암과 잘 동행하는 법을 가르친다.

리뷰 논문에 의하면, 15개 중 8개의 연구가 심신치료가 암 생존율을 높였다고 보고했다. 심신치료의 부정적 영향을 보고한 연구는 찾아볼 수 없다. 심리사회적 지원은 암 환자로 하여금 수명도 늘리지만 삶의 질도 높인다는 연구 결과가 나와있다. 같은 맥락으로, 만성 우울증은 암 환자들의 예후를 나쁘게 한다는 연구 결과도 있다. 24시간 주기 코티졸(스트레스 호르몬) 패턴이 뒤죽박죽이면 빠른 암 진전과 연관이 있다는 연구 결과도 있다. 교감신경계의 활동, 텔로미어telomere의 크기, 텔로머레이즈telomerase 활동, 암유전자 표현이 모두 정신적 스트레스 영향을 받고 암 성장에 영향을 미칠 수 있다. "물질보단 정신이 우위" 라는 말은 지나치게 단순화 되었다고 생각하지만 정신건강이 영향력이 있다는 것은 반박의 여지가 없다.[37]

광역학요법/레이저요법

광역학요법PDT과 레이져요법LT or LLLT은 의학계에서 100년 이상 사용되어 왔다. 테크놀로지의 발전으로 다시금 최근에 급부상하여 특수검사와 정밀검사를 가능케 하고 있다. 광역학요법과 레이져요법 둘 다 직접적 항암효과와 삶의 질 향상 및 부작용 감소 효과가 있다.

광역학요법은 특히 표면적이 얕은 종양 치료에 대체요법으로 각광받고 있다.[38] 치료 절차도 간단하다. 광감성 약품을 투여하고 종양에 빛을 쬐어서 약품을 활성화 시키는 방법이다. 작은 표면적 종양에 효과가 아주 좋고, 일시적 광선과민증을 제외하면, 올바른 애프터케어를 받을 시 장기적 부작용이 없다. 상처도 거의 나지 않으며 치료법을 반복해도 독성이 쌓이지 않는다. 악성흑색종 외의 피부암과 바렛 식도 치료에 효과적임이 입증되었다.[39]

광역학요법PDT과 레이져요법LT or LLLT은 항암치료 중 생기는 점막염 같은 부작용을 줄여 삶의 질을 향상시키는 걸로 알려졌다.[40~42]

연구 결과에 따르면 레이져요법이 항암화학치료와 방사선치료를 받는 두경부암 환자들의 생존율을 높인다고 한다. 우리의 임상경험에서도 레이져 요법이 환자들의 삶의 질을 향상 시키고 수명을 늘리는걸 보았다. 마이클 웨버 박사Michael Weber가 쓴 교과서를 읽으면 광역학요법 과 레이져요법에 관해 더 자세히 공부할 수 있다. 이 치료법에 관심이 있다면 두가지 기계를 다 가지고 있는 병원, 클리닉을 찾아 이 치료법을 정식으로 수련한 의사에게 치료받길 권장한다. 우리는 광역학, 레이져 요법이 암 치료에 매우 도움이 된다고 생각한다.

혈장교환술Plasmapheresis

혈액을 원심분리기에 돌려 혈장만 채취한 뒤 필터링을 통해 나쁜 물질들을 걸러낸 후 다시 환자에 주입하는 치료법이다.

1970년대에 암 환자들의 혈장엔 면역력을 감소시키는 요소들이 있다는게 밝혀졌다. 혈장교환술을 이용해 면역력을 떨어뜨리는 요소들을 제거하는 것이 진행형 암 환자들의 삶의 질을 높이는데 도움이 되는 걸로 밝혀졌다. 한 실험에서 항암면역증강법에 실패한 25명의 진행암 환자들의 혈액에서 혈장교환술을 이용해 암촉진 요소들을 제거하였더니 암관련 증상들이 60% 정도 호전됐고 28%의 환자들은 종양이 줄어드는 효과를 경험했다. 다른 연구들도 암 환자들과 만성질환 환자들에게서 비슷한 결과를 얻었다.[47, 48]

혈장교환술은 아시아와 유럽 밖의 국가에서는 널리 쓰이지 않고 있다. 북미, 남미, 멕시코에 혈장교환술을 받을 수 있는 기관이 소수 존재한다. 우리는 혈장교환술이 암치료에 설 자리가 분명히 있으며 효능에 관한 더 많은 연구가 이뤄져 더 많은 환자들에게 이용 가능해지길 바란다.

우리의 마지막 메세지

암과 싸우기 위해서, 또 암 환자들에게 가능한 최선의 써포트를 제공하려면 쓸 수 있는 방법은 다 써봐야 한다고 생각한다. 이 책에 소개된 몇몇 대체요법들은 천천히 기존 종양학으로부터 받아들여지고 있지만 다른 대체요법들은 아마 보편적인 치료법이 되기까지 오랜 시간이 걸릴 것이다.

요점만 말하자면, 만약 의사가 안전하고 효과적으로 이 책에 소개된 대체요법들을 실행할 수 있다면, 그만큼 암 환자들을 도울 수 있는 방법이 많다는 얘기다. 우리의 임상경험을 봐도 다양한 치료법들을 이용한 포괄적인 암치료를 했을 때 환자들의 암치료 성과가 가장 좋았다.

감사글

Dr. 스텐글러: 이 책이 출간될 수 있게 도와주신 Lisa Cheng, Patty Gift, Reid Tracy를 비롯한 Hay House 출판사의 모든 스태프들께 감사의 말씀을 전한다. 이 책이 나오기까지 많은 써포트를 해준 나의 훌륭한 아내 Dr. 안젤라 스텐글러(Angela Stengler)에게도 감사의 뜻을 전하고 싶다. 마지막으로, 나의 전지전능하신 하나님께 이 영광을 돌리고 싶다.

Dr. 앤더슨: Hay House 출판사 팀과 나의 클리닉 팀, 공동연구자들에게 진심어린 감사를 전한다. 이 책을 쓰는 동안 많은 써포트를 준 나의 가족, 친구들, 특히 나의 위대한 아내 로리(Lori)에게 많이 고맙다고 전하고 싶다. 그리고 나에게 암, 커리어, 인생에 있어 큰 가르침을 선사해준 나의 최고의 스승 릴리(Lilly)에게 나뿐만이 아니라 통합 암 치료 분야에 많은 변화와 교훈을 준것에 특별한 고마움을 전하고 싶다.

저자에 대하여

Dr. 마크 스텐글러: 자연의학 전문의로써 캘리포니아주 앤시티나에 개인클리닉을 가지고 있다. 대표작 "자연치료법 처방Prescription for Natural Cures"과 "자연주의 의사의 치유법The Natural Physician's Healing Therapies" 외에도 30여 권이 넘는 베스트셀러의 저자이며 미국에서 가장 인기있는 "건강의 발견Health Revelation" 이라는 월간지의 저자이기도 하다. 전문적으로 표준항암치료와 자연치료를 적절하게 통합하여 환자들을 치료하는 의사다. www.markstengler.com 웹사이트에서 Dr. 마크 스텐글러에 대한 더 많은 정보를 얻을수 있다.

Dr. 폴 앤더슨: 워싱턴주 씨애틀과 멕시코 로자리토에서 환자를 치료하는 자연의학 전문의다. 전문 분야는 암과 만성질환이다. 그는 임상과 의학평생교육에 힘쓰는 존경 받는 의사, 교육자이자, 작가다. 통합종양학에 20년 이상 몸담아 왔으며 그 중 8년은 통합 암 치료를 연구하는 인간임상실험들에 쏟아부었다. Dr. 앤더슨은 현재 씨애틀에서 아내 로리와 살고 있으며, 바쁜 일정 중에서도 그의 5명의 자녀와 5명의 손주들과 시간을 최대한 많이 보내려고 노력한다. Dr. 앤더슨에 대한 상세한 정보는 개인 클리닉 웹사이트 www.advancedmedicaltherapies.com 또는 프로페셔널 웹사이트 www.consultdranderson.com에서 찾을 수 있다.

참고문헌

참고문헌은
http://mdbook.co.kr/cancer.pdf
에서 다운 받아 사용하시면 됩니다.

찾아보기